英語でつなぐ世界といのち　医学英語シリーズ ④

実務文書で学ぶ
薬学英語

著●野口ジュディー
専門分野監修●長谷川隆一／岡村 昇／丁 元鎮

ESP Advanced

アルク

はじめに

　「薬学英語」と一口に言っても、多様な種類の文書があり、その難易度もさまざまです。また、専門分野の英語を扱う場合には、英語の難易度と専門性の高さによる難しさは、分けて考える必要があります。

　専門性の高さによる文章の難しさについて考えるときには、**PAIL**を検討する必要があります。専門文書には必ず目的（**P**urpose）があり、ターゲット（**A**udience）が定められています。この2つが決まると、そこで伝える情報（**I**nformation）や使用する言語の特徴（**L**anguage features）も決まってきます。たとえば、特定分野の専門家をaudienceと想定し、彼らに最先端の情報を伝えることをpurposeとすれば、伝える内容はその分野の専門知識がなければ理解できないものとなり、専門用語が多用されることになります。しかし、同じことについて一般の人々に説明する場合には、専門用語を使わず、いかに簡単に分かりやすい言葉で説明するかが重要になってきます。

　英語としての言葉の難しさは、さらに2つに分けて考えることができます。1つは、専門用語の難度で、もう1つが文構造の複雑さです。

　本書では、専門性の高さと英語の難しさの両面から薬学英語を学んでいけるよう、同じ医薬品に関するさまざまな難易度、専門性の文書を集めました。そのため、薬学の専門家である先生方のご協力を得ています。まず専門家の先生方に、それぞれの立場から必読の文書をいくつか選び、それを選んだ理由や重要なポイントを説明していただきました。さらに、専門的に重要な語句や表現についてアドバイスをいただいています。

　一方私のほうでは、それぞれの文書の構成を見て、**OCHA**の考え方を利用して文書の特徴をとらえるための解説と練習問題を執筆しました。OCHAとは、科学分野でよく利用されるプロセスで、現象を観察（**O**bserve）し、観察したものを整理して（**C**lassify）、自分なりに仮説を立てる（**H**ypothesize）方法のことを言います。本書の場合は、それぞれの文書の特徴、たとえば文の長さや動詞の特徴、書式などを観察し、整理していくことがこれにあたります。それを元に、文書の特徴について仮説を立てると、その種の文書をどのように読み、利用し、あるいは自分で書けばよいかが分かってきます。つまり、立てた仮説を元に、それを自分の研究や状況に当てはめてみる（**A**pply）ことができるのです。

　本書のこのようなアプローチは、薬学の専門家である長谷川隆一先生、岡村昇先生、丁元鎮先生のご協力なくしては実現しませんでした。ご多忙な中、快くご協力くださった先生方には、この場を借りて心より御礼申し上げます。また特に、本書の編集を担当した株式会社アルク大学教材編集部の中西亜希子さんの理解と助けに深く感謝します。

　本書が、薬学のプロフェッショナルを目指す皆さんの学びの一助となることを願ってやみません。

2008年盛夏　　野口ジュディー

※ PAIL、OCHAについての詳しい説明は、pp.6-9をご覧ください。

英語でつなぐ世界といのち 医学英語シリーズ ❹
実務文書で学ぶ
薬学英語
CONTENTS

はじめに……003
本書で学習を始める前に……006

SECTION I Debating about Drug Approval　医薬品の承認

UNIT 1
FDA Approval Letter ／ FDA承認状 …………………………… 014

UNIT 2
Facsimile Transmission ／ FDAから製薬企業へのファクス …………… 025

UNIT 3
JAMA —— Review ／ JAMA総説 …………………………… 036

UNIT 4
FDA Talk Paper ／ FDAトークペーパー …………………………… 046

UNIT 5
The Lancet —— Editorial ／ Lancet誌編集記事 …………………………… 055

UNIT 6
The Lancet —— Correspondence ／ Lancet誌記事への反論の投稿 ……… 064

UNIT 7
EPAR summary for the public ／ EPAR一般向け概要 …………………… 073

UNIT 8
EPAR Scientific Discussion（1） ／ EPAR科学的考察（1） ………………… 083

UNIT 9
EPAR Scientific Discussion（2） ／ EPAR科学的考察（2） ………………… 093

UNIT 10
EPAR Scientific Discussion（3） ／ EPAR科学的考察（3） ………………… 103

SECTION II　Marketing a Drug　医薬品の販売

UNIT 11
Package Insert (1) ／添付文書 (1) 114

UNIT 12
Package Insert (2) ／添付文書 (2) 123

UNIT 13
Package Insert (3) ／添付文書 (3) 132

UNIT 14
Package Insert (4) ／添付文書 (4) 142

UNIT 15
Patient Package Insert ／患者向け添付文書 151

SECTION III　Establishing Guidelines　ガイドラインの策定

UNIT 16
ICH E15 Guideline ／ICHのガイドライン 162

UNIT 17
AGREE Instrument ／ガイドラインのチェックリスト 172

UNIT 18
CASP Appraisal Tool ／CASPチェックリスト 184

COLUMN ／医療現場のコミュニケーション

コラム (1) ● 処方箋の英語 196
コラム (2) ● 患者さんとの会話 198
コラム (3) ● アメリカにおけるヘルス・リテラシーの実際 200

APPENDIX ／付録

日本語訳 202
Exercises 解答 220
INDEX 226

本書で学習を始める前に

◆専門英語についての考え方

　本書では、「薬学英語」、すなわち医療現場で使われる医薬品に関する英語を学習します。といっても、医薬品業務や研究に必要な英単語をすべて暗記しましょう、というような勉強をするのではなく、医薬品にかかわる専門的な文書の読み方や書き方を身につけることを目指しています。ここでは、本書の専門英語についての考え方と、使われている用語を紹介します。これまでみなさんが学校や受験などでふれてきた英語の学習法とは視点が違いますので、最初にしっかり読み、納得してから学習を始めましょう。

ESP

　ESP とは English for Specific Purposes の略語で、一般的には「目的別英語」と訳され、専門分野で使われる英語のことを指します。では、専門分野以外の英語には目的が存在しないのかというと、そんなことはありません。すべての言葉には目的があります。子どもの口ずさむわらべ歌（nursery rhyme）には目的がないという学者もいるようですが、彼らはこうした言葉遊びを通して言葉の使い方を覚えていきます。これも、ひとつの目的といえるでしょう。

　すべての言葉に目的があるとすれば、すべての言葉を ESP 的な視点で観察することができるはずです。ESP の研究は、もともと大学や研究、仕事で必要とされる専門性の高い言語を、効率よく、早く習得できるようにするための教育法の研究からスタートしています。もちろん、商売のために使う言葉や、外国人観光客のための旅行会話集のようなものは昔からありましたが、現在の ESP は、第二次世界大戦が終わって経済にグローバル化の傾向が登場した 1960 年代から発展した教育法です。

　では、ESP の学習は一般英語の学習とどう違うのでしょうか。ひとことで言うと、一般英語は「言葉」を考え、ESP は「言葉の環境」を考えるものです。多くの人は一般英語、すなわち EGP（English for General Purposes）は ESP より簡単なので、先に EGP を習得してから ESP を勉強すべきだと考えます。でも、必ずしもそうとは限りません。英語学習者の多くが「一般的な英会話を勉強したい」と目標をたてますが、実際には人間の言語活動のなかで「普通の会話」ほど複雑なものはありません。はっきりしたパターンがないので予想がつきにくく、それに備えた勉強もしにくいのです。一方、ESP は範囲の狭い決まった内容を、決まった形式で表現することが多く、パターン化しやすいため、勉強しやすいのです。

人間の言語は、パターン認識の連続だといえるでしょう。さまざまな音がパターンを成して単語となり、単語がパターンを成して節や句を形成し、その節や句が集まって文となります。例をあげれば、「え」「ん」「ぴ」「つ」という音の連なりが繰り返し使用されると、「えんぴつ」がひとつの単語として認識されるようになり、「何々」「を」「使いなさい」という句の連なりが繰り返し使用されると、「えんぴつを使いなさい」が意味のある文として認識されるようになるのです。

　では、この「えんぴつを使いなさい」という日本語の文を、英語に置き換えてみましょう。"Use a pencil." "Use the pencil." "Use pencils." など、いくつかの言い方が考えられますね。こうした英文について、EGP の学習方法では、発音、単語、冠詞の使い方や単数・複数、命令形の動詞といった部分に注目して勉強します。でも、それだけでは「今の場面ではどの言い方が適切か」ということが分からないので、実際に必要なときに英語を使うことができません。ESP では、それとは逆に、言葉が使われる環境をまず考えます。ある環境で実際に使用されている文書をもとに、そこで必要とされる文や節、句、単語のパターンを特定して、それを学習者が学ぶのです。同じような内容でも、環境が違えば、使われる表現も異なるというわけです。たとえば、マークシートの試験を行う場面で、「えんぴつを使いなさい」と指示をすると想定します。この環境を考慮することで、上記のいくつかの言い方のうちここでは "Use a pencil." を使うのが適切だと判断できるのです。言葉を使う目的が見えれば、納得してパターンの練習ができます。また、似たような環境、たとえば料理や実験の場面などでも、"Use a ..." を使えることが分かりますので、さまざまな場面に応用がきき、とっさに英語が必要になっても対応できるようになります。

OCHA

　ESP の学習は、環境とそこで使われる文書を観察（Observe）することから始まります。次に、観察したものを整理（Classify）して、その使い方について仮説を立て（Hypothesize）、最後に実際に応用（Apply）します。ここでは英語のレシピを例にして、OCHA について具体的に考えてみましょう。一般的なレシピを観察（Observe）すると、まず材料のリストがあり、その後に命令形で作り方の説明があります。その特徴を整理（Classify）すると、「材料名の前に分量が書かれている（これは日本語の逆ですね）」「調理方法は命令形の文」「材料のリストにあるものには定冠詞（the）をつけない」「リストにない道具（bowl、frying pan など）の前には不定冠詞（a/an）をつける」といったことに気付くでしょう。そして、これがレシピという種類の文書のパターンであると仮定（Hypothesize）して、それを応用（Apply）して実際に自分でレシピを書いてみることができるのです。

　OCHA というのは、この Observe、Classify、Hypothesize、Apply の頭文字をとった言葉です。本書では、すべてのユニットの最後にこの OCHA の考え方に基づいた exercise があります。

Observe	=	文書のフォーマット、情報が並ぶ順番、文章の構成を観察します
Classify	=	情報の流れ、文法などを整理します
Hypothesize	=	文章に書かれている内容や文法のパターンを確認します
Apply	=	そのユニットで学んだことを応用して実際に英文を書いてみます

PAIL

　OCHA の手法を使うには、本書の PAIL を観察する必要があります。

　P は Purpose で、文書の目的を表します。先ほどのレシピの場合、他の人がその料理を再現できるようにすることが、文書の目的ですね。

　A は Audience、情報の受け手です。普通の日本の家庭料理のレシピなら受け手は一般の日本人ですから、日本語で書かれていれば問題ありません。でも、もし外国人向けのレシピであれば、材料を英語名で表記したり、詳しい説明を加えたりする必要があります。

　I は Information です。文書にどのような情報が含まれている必要があるかを考えます。たとえば、日本に住む外国の方に「たこやき」のレシピを教えるなら、材料等を英語で表記するだけでなく、同時に日本語での言い方も分かっていないと、国内での買い物が難しいでしょう。さらに、同じ「たこやき」のレシピをインターネットに掲載して、世界中の人々が見られるようにするなら、日本以外では入手しにくい材料について、詳しい説明をしたうえで代用品の例をあげる必要もあるかもしれません（鰹節や青海苔のない地域もあるでしょう）。たこやき器の説明も必要でしょう。同じ「レシピ」でも、使用環境によって、どのような情報が必要かが異なるのです。この Information は、Purpose と Audience に密接に関連していることも分かりますね。

　最後の L は Language features です。単語、文法、文書構成（最初に材料をリストとして示し、調理法はその下に命令文で書くなど）といった特徴を指します。

　本書の各ユニットの最初のページでは、文書の Purpose、Audience、Information を確認することができます。最後の Exercises では、修辞的手法、文法、単語、句読点や文書構成といった Language features をとりあげています。また、文書全体の内容に関する問題もあります。

Openness and Difficulty

　環境を考えて文書を選ぶ場合、その環境を作るディスコース・コミュニティー（Discourse community）を認識する必要があります。ディスコース・コミュニティーとは、共通の目的をもって活動するためにコミュニケーションをとる人々の集団のことです。レシピは広く一般の人々を Audience と想定して書かれているので、少しでも料理の知識があれば、誰にでも理解できるでしょう。でも、専門分野のコミュニケーションでは、伝達する情報が非常に多く、複雑になります。みなさんの所属する医療分野もそのひとつの例です。たとえば、医

師が集まって患者の病状や治療方法について会議をしている場合、そこに患者自身が参加していたとしても、やりとりの内容を十分に理解することはできないでしょう。これは、医師同士がひとつのディスコース・コミュニティーを構成していて、患者はその外にいるからです。

　専門用語は背景知識があることを前提に使われるので、1つの言葉でより多くの情報を正確に伝達することができます。したがって、専門家同士が複雑な病状について的確に情報を伝え合うには、専門用語やその分野に特有の文書のパターンを使用したほうが、効率がいいのです。治療方針が確定すると、医師は、今度はそれを患者に説明しなければなりません。場合によっては治療法の選択肢をいくつか提示し、その中から選んでもらう必要があります。このとき、用語などのレベルを相手に合わせ、理解できるように説明しなければ、患者は適切な選択をすることができません。つまり、同じことを伝えるのでも、専門家同士という狭い世界の中でやりとりをする場合と、広く一般の人に説明する場合では、使用する言語のパターンが異なるのです。

　本書の各ユニットの最初のページには、下のような図があります。これは、縦軸が英語としての難易度（Difficulty）、横軸が文書の対象とする範囲の広さ（Openness）を表しています。

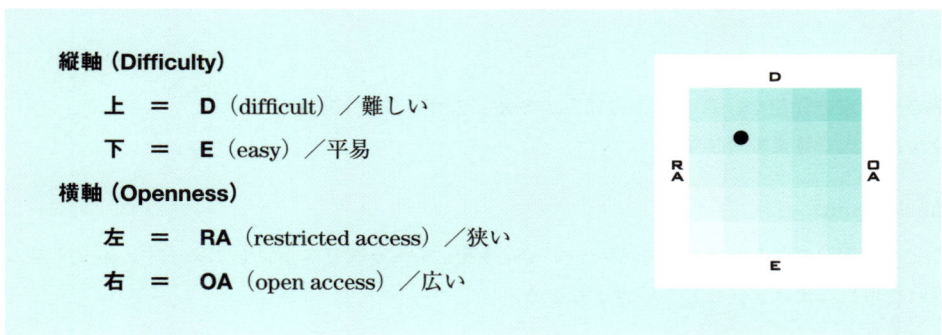

　同じページにある「発信者」「対象」といった情報や、Information、Check Points の内容とともに、この図で文書レベルも確認し、本文のような表現や文書のスタイルが、どのような環境で使われるものなのかを常に意識して読むようにしましょう。

※ difficulty を客観的に測るために、さまざまな読みやすさの指標（Readability index）を使用しました。Flesch/Flesch-Kincaid readability tests、Gunning fog index などを、各ユニットの文書について計算し、その結果を difficulty として表示しています。

本書の使い方

本書のユニットの構成と、それぞれの部分の意味や使い方について説明しています。学習を始める前に、必ずお読みください。

▍タイトルと Introduction

❶ タイトル

文書のタイトルを英語と日本語で表記しています。

❷ 文書のレベルと概要

左は、文書の専門性の高さと英文の難易度を示すマップです。上下のライン（E⇔D）が英文の難易度を、左右のライン（RA⇔OA）が文書の専門性(対象範囲の広さ)を表しています(詳しくはp.9を参照)。右には文書の簡単な説明と、発信者、対象者が書かれています。専門家が対象か、一般の人に向けたものかで、文章のスタイルが大きく変わることに注目してみましょう。

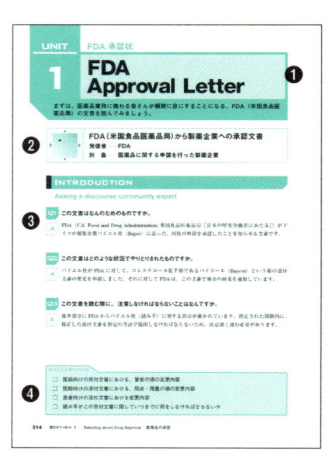

❸ Introduction

薬学の専門家の先生が、この文書の読み方や重要なポイントについて、Q＆A形式で答えています。

❹ Check Points

この文書から読み取らなければならないポイントを、チェックリストにしています。本文を読みながら、読み取れた項目にチェックをしていきましょう。

▍Reading the Document

❶ CDマーク

このマークがついている文書は、付属CDに読み上げの音声が収録されています。数字はトラック番号を表しています。本文の読解が終わったら、最後にCDの読み上げ音声を聞きながら英文を読んでみましょう。

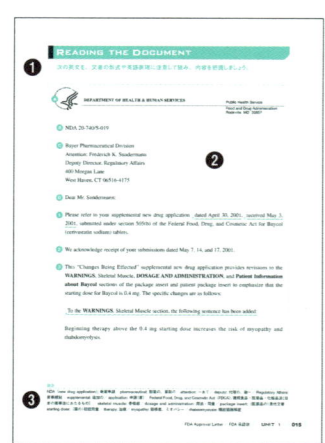

❷ 本文

文書の本文です。本文中の番号や記号、下線は、Key Expressions、Document Style、Exercisesに関連しています。巻末（pp.202-219）には本文の日本語訳を掲載していますので、内容確認に利用しましょう。

❸ 語注

重要な語句については、語注がついています。まずは、この語注を活用し、なるべく辞書を引かずに本文を読んでみましょう。

● 出典

本文の最後には、文書の出典を明記しています。URL が示されているものは、そのサイトで元の文書を読むことができます。本文は、長い文書の一部を抜粋している場合がありますので、本文を読み終わったらインターネットで全文を確認してみましょう。

Vocabulary

❶ Core Vocabulary

本文中に出てきた語句のうち、最も重要な 12 語を、チャンツで練習します。CD に音声が収録されています。音楽のリズムに合わせて「英語→日本語→英語」の順に発音され、最後にブランクがあるので、英語のお手本をよく聞き、ここでお手本をまねて自分でも発音してみましょう。日本語訳も収録されているので、携帯音楽プレーヤーなどに入れて、テキストなしで復習にも活用できます。

❷ Vocabulary Exercise

本文中に出てきた重要語句の練習問題です。出題されている語句の日本語訳を書きましょう。巻末（pp.226-237）の索引で、Vocabulary Exercise の解答を確認することができます。

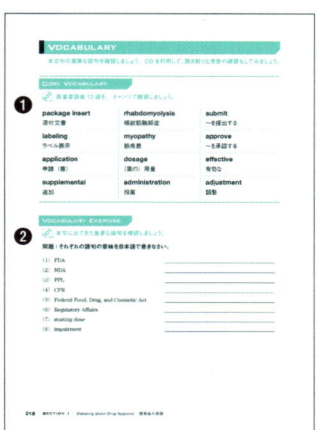

Key Expressions

本文中に登場した重要な語句や表現、文法事項などについて解説しています。

Document Style

本文の文書の構成や特徴、読解のコツなどについて解説しています。文書のパターンや英語としてのルールに着目して説明しているので、本文の解説に留まらず、同様の文書を読んだり書いたりする際に応用できるようになっています。さらに学習したい人は、本書で学習した後に、この Document Style で学んだことを活用して同種の他の文書を読んでみるとよいでしょう。

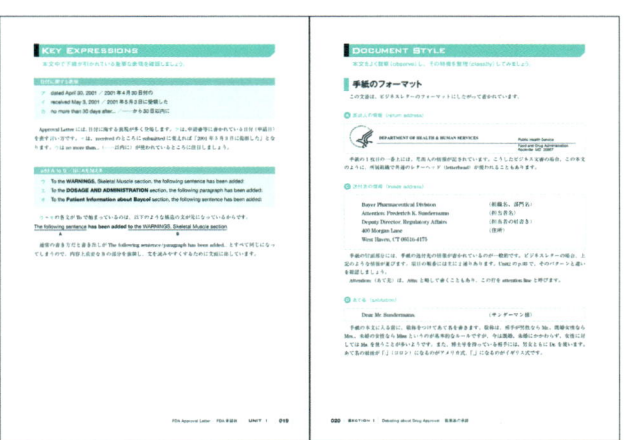

Exercises

本文に関連した練習問題です。pp.9 〜 10 で説明した OCHA の考え方にもとづき、文書の構造や使用される表現、文法などのパターンを確認し、自分でも使えるようにするための問題となっています。Exercises **1** 〜 **3** については、巻末（pp. 220-225）に解答を掲載しています。

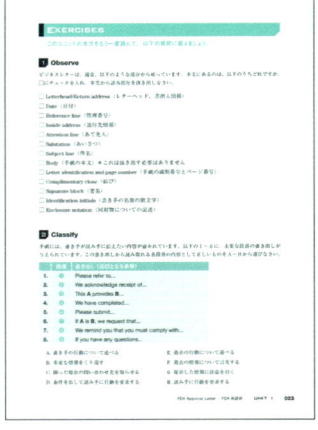

日本語訳

巻末の pp. 202-219 には、本文の日本語訳を掲載しています。これは英文をすべて逐語訳したものではなく、日本語として読みやすい文章にしたものであり、多少意訳されている場合があります。

INDEX

巻末の pp. 226-237 には、本書に登場する重要な語句をアルファベット順に並べた索引を掲載しています。ここには、本書の語注と Vocabulary のコーナーに出てきた全 916 語を、日本語訳とセットで収録しているので、本書で学習する際の辞書代わりに利用することができます。

付属 CD

本書には音声 CD が付属しています。本文に CD マークのついている部分は、CD に読み上げやチャンツの音声が収録されていますので、学習に活用してください。

> - ●弊社制作の音声 CD は、CD プレーヤーでの再生を保証する規格品です。
> - ●パソコンでご使用になる場合、CD-ROM ドライブとの相性により、ディスクを再生できない場合がございます。ご了承ください。
> - ●パソコンでタイトル・トラック情報を表示させたい場合は、iTunes をご利用ください。iTunes では、弊社が CD のタイトル・トラック情報を登録している Gracenote 社の CDDB（データベース）からインターネットを介してトラック情報を取得することができます。
> - ●CD として正常に音声が再生できるディスクからパソコンや mp3 プレーヤー等への取り込み時にトラブルが生じた際は、まず、そのアプリケーション（ソフト）、プレーヤーの製作元へご相談ください。

SECTION I

Debating about Drug Approval

医薬品の承認

| UNIT 1 | **FDA Approval Letter** ... 014
FDA承認状 |
| UNIT 2 | **Facsimile Transmission** ... 025
FDAから製薬企業へのファクス |
| UNIT 3 | **JAMA Review** ... 036
JAMA 総説 |
| UNIT 4 | **FDA Talk Paper** ... 046
FDAトークペーパー |
| UNIT 5 | **The Lancet Editorial** ... 055
Lancet 誌編集記事 |
| UNIT 6 | **The Lancet Correspondence** ... 064
Lancet 誌編集記事への反論の投稿 |
| UNIT 7 | **EPAR summary for the public** ... 073
EPAR 一般向け概要 |
| UNIT 8 | **EPAR Scientific Discussion (1)** ... 083
EPAR 科学的考察 (1) |
| UNIT 9 | **EPAR Scientific Discussion (2)** ... 093
EPAR 科学的考察 (2) |
| UNIT 10 | **EPAR Scientific Discussion (3)** ... 103
EPAR 科学的考察 (3) |

UNIT 1 FDA 承認状

FDA Approval Letter

まずは、医薬品業務に携わる皆さんが頻繁に目にすることになる、FDA（米国食品医薬品局）の文書を読んでみましょう。

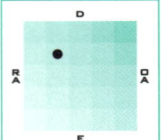

FDA（米国食品医薬品局）から製薬企業への承認文書
発信者 >> FDA
対　象 >> 医薬品に関する申請を行った製薬企業

INTRODUCTION

Asking a discourse community expert

Q1　この文書はなんのためのものですか。

A　FDA（U.S. Food and Drug Administration: 米国食品医薬品局［日本の厚生労働省にあたる］）がドイツの製薬企業バイエル社（Bayer）に送った、同社の申請を承認したことを知らせる文書です。

Q2　この文書はどのような状況でやりとりされたものですか。

A　バイエル社が FDA に対して、コレステロール低下剤であるバイコール（Baycol）という薬の添付文書の変更を申請しました。それに対して FDA は、この文書で審査の結果を通知しています。

Q3　この文書を読む際に、注意しなければならないことはなんですか。

A　後半部分に FDA からバイエル社（読み手）に対する指示が書かれています。指定された期限内に、修正した添付文書を指定の方法で提出しなければならないため、注意深く読む必要があります。

CHECKPOINTS

- ☐ 医師向けの添付文書における、警告の項の変更内容
- ☐ 医師向けの添付文書における、用法・用量の項の変更内容
- ☐ 患者向けの添付文書における変更内容
- ☐ 読み手がこの添付文書に関していつまでに何をしなければならないか

READING THE DOCUMENT

次の英文を、文書の形式や英語表現に注意して読み、内容を把握しましょう。

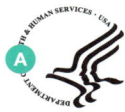 **DEPARTMENT OF HEALTH & HUMAN SERVICES**

Public Health Service

Food and Drug Administration
Rockville MD 20857

B NDA 20-740/S-019

C Bayer Pharmaceutical Division
Attention: Frederich K. Sundermann
Deputy Director, Regulatory Affairs
400 Morgan Lane
West Haven, CT 06516-4175

D Dear Mr. Sundermann:

1 Please refer to your supplemental new drug application dated April 30, 2001, received May 3, 2001, submitted under section 505(b) of the Federal Food, Drug, and Cosmetic Act for Baycol (cerivastatin sodium) tablets.

2 We acknowledge receipt of your submissions dated May 7, 14, and 17, 2001.

3 This "Changes Being Effected" supplemental new drug application provides revisions to the **WARNINGS**, Skeletal Muscle, **DOSAGE AND ADMINISTRATION**, and **Patient Information about Baycol** sections of the package insert and patient package insert to emphasize that the starting dose for Baycol is 0.4 mg. The specific changes are as follows:

To the **WARNINGS**, Skeletal Muscle section, the following sentence has been added:

Beginning therapy above the 0.4 mg starting dose increases the risk of myopathy and rhabdomyolysis.

語注

NDA (new drug application): 新薬申請／pharmaceutical: 製薬の、薬剤の／attention: ～あて／deputy: 代理の、副～／Regulatory Affairs: 薬事規制／supplemental: 追加の／application: 申請(書)／Federal Food, Drug, and Cosmetic Act (FDCA): 連邦食品・医薬品・化粧品法 [日本の薬事法にあたるもの]／skeletal muscle: 骨格筋／dosage and administration: 用法・用量／package insert: (医薬品の)添付文書／starting dose: (薬の)初回用量／therapy: 治療／myopathy: 筋疾患、ミオパシー／rhabdomyolysis: 横紋筋融解症

To the **DOSAGE AND ADMINISTRATION** section, the following paragraph has been added:

The starting-dose of BAYCOL is 0.4 mg once daily in the evening regardless of previous lipid therapy. Since the maximal effect of cerivastatin sodium is seen within 4 weeks lipid determinations should be performed at this time and the dose adjusted based upon patient response. Only patients requiring further lipid adjustment should be titrated to 0.8 mg. The dosage range is 0.2 mg to 0.8 mg. In patients with significant renal impairment (creatinine clearance <60 mL/min/l.73m^2) lower doses are recommended.

To the **Patient Information about Baycol** section, the following sentence has been added:

If you are taking Baycol for the first time, your daily dose should be 0.4 mg or lower.

NDA 20-740/S-019
Page 2

(4) We have completed the review of this supplemental application, as amended, and have concluded that adequate information has been presented to demonstrate that the drug product is safe and effective for use as recommended in the agreed upon labeling text. Accordingly, the supplemental application is approved effective on the date of this letter.

(5) The final printed labeling (FPL) must be identical to the submitted draft labeling (package insert submitted May 14, 2001, patient package insert submitted May 14, 2001).

(6) Please submit the copies of final printed labeling (FPL) electronically according to the guidance for industry titled Providing Regulatory Submissions in Electronic Format - NDA (January 1999). Alternatively, you may submit 20 paper copies of the FPL as soon as it is available but no more than 30 days after it is printed. Please individually mount ten of the copies on heavy-weight paper or similar material. For administrative purposes, this submission should be designated "FPL for approved supplement NDA 20-740/S-019." Approval of this submission by FDA is not required before the labeling is used.

語注
once daily: 1日1回／ lipid: 脂質／ cerivastatin sodium: セリバスタチンナトリウム／ determination: 測定／ titrate to 〜: 〜まで増加する／ significant: 重大な、深刻な／ renal: 腎臓の／ impairment: 機能障害／ creatinine clearance: クレアチニンクリアランス／ amend: 〜を改正する、修正する／ labeling: ラベル表示／ final printed labeling (FPL): 最終ラベル表示／ draft: 草稿／ industry: 業界／ heavy-weight paper: 厚紙／ administrative purpose: 管理上の目的／ designate: 〜を指定する

7 If a letter communicating important information about this drug product (i.e., a "Dear Health Care Professional" letter) is issued to physicians and others responsible for patient care, we request that you submit a copy of the letter to this NDA and a copy to the following address:

> MEDWATCH, HF-2
> FDA 5600 Fishers Lane
> Rockville, MD 20857

8 We remind you that you must comply with the requirements for an approved NDA set forth under 21 CFR 314.80 and 314.81.

9 If you have any questions, call Margaret Simoneau, R.Ph., Regulatory Project Manager, at (301) 827-6418.

E Sincerely,

{See appended electronic signature page}

David G. Orloff, M.D.
Director
Division of Metabolic and Endocrine Drug Products
Office of Drug Evaluation II
Center for Drug Evaluation and Research

F

This is a representation of an electronic record that was signed electronically and this page is the manifestation of the electronic signature.

/s/

David Orloff
5/21/01 07:39:32 PM

http://www.fda.gov/cder/foi/appletter/2001/20740s19ltr.pdf

語注

i.e.: すなわち［ラテン語 id est の略］／ Dear Health Care Professional letter: 医療関係者殿［FDA が医療関係者に向けて発行する文書］／ issue: 〜を発行する／ physician: 医師／ MedWatch: FDA が発表する医薬品の安全情報のデータベース／ comply with 〜：（要求など）に応じる／ set forth: 説明する／ CFR: 米国連邦規則集［Code of Federal Regulations］／ sincerely: 敬具［手紙やメールの結びの言葉］／ append: 〜を付け加える／ electronic signature: 電子署名／ endocrine: 内分泌の／ evaluation: 評価／ research: 研究、調査／ representation: 表示／ manifestation: 明示、表明

Vocabulary

本文中の重要な語句を確認しましょう。CD を利用して、聞き取りと発音の練習もしてみましょう。

Core Vocabulary

 最重要語彙 12 語を、チャンツで練習しましょう。

package insert 添付文書	**rhabdomyolysis** 横紋筋融解症	**submit** 〜を提出する
labeling ラベル表示	**myopathy** 筋疾患	**approve** 〜を承認する
application 申請（書）	**dosage** （薬の）用量	**effective** 有効な
supplemental 追加	**administration** 投薬	**adjustment** 調整

Vocabulary Exercise

 本文に出てきた重要な語句を確認しましょう。

問題：それぞれの語句の意味を日本語で書きなさい。

(1) FDA　　　　　　　　　　　　　　　　＿＿＿＿＿＿＿＿＿＿＿＿＿＿＿＿＿＿＿
(2) NDA　　　　　　　　　　　　　　　　＿＿＿＿＿＿＿＿＿＿＿＿＿＿＿＿＿＿＿
(3) FPL　　　　　　　　　　　　　　　　＿＿＿＿＿＿＿＿＿＿＿＿＿＿＿＿＿＿＿
(4) CFR　　　　　　　　　　　　　　　　＿＿＿＿＿＿＿＿＿＿＿＿＿＿＿＿＿＿＿
(5) Federal Food, Drug, and Cosmetic Act　＿＿＿＿＿＿＿＿＿＿＿＿＿＿＿＿＿＿＿
(6) Regulatory Affairs　　　　　　　　　　＿＿＿＿＿＿＿＿＿＿＿＿＿＿＿＿＿＿＿
(7) starting dose　　　　　　　　　　　　＿＿＿＿＿＿＿＿＿＿＿＿＿＿＿＿＿＿＿
(8) impairment　　　　　　　　　　　　　＿＿＿＿＿＿＿＿＿＿＿＿＿＿＿＿＿＿＿

KEY EXPRESSIONS

本文中で下線が引かれている重要な表現を確認しましょう。

日付に関する表現

ア　dated April 30, 2001 ／ 2001 年 4 月 30 日付の
イ　received May 3, 2001 ／ 2001 年 5 月 3 日に受領した
カ　no more than 30 days after... ／ ……から 30 日以内に

　Approval Letter には、日付に関する表現が多く登場します。アは、申請書等に書かれている日付（申請日）を表す言い方です。イは、received のところに submitted に変えれば「2001 年 5 月 3 日に提出した」となります。ウは no more than...（……以内に）が使われているところに注目しましょう。

add A to B ／ B に A を加える

ウ　To the **WARNINGS**, Skeletal Muscle section, the following sentence has been added:
エ　To the **DOSAGE AND ADMINISTRATION** section, the following paragraph has been added:
オ　To the **Patient Information about Baycol** section, the following sentence has been added:

　ウ～オの各文が To で始まっているのは、以下のような構造の文が元になっているからです。

<u>The following sentence</u> **has been added to** <u>the WARNINGS, Skeletal Muscle section</u>.
　　　　A　　　　　　　　　　　　　　　　　　　B

　通常の書き方だと書き出しが The following sentence/paragraph has been added... とすべて同じになってしまうので、内容上重要な B の部分を強調し、文を読みやすくするために文頭に出しています。

DOCUMENT STYLE

本文をよく観察 (observe) し、その特徴を整理 (classify) してみましょう。

手紙のフォーマット

この文書は、ビジネスレターのフォーマットにしたがって書かれています。

A 差出人の情報（return address）

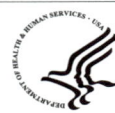 **DEPARTMENT OF HEALTH & HUMAN SERVICES**　　Public Health Service
Food and Drug Administration
Rockville MD 20857

手紙の1枚目の一番上には、差出人の情報が記されています。こうしたビジネス文書の場合、この本文のように、所属組織で共通のレターヘッド（letterhead）が使われることもあります。

C 送付先の情報（inside address）

Bayer Pharmaceutical Division	（組織名、部門名）
Attention: Frederich K. Sundermann	（担当者名）
Deputy Director, Regulatory Affairs	（担当者の肩書き）
400 Morgan Lane	（住所）
West Haven, CT 06516-4175	

手紙の冒頭部分には、手紙の送付先の情報が書かれているのが一般的です。ビジネスレターの場合、上記のような情報が並びます。項目の順番には主に2通りあります。Unit2 の p.33 で、そのパターンと違いを確認しましょう。

Attention:（あて先）は、Attn: と略して書くこともあり、この行を attention line と呼びます。

D あて名（salutation）

Dear Mr. Sundermann:	（サンダーマン様）

手紙の本文に入る前に、敬称をつけてあて名を書きます。敬称は、相手が男性なら Mr.、既婚女性なら Mrs.、未婚の女性なら Miss というのが基本的なルールですが、今は既婚、未婚にかかわらず、女性に対しては Ms. を使うことが多いようです。また、博士号を持っている相手には、男女ともに Dr. を使います。あて名の最後が「:」（コロン）になるのがアメリカ式、「,」になるのがイギリス式です。

E 結びと差出人情報

Sincerely,	（結び　complimentary close）
David G. Orloff, M.D.	（担当者名）
Director	（担当者の肩書き）
Division of Metabolic and Endocrine Drug Products	（部門名）
Office of Drug Evaluation II	
Center for Drug Evaluation and Research	

手紙の最後は、結びの言葉と差出人の情報で結ばれます。通常この部分は、用紙の右に寄せて書きます。

F 署名（signature）

This is a representation of an electronic record that was signed electronically and this page is the manifestation of the electronic signature.

/s/
David Orloff
5/21/01 07:39:32 PM

本文は PDF による電子記録（electronic record）のため、FDA の規則にしたがって電子署名（electronic signature）が付加されています。紙の手紙の場合は、手書きによる署名がされます。

Approval Letter に特有のスタイル

Approval Letter には、特有の文書スタイルがあります。情報の並んでいる順番と、その情報を導く決まった表現に注目してみましょう。

B 申請番号

NDA 20-740/S-019

FDA の Approval Letter には、冒頭にこのように申請番号が記されています。NDA は New Drug Application（新薬申請書）の略で、NDA 20-740 はバイコールが最初に申請されたときの申請番号、後半の S-019 は添付文書の改定承認番号です。

1 用件

Please refer to...	（……についてご連絡いたします）

Approval Letter は、いつも決まった書き出しで始まります。これは直訳すれば「～を参照してください」となり、過去に出された申請などに言及して用件を述べています。本文の場合、your supplemental new drug application についての用件だということがすぐに分かります。

❷ 受領の確認

> We acknowledge receipt of your submissions dated...
> (……日付の貴社提出書類を受領したことを確認しております)

Approval Letter の第 2 段落はほとんどの場合この文になります。

❸ 申請内容の再確認

> This **A** provides **B**...
> (この **A**［申請書の名前など］には、**B**［申請の内容］が述べられています)

製薬企業からの申請内容を、この表現で再度確認します。本文では、この後の段落に具体的な申請内容が続いています。

❹ 承認の可否（結論）

> We have completed the review of this (supplemental) application,...
> (この〈追加〉申請の検討を完了いたしました)

この表現で始まるブロックに、承認の可否が書かれているので、よく注意して読む必要があります。approved とあれば承認されたことを示し、not approved とあれば承認されなかったことになります。

❻ FDA からの指示

> Please submit...　　　　　　　　　　（……を提出してください）
> no more than 30 days after...　　　　（……から 30 日以内に）

FDA の Approval Letter は、最後に製薬企業への指示が書いてあります。企業側は、ここをよく読み、期日までにそれを遂行しなければなりません。書き出しの表現としては、このほかに you are required to do... などもあります。期日は、within ... days（……日以内に）と表現することもできます。

❾ 問い合わせ先

> If you have any questions, call...　　　（お問い合わせは……までお電話ください）

最後に、このように問い合わせ先が示されている場合が多くあります。

EXERCISES

このユニットの本文をもう一度読んで、以下の質問に答えましょう。

1 Observe

ビジネスレターは、通常、以下のような部分から成っています。本文にあるのは、以下のうちどれですか。□にチェックを入れ、本文から該当部分を抜き出しなさい。

☐ Letterhead/Return address（レターヘッド、差出人情報）
☐ Date（日付）
☐ Reference line（管理番号）
☐ Inside address（送付先情報）
☐ Attention line（あて先人）
☐ Salutation（あいさつ）
☐ Subject line（件名）
☐ Body（手紙の本文）＊これは抜き出す必要はありません
☐ Letter identification and page number（手紙の識別番号とページ番号）
☐ Complimentary close（結び）
☐ Signature block（署名）
☐ Identification initials（書き手の名前の頭文字）
☐ Enclosure notation（同封物についての記述）

2 Classify

手紙には、書き手が読み手に伝えたい内容が書かれています。以下の1～8に、主要な段落の書き出しが与えられています。この書き出しから読み取れる各段落の内容として正しいものをA～Hから選びなさい。

	段落	書き出し（目印となる表現）
1.	❶	Please refer to...
2.	❷	We acknowledge receipt of...
3.	❸	This **A** provides **B**...
4.	❹	We have completed...
5.	❻	Please submit...
6.	❼	If **A** is **B**, we request that...
7.	❽	We remind you that you must comply with...
8.	❾	If you have any questions...

A. 書き手の行動について述べる
B. 重要な情報をくり返す
C. 困った場合の問い合わせ先を知らせる
D. 条件を出して読み手に行動を要求する
E. 過去の行動について述べる
F. 過去の情報について言及する
G. 提示した情報に注意を引く
H. 読み手に行動を要求する

3 Hypothesize

以下の語は、1～5の英文中ではどのような使い方をしますか。単語を適切な形に直して空所に書き入れなさい。

> amend   approve   designate   effect   print

1. The changes being _____ are necessary to ensure the safe use of the drug.
2. Follow the _____ procedure to obtain the optimal results.
3. Submit the application to the _____ office before the deadline.
4. We carefully consulted the _____ instructions to assemble the device.
5. The regulations were _____ to meet the demands for better precision.

4 Apply

ある研究者を訪問する許可を得る、あるいは自分の研究に必要なサンプルを送ってもらうための、ビジネスレターを書いてみましょう。あなたの所属組織にオリジナルのレターヘッドがある場合は、それを使うといいでしょう。もちろん、自分で返信先を書いても構いません。書く際には、pp.20～22の Document Style や、p.23 の Exercise 1 で学習したビジネスレターのフォーマットを参考にしてください。

UNIT 2　Facsimile Transmission

FDA から製薬企業へのファクス

Unit 1 と同様に、FDA から企業への文書です。ファクスの書き方には、手紙と共通する部分が多いので、Unit 1 の文書の形式をよく思い出しながら読みましょう。

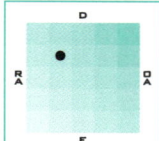

FDA（米国食品医薬品局）から製薬企業へのファクス
発信者 >> FDA
対　象 >> 医薬品に関する申請を行った製薬企業

INTRODUCTION

Asking a discourse community expert

Q1　この文書が送られた背景には、どのようなことがあったのでしょうか。

A　バイエル社のコレステロール低下剤のバイコールについて、その宣伝文書（販促資料）に虚偽、公平性を欠いた表現、または誤解を招く事項が含まれていると FDA が判断しました。こうした場合、当局が企業に対して警告や指導を行うことになります。

Q2　この文書はどのような内容ですか。

A　当局が上記の判断をバイエル社に伝え、宣伝文書の使用中止、同様の文書の整理、今後の対策などの対応状況を、指定の期日までに報告することを求めています。

Q3　この文書を読む際に、注意しなければならないことはなんですか。

A　バイエル社（読み手）は、FDA の指示内容を正確に把握し、適切に対応しなければなりません。そのためには、問題の販促資料のほか、そこに書かれている内容に関連するその他の情報を十分に収集する必要があります。

Q4　医薬品の宣伝に関して、注意すべき点はなんですか。

A　ある薬剤と同類他剤を比較する場合には、十分な注意が必要です。医薬品は常にリスク（副作用の頻度や重篤度）とベネフィット（有効性）のバランスを考慮して評価すべきものです。本文では、バイコールの販促資料に書かれている血中コレステロール濃度の減少が、本当の意味で臨床的に有効とはいえないと FDA は指摘しています。

CheckPoints

- [ ] バイコールの宣伝文書が不適切であると FDA が指摘していること
- [ ] バイコールの宣伝文書について指摘されている、4 つの具体的な不適切事項とその内容
- [ ] バイコールの宣伝文書では、横紋筋融解症や筋疾患のリスクが非常に大きいことの記述が少なく、安全性が高いことが強調されていて、全般的に著しくバランスを欠いていること
- [ ] 期日までに当局に対応状況を報告し、迅速に適切な対応を行うようにとの指示

READING THE DOCUMENT

次の英文を、文書の形式や英語表現に注意して読み、内容を把握しましょう。

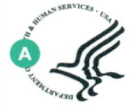

A DEPARTMENT OF HEALTH & HUMAN SERVICES

Public Health Service
Food and Drug Administration
Rockville MD 20857

B OCT 25 1999

C **TRANSMITTED VIA FACSIMILE**

D Ms. Carol Sever
Deputy Director
Regulatory Affairs
Bayer Corporation
400 Morgan Lane
West Haven, CT 06516

E RE: **NDA 20-740**
Baycol (cerivastatin sodium)
MACMIS ID# 8238

F Dear Ms. Sever:

As part of its routine monitoring program, the Division of Drug Marketing, Advertising, and Communications (DDMAC) has become aware of promotional material for Baycol (cerivastatin sodium) ア_that is false, lacking in fair balance, or otherwise misleading_. Reference is made to a Sales Aid (QO 1068), submitted under cover of Form FDA 2253. The dissemination of this material by Bayer Corporation (Bayer) and/or their agents, violates the Federal Food, Drug, and Cosmetic Act and its implementing regulations. DDMAC requests that the use of the above referenced material and those containing the same or similar violations cease immediately. Specifically, DDMAC has the following objections:

Sales Aid

Baycol—the science for success

ₐThe presentation under this header is misleading because ᵤit implies, without substantial evidence, that Baycol is superior to other HMG CoA reductase inhibitors ("HMGs") because of its synthetic properties. More specifically, the statement, "Baycol is a fully synthetic inhibitor of the HMG CoA reductase enzyme" in juxtaposition with a chart comparing the "Synthetic Pure Enantiomers" (Baycol and Lipitor) versus "Other Statins" (Pravachol, Zocor, Mevacor, and Lescol) that are "fungally derived" implies a clinical advantage for Baycol versus "other statins" that is unsubstantiated. The disclaimer, "comparisons do not imply clinical significance" ₑthat is presented in small type ₒdoes not adequately correct the misleading implication.

Powerful enzyme inhibition

Again, the presentation under this header is misleading because it implies that Baycol is superior to other HMGs based on non-clinical (*in vitro*) data about the enzymatic properties of the HMGs. More specifically, the statement, "Baycol inhibits cholesterol-producing enzymes *in vitro* more completely at lower concentrations than any other statin" in juxtaposition with a graph titled, "Statin inhibition of membrane-bound HMG CoA reductase in animal hepatic tissue" uses non-clinical data to imply clinical significance and the superiority of Baycol versus the other HMGs. The disclaimer, "in vitro data do not imply clinical significance" that is presented in smaller type underneath the graph does not adequately correct the misleading implication.

Dramatic results across key lipid parameters

The presentation of HDL-C efficacy information under this header is misleading because ₖit overstates the efficacy of Baycol. More specifically, the statement, "Baycol delivers outstanding mean increases of 10% in HDL-C" in conjunction with the statement, "Epidemiological research has shown that each 1 mg/dl increase in HDL-C is associated with a 4.4% decrease in the risk of coronary heart disease" suggests an effect of Baycol that is unsubstantiated. This presentation suggests that drug intervention with Baycol and corresponding increase in HDL-C levels will have a positive effect on cardiovascular morbidity and mortality. This effect on morbidity and mortality has not been demonstrated, however, as described in Baycol's approved product labeling which states, "The independent effect of raising HDL-C or lowering triglycerides on the risk of coronary and cardiovascular morbidity and mortality has not been determined." The disclaimer that follows the misleading HDL-C claims, "The effect of Baycol on cardiovascular morbidity and mortality" that appears in very tiny font, in a footnote, does not adequately correct the misleading implication.

Baycol proven significantly better than Pravachol

The presentation under this header is misleading because it implies that Baycol is superior to Pravachol without substantial evidence. More specifically, the presentation of LDL-C reductions for Baycol .3 mg (31%) versus Pravachol 20 mg (26%) in conjunction with the misleading claim of "19% better efficacy...P<.0001" implies superiority without adequate substantiation. The studies utilized by Bayer to substantiate the superiority of Baycol versus Pravachol are inadequate. For example, the first study compares Baycol .3 mg (at that time—the highest labeled dose) to Pravachol 20 mg (the mid-range dose). Furthermore, the second study yielded no difference (both achieved 30% LDL-C reduction) between Baycol .3 mg and Pravachol 40 mg (the highest labeled dose). Therefore, the presentation of superiority is misleading for the aforementioned reasons. The disclaimer, "The clinical outcomes resulting from differences in LDL-C reductions between Baycol and Pravachol have not been determined" does not adequately correct the unsubstantiated implication of superiority.

Lack of Fair Balance

The presentation of risk information in this promotional piece lacks fair balance. Promotional materials may be lacking in fair balance, or otherwise misleading if they fail to present information relating to side effects and contraindications, with a prominence and readability reasonably comparable to the presentation of efficacy information. In the Sales Aid, Bayer uses several pages, various color patterns, charts, graphs, and the like, to provide emphasis for efficacy information. However, the page seemingly devoted to the presentation of risk information titled, "Baycol offers a proven record of safety" contains mostly additional benefit (safety) claims for Baycol and very little risk information. In fact, Bayer presents the most important risk information (risk of myopathy, rhabdomyolysis, etc...) with much less emphasis, in the middle of the Sales Aid.

Bayer should immediately cease using this, and all other promotional materials for Baycol that contain the same or similar violations. Bayer should submit a written response to DDMAC, on or before November 8, 1999, describing its intent and plans to comply with

---

語注
product labeling: 製品内容表示／triglyceride: トリグリセリド、中性脂肪／font: 書体／footnote: 脚注／aforementioned: 前述の／outcome: 結果／side effect: 副作用／contraindication: 禁忌／prominence: 目立つこと／readability: 読みやすさ／comparable: 同等の、匹敵する／emphasis: 注目、重要視／seemingly: 一見したところ／devote to 〜:（時間、スペースなどを）〜に割く／written response: 書面での回答

the above. In its letter to DDMAC, Bayer should include a list of all promotional materials that were discontinued, and the discontinuation date.

Bayer should direct its response to the undersigned by facsimile (301) 594-6771, or by written communication at the Division of Drug Marketing, Advertising, and Communications; HFD-42; Room 17B-20; 5600 Fishers Lane; Rockville, MD 20857. DDMAC reminds Bayer that only written communications are considered official.

In all future correspondence regarding this matter, please refer to MACMIS # 8238 and NDA 20-740.

Sincerely,
Michael A. Misocky R.Ph., J.D.
Regulatory Review Officer
Division of Drug Marketing,
Advertising and Communications

http://www.fda.gov/cder/warn/oct99/wl102599.pdf

語注

discontinue: 〜を中止する／ direct to 〜：（手紙などを）〜に送る／ undersign: 署名する／ consider 〜：〜と認める／ official: 正式な／ correspondence: 連絡／ refer to 〜：〜に言及する、触れる

Vocabulary

本文中の重要な語句を確認しましょう。CD を利用して、聞き取りと発音の練習もしてみましょう。

Core Vocabulary

 最重要語彙 12 語を、チャンツで練習しましょう。

cardiovascular 心血管の	**efficacy** 効能	**misleading** 誤解を招く
morbidity 罹患率	**disclaimer** 免責事項	**overstate** 〜を誇張する
mortality 死亡率	**side effect** 副作用	**discontinue** 〜を中止する
clinical 臨床的な	**inhibitor** 阻害薬	**substantial** 十分な

Vocabulary Exercise

 本文に出てくる重要な語句を確認しましょう。

問題：それぞれの語句の意味を日本語で書きなさい。

(1) DDMAC　　　　　　　　　＿＿＿＿＿＿＿＿＿＿＿＿＿＿＿＿＿＿＿＿

(2) dissemination　　　　　　＿＿＿＿＿＿＿＿＿＿＿＿＿＿＿＿＿＿＿＿

(3) reductase enzyme　　　　＿＿＿＿＿＿＿＿＿＿＿＿＿＿＿＿＿＿＿＿

(4) unsubstantiated　　　　　＿＿＿＿＿＿＿＿＿＿＿＿＿＿＿＿＿＿＿＿

(5) implementing regulation　＿＿＿＿＿＿＿＿＿＿＿＿＿＿＿＿＿＿＿＿

(6) coronary　　　　　　　　＿＿＿＿＿＿＿＿＿＿＿＿＿＿＿＿＿＿＿＿

(7) triglyceride　　　　　　　＿＿＿＿＿＿＿＿＿＿＿＿＿＿＿＿＿＿＿＿

(8) written response　　　　＿＿＿＿＿＿＿＿＿＿＿＿＿＿＿＿＿＿＿＿

KEY EXPRESSIONS

本文中で下線が引かれている重要な表現を確認しましょう。

present、presentation

- イ　The **presentation** under this header is misleading...（この見出しの項の**表現**は誤解を招く恐れがあります）
- エ　...that **is presented** in small type...（それは小さな文字で**書かれています**）

　present、presentation という単語が、ここでは一般的な文書とは異なる意味で使われています。今回のような文書では、present は「示す、表現する」、presentation は「提示、表現」と解釈するといいでしょう。本文では、FDA がバイエル社の販促資料の内容について問題のある表現を具体的に指摘する際に、くり返し使われています。

強い表現

- キ　Bayer **should immediately** cease using this,...（バイエル社は**直ちに**これの使用を止める**べきです**）
- ク　Bayer **should** submit a written response to DDMAC,...（バイエル社は DDMAC に書面での回答を提出する**べきです**）
- ケ　In its letter to DDMAC, Bayer **should** include a list of **all** promotional materials...（バイエル社は DDMAC への手紙に**すべての**販促資料のリストを含める**べきです**）
- コ　Bayer should direct its response to...（バイエル社は……に対して回答する**べきです**）

　助動詞 should には、非常に強い意味があります。この場合、FDA がバイエル社に対して「～すべきである」と強い調子で指示していることを理解しましょう。決して、「～してください」という依頼ではありません。この周辺には、そのほかにも immediately（直ちに）のように迅速な対応を促す言葉や、all（すべての）という強い限定の言葉などがありますね。

否定的な表現

- ア　...that is **false, lacking in fair balance**, or otherwise **misleading**（**不正確で、均衡を失し**、あるいは**誤解を招きかねません**）
- ウ　...it implies, **without substantial evidence**, that...（**確かな証拠なく**……と暗示しています）
- オ　...does **not adequately** correct the misleading implication（誤解を招きかねない表現を正すには**不十分です**）
- カ　...it **overstates** the efficacy of Baycol（バイコルの効能を**過大に表現しています**）

　この文書は、バイエル社の販促資料の不備を指摘する内容となっています。そのため、その理由を否定的な言葉で指摘する部分が随所にあります。このような表現のニュアンスを正確に把握しておくことが必要です。

DOCUMENT STYLE

本文をよく観察 (observe) し、その特徴を整理 (classify) してみましょう。

ファクスの書式

　ファクスの書式は、Unit 1で学習した手紙の書式とほぼ同じです。A〜Gの要素を、その書き方のスタイルに注目して見ていきましょう。

A 組織の情報

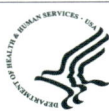 DEPARTMENT OF HEALTH & HUMAN SERVICES　　　Public Health Service
　　　　　　　　　　　　　　　　　　　　　　　　　　　　　　　Food and Drug Administration
　　　　　　　　　　　　　　　　　　　　　　　　　　　　　　　Rockville MD 20857

　Unit 1で学んだ手紙と同じように、ファクスでも、差出人の情報を示すのにこのようなレターヘッドを使うことがあります。

B 日付

OCT 25 1999　　　　　　　　　　　　　　　（1999年10月25日）

　この文書では、スタンプで日付が記されています。日付の書き方はアメリカとイギリスで異なり、アメリカでは「月／日／年」の順、イギリスでは「日／月／年」の順に書かれます。スラッシュを入れて10/25/99（10/25/1999）のように表記することも可能です。

C タイトル

TRANSMITTED VIA FACSIMILE　　　　　　（ファクスにより送信）

　日本でも、ファクスのカバーレターに「ファクス送信票」などと見出しをつけることがありますが、それと同じように、ファクスであることをこのように明記する場合があります。

D 送信先の情報

Ms. Carol Sever　　　　　　　　　　　　　（担当者名）
Deputy Director　　　　　　　　　　　　　（担当者の肩書き）
Regulatory Affairs　　　　　　　　　　　　（部門名）
Bayer Corporation　　　　　　　　　　　　（組織名）
400 Morgan Lane
West Haven, CT 06516

　Unit 1の手紙で見たあて先の書き方とは、情報の並んでいる順番が少し違いますね。Unit1のものと比べてみましょう。

```
┌─────────────────────────┐    ┌─────────────────────────┐
│ Unit 2                  │    │ Unit 1                  │
│ 担当者名                │    │ 組織名・部門名          │
│ 担当者の肩書き          │    │ Attention: 担当者名     │
│ 部門名                  │    │ 担当者の肩書き          │
│ 組織名                  │    │ 住所                    │
│ 住所                    │    │                         │
└─────────────────────────┘    └─────────────────────────┘
```

手紙の送信先情報の書き方には主にこの2通りがあります。担当者名が一番上にくるUnit 2のパターンは、その担当者宛に手紙を送る場合に使います。企業名が一番上にくるUnit 1のパターンは、企業に宛てた手紙の場合に使います。その企業の窓口として担当者名が添えられているのです。

E 件名

```
    RE:    NDA 20-740
           Baycol (cerivastatin sodium)
           MACMIS ID# 8238
```

RE: はラテン語で、「～に関して」という意味の前置詞です。手紙やファクス、Eメールなどで、用件を冒頭に明記する場合に使います。このように、コロンで区切るのが一般的です。

F あて名

```
    Dear Ms. Sever:
```

Unit 1の手紙と同じように、本文の前にあて名を書きます。Ms. というのは、既婚・未婚どちらの女性に対しても使うことができる敬称です。敬称のルールについては、Unit1 のp. 20を参照してください。

G 差出人の情報

```
    Sincerely,
    Michael A. Misocky R.Ph., J.D.          （担当者名）
    Regulatory Review Officer               （担当者の肩書き）
    Division of Drug Marketing,             （部門名）
      Advertising and Communications
```

手紙と同様に、最後に差出人の情報を書きます。レターヘッドに組織の情報は書かれているので、ここにはそれ以外の情報（担当者名、担当者の肩書き、部門名）のみが書かれています。担当者名の後ろに学位の称号がついていることにも注目しましょう。R.Ph. は Registered Pharmacist（登録薬剤師）の略、J.D. は Jurius Doctor（法学博士）の略です。

EXERCISES

このユニットの本文をもう一度読んで、以下の質問に答えましょう。

1 Observe

FDA は本文の中で、バイコールの販促資料について強い調子で批判しています。特に、販促資料の中で使われている見出しを取り上げて、それぞれの項について問題点を具体的に指摘しています。それぞれの見出しに続く段落の第 1 文に下線を引き、FDA が批判的な表現をしている部分をそこから抜き出しなさい。

1. Baycol—the science for success

2. Powerful-enzyme inhibition

3. Dramatic results across key lipid parameters

4. Baycol proven significantly better than Pravachol

2 Classify

本文では、FDA が以下の A 〜 D の見出しの項について問題点を指摘しています。下の 1 〜 5 は、A 〜 D のどの項についての指摘か答えなさい。複数の項目が該当するものもあります。

> **A** Baycol—the science for success
> **B** Powerful enzyme inhibition
> **C** Dramatic results across key lipid parameters
> **D** Baycol proven significantly better than Pravachol

1. The effect on morbidity and mortality is not based on evidence.　　　(　　)
2. Data comparing Baycol with another drug are inadequate.　　　(　　)
3. The disclaimer is written in small type.　　　(　　)
4. An unsubstantiated claim is made about the advantage of Baycol over other statins.　(　　)
5. Non-clinical data is used to suggest clinical significance.　　　(　　)

3 Hypothesize

本文の "Lack of Fair Balance" の項について、以下の1～7の文の内容が正しければTを、間違っていればFを記入しなさい。

1. Fair balance is important for promotional materials. (　　)
2. Not properly emphasizing side effects can be a problem. (　　)
3. Using color patterns to strongly emphasize efficacy is good. (　　)
4. Giving little risk information is best. (　　)
5. The risk information on myopathy and rhabdomyolysis is not given enough emphasis. (　　)
6. Bayer should respond to the Regulatory Review Officer by fax or postal mail. (　　)
7. The report by Bayer can be done by telephone. (　　)

4 Apply

企業や組織に対して、ある問題について批判や不満を表す手紙を書いてみましょう。このユニットで学んだ単語や表現を使ってください。

UNIT 3 JAMA — Review

JAMA 総説

JAMA（The Journal of the American Medical Association）は、アメリカで最も権威ある医学雑誌のひとつです。今回は、同誌に掲載されたバイコールに関する記事を読みます。

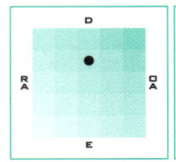

米国医師会の発行する専門誌の記事
発信者 >> American Medical Association（米国医師会）
対　象 >> 医療関係者、研究者

INTRODUCTION

Asking a discourse community expert

Q1　この文書はどのような内容ですか。

A　製薬企業がコレステロール低下剤のセリバスタチン（商品名バイコール）を市販した後に行った活動と、その後この薬が市場撤退するに至った経緯を解説した総説です。

Q2　この文書の背景となっているのはどのような問題ですか。

A　医薬品を市販した後の調査システムが、安全性を保つために十分に機能していなかったことが問題となっています。製薬企業が自社の製品の副作用を公表したり、その対策をとったりすることは、企業としての利益と相反するため、難しい場合があります。この文書は、そのひとつの事例を解説しています。

Q3　この文書が書かれた目的はなんですか。

A　この総説は、実際には図表やレファレンスまで含めて10ページもある長い記事で、本書ではその一部を抜粋しています。記事のタイトルにもあるように、この総説では、製薬企業が利益相反があるため自社医薬品の副作用に対する評価や対処が適切にできないことをふまえ、市販後調査システムを十分に整備し、このようなことが二度と起きないようにすべきであると結論づけています。

CHECKPOINTS

- [ ] セリバスタチンの用量を増加させた理由
- [ ] セリバスタチンが市場から撤退することになった主な理由
- [ ] ゲムフィブロジルとの併用による横紋筋融解症の発生状況とその異常確認
- [ ] 製薬企業の対応状況とその効果
- [ ] 裁判において明らかとなった企業の内部情報

REVIEW

Potential for Conflict of Interest in the Evaluation of Suspected Adverse Drug Reactions
Use of Cerivastatin and Risk of Rhabdomyolysis

Bruce M. Psaty, MD, PhD
Curt D. Furberg, MD, PhD
Wayne A. Ray, PhD
Noel S. Weiss, MD, DrPH

① IN THE 1970s, PRACTOLOL, A β-blocker approved in the United Kingdom, soon became the subject of case reports about sclerosing peritonitis and was withdrawn from the UK market in 1976 before it ever appeared in the United States. The early history of thalidomide is similar. More recently, the proportion of new molecular entities that are first introduced in the United States has increased from 2% to 3% in the early 1980s to 60% in 1998. For medicines that are effective, prompt approval provides rapid access to the health benefits of new drugs. At the same time, US patients are increasingly the first to receive new medications, some of which are subsequently discovered to have serious adverse effects. As a result, the challenge of early detection is increasingly borne by the US postmarketing systems.

② Approved around the same time in Europe and the United States, cerivastatin sodium, a 3-hydroxy-3-methylglutaryl coenzyme A reductase inhibitor (statin), was marketed in the United States in early 1998. At the initially approved doses of 0.2 and 0.3 mg, the low-density lipoprotein cholesterol lowering associated with cerivastatin was less pronounced than that of the other available statins. Indeed, the highest initially approved dose of cerivastatin was approximately equivalent in low density lipoprotein cholesterol lowering only to the lowest dose of atorvastatin calcium. To achieve comparable levels of cholesterol lowering, the company pursued supplemental applications for the 0.4- and 0.8-mg doses. Soon after marketing, spontaneous reports identified cases of rhabdomyolysis, an uncommon condition in which the breakdown of skeletal muscle cells causes pain, weakness, and, in some cases, renal failure and death. Many but not all of them occurred in cerivastatin users who also took gemfibrozil. After several label changes, studies, and letters to health care professionals, the drug was withdrawn from the market by the manufacturer in August 2001.

③ This review describes the circumstances that led to the withdrawal of cerivastatin from the market. Included in this report are both findings from published studies—as determined from previous reviews and MEDLINE searches, which included all years through 2003—about the risk of rhabdomyolysis and scientific information from unpublished internal company documents now in the public record. (Trial exhibits used in litigation were requested and received from the Nueces County Clerk in *Hollis N. Haltom v Bayer Corporation*, et al, Trial Court Case No. 02-60165-2, Nueces County, Texas.) The purpose is not only to review the operation of the postmarketing surveillance system, which for a period failed to adequately safeguard the health of the public but also to call attention to sources of this failure in the difficult conflict of interest that the current system imposes on the pharmaceutical companies in their efforts to identify and act on adverse effects of the products that they sell.

UNPUBLISHED RHABDOMYOLYSIS DATA AVAILABLE TO THE MANUFACTURER AND MADE PUBLIC IN TRIAL EXHIBITS USED IN LITIGATION
Concomitant Cerivastatin and Gemfibrozil

④ Within approximately 100 days of launch, the company had received 7 case reports of patients who had used cerivastatin and who had developed rhabdomyolysis or marked elevation of creatine kinase (CK) levels. Six of the 7 patients were apparently from the United States, and 5 of the 6 US patients had also used gemfibrozil. Other information, such as CK levels, treatment duration, symptoms, and complications, was adequate to evaluate the validity of the diagnosis. For lovastatin, a full year of marketing had occurred before 7 cases of rhabdomyolysis were reported with the combination of gemfibrozil.

⑤ The high proportion of rhabdomyolysis cases in patients who had taken both cerivastatin and gemfibrozil strongly suggested a drug-drug interaction. If 1.5% of all cerivastatin users took gemfibrozil, the probability that 5 of the 6 US cases, by chance alone, also involved gemfibrozil would be approximately 1 in 220 million. Alternatively, if the incidence of rhabdomyolysis were 5.3 per 100 000 person-years, if 1.5% of cerivastatin users also took gemfibrozil, and if all cerivastatin users had accumulated 3 full months of use before May 28, 1998, approximately 25 million US cerivastatin users would have been required to generate 5 cases of rhabdomyolysis in persons who took both cerivastatin and gemfibrozil. The new prescriptions for cerivastatin in the first

---

語注
spontaneous: 自発的な／failure: 機能不全／gemfibrozil: ゲムフィブロジル／withdrawal: 撤退、回収／MEDLINE: Medical Literature Analysis and Retrieval System On-Line［米国立医学図書館 NLM（National Library of Medicine）による医薬文献データベース］／trial: 裁判／exhibit: 証拠／litigation: 訴訟／et al: 〜など、〜およびその他／postmarketing surveillance system: 市販後調査システム／concomitant: 同時投与、併用／launch: 発売／creatine kinase(CK): クレアチンキナーゼ／duration: 継続期間／symptom: 症状／complication: 合併症／validity: 妥当性、バリディティ／lovastatin: ロバスタチン／drug-drug interaction: 薬物相互作用／incidence: 発生率／person-year: 人年［単位。1年間の人数を表す］／accumulate: 蓄積する／prescription: 処方（箋）

4 weeks after launch in the United States numbered approximately 3100.

❻ Although the product label was revised to include mentions of rhabdomyolysis and gemfibrozil, the publicly available documentary record shows no evidence that these SADRs were regarded as a signal that merited further investigation. In 2000, the "potential for a clinically relevant interaction between fibrates and cerivastatin" was noted in a published review by a company scientist, but the article described no plans for pharmacokinetic studies. In a review of 36 trials that examined the efficacy and safety of combination statin-fibrate therapy, all published between 1988 and 2000, none evaluated cerivastatin.

❼ After May 1998, the proportion of patients with rhabdomyolysis who had taken concomitant cerivastatin and gemfibrozil remained high. According to the Safety Assurance Monthly Highlights of March 1999, the "overwhelming majority of reports involved concomitant use of gemfibrozil." An e-mail from October 19, 1999, indicated that the "frequency of concomitant gemfibrozil use in these cases is about 60%." In December 1999, more than 18 months after the initial 6 US case reports, the company's Dear Health Care Professional letter first announced a change to the cerivastatin label, contraindicating the coprescription of gemfibrozil.

❽ The meeting minutes of the company's Action Committee [on] Adverse Events (APZ) held on December 14, 1999, recommended, "Pharmacokinetic and pharmacodynamic interactions should be studied in pharmacological experiments comparing various statins and Gemfibrozil." Approximately 17 months later and almost 3 years after the first 6 US case reports, the APZ minutes of April 4, 2001, noted that the findings of the pharmacokinetic study, which were never published, "demonstrated a 2- to 7-fold increase in the AUC [area under the curve] and a prolonged excretion time in a similar range," results similar to the 3-day pharmacokinetic study by Backman et al.

❾ The label change of December 1999 and other company efforts to inform patients and physicians appear not to have had much effect on coprescription with gemfibrozil. During March 1999 to August 1999, the proportion of all confirmed cases of rhabdomyolysis using both cerivastatin and gemfibrozil was 63% (20 of 32); the proportion increased slightly to 70% (91 of 130) during September 1999 to February 2000, the period during which the contraindication was announced; and then the proportion decreased only to 62% (34 of 55) during March 2000 to July 2000. Other evidence, from a study of cisapride for instance, indicates that label changes are ineffective as a method of changing suboptimal prescribing practices.

Vocabulary

本文中の重要な語句を確認しましょう。CD を利用して、聞き取りと発音の練習もしてみましょう。

Core Vocabulary

最重要語彙 12 語を、チャンツで練習しましょう。

pharmacological 薬理学の	**minutes** 議事録	**equivalent** 同等の
adverse effect 副作用	**practice** 診療	**serious** 重篤な
complication 合併症	**validity** 妥当性	**accumulate** 蓄積する
symptom 症状	**withdrawal** 撤退	**concomitant** 同時投与

Vocabulary Exercise

本文に出てきた重要な語句を確認しましょう。

問題：それぞれの語句の意味を日本語で書きなさい。

(1) conflict of interest _____
(2) drug-drug interaction _____
(3) postmarketing surveillance system _____
(4) case report _____
(5) molecular entity _____
(6) incidence _____
(7) MD _____
(8) PhD _____

KEY EXPRESSIONS

本文の後半部分では、セリバスタチンの副作用について、さまざまなデータを示して詳細に述べています。データが多用される部分には、数字が必ず添付されます。ここでは、本文のア〜クの下線部について、数字がどのような表現とともに使われているかを観察しましょう。

ア　within 〜（〜以内に）, approximately（およそ）

> Within approximately 100 days of launch,...　（発売からおよそ100日以内に）

どちらも頻出の表現です。特に、科学的文章で「およそ、約」を表したいときには、about や around ではなく approximately を使うことに注意しましょう。

イ　X of the Y（Y のうち X）

> Six of the 7 patients were apparently from the United States,...
> （7名のうち6名の患者は明らかに米国からのものであり）

全体の中でいくつのものがあてはまるかを表します。副作用について述べる場合は、その薬を服用した人たちのうちの何人が症状を訴えたかを表す際に、よく使われます。

ウ　X% of Y（Y のうち X%）

> If 1.5% of all cerivastatin users took gemfibrozil,...
> （仮にセリバスタチン使用者全体のうちの1.5%がゲムフィブロジルを併用したとすれば）

イとほとんど同じですが、ここでは X の部分が%で表されています。また、Y はいつも数字であるとは限りませんので、これにも注意しましょう。

エ　X in Y（Y あたり X）

> ...involved gemfibrozil would be approximately 1 in 220 million
> （関連するゲムフィブロジルの併用者は、可能性としてはおよそ2億2000万人に1人となる）

イ、ウは全体のうちのいくつかを取り上げて注目させる表現なのに対し、エは全体に占める割合を述べるだけの表現です。million（百万）という数字の大きな単位にも注意しましょう。

オ　X per Y　（Y あたり X）

> ...if the incidence of rhabdomyolysis were 5.3 per 100 000 person-years,...
> （横紋筋融解症の発現率を 10 万観察人年あたり 5.3 人とすれば）

エとほぼ同じで、割合を表現しています。ただしこの場合、Y は実際の数である必要はなく、100、10000 など切りのいい数字を用いて、全体の中での X の割合が分かりやすいように表現しています。person-years（人年）にも注目しましょう。person（人）、year（年）を組み合わせて、「1 年間に何人」と、期間と数の両方を表現する数え方です。数字が 2 以上の場合、後ろの year だけが複数形になります。

カ　X-fold　（X 倍の）

> ...demonstrated a 2- to 7-fold increase in the AUC...　（AUC では、2 倍から 7 倍の増加を示した）

-fold は「〜倍の」という意味で、-（ハイフン）の前に数字をつけて用います。数字が 2 以上であっても、fold が複数形になることはありません。ここでは、2-fold to 7-fold increase の最初の fold が省略されていますが、2 の後にハイフンがあるので、それに気付くことができますね。

キ　X-day ＋名詞　（X 日間の……）

> ...similar to the 3-day pharmacokinetic study...　（3 日間の薬物動態試験と同様の）

一見簡単な表現ですが、使い方に注意が必要です。一般に「3 日間」という場合は、3 days と day が複数形になります。しかし、このように 3 と day がハイフンで結ばれて、後ろの pharmacokinetic study という名詞を修飾している場合は、3-day が形容詞の働きをするので、day が複数形にならないのです。

ク　X% (Y of Z)　（X%（Z のうちの Y））

> ...the proportion of all confirmed cases of rhabdomyolysis using both cerivastatin and gemfibrozil was 63% (20 of 32);
> （すべてのセリバスタチンとゲムフィブロジルを併用している横紋筋融解症患者の割合は、63%（32 中 20 症例）であった）

X% の後ろに、**イ**でも出てきた Y of Z の形にして、割合と実数の両方を示しています。より詳細にデータを示すことができます。

DOCUMENT STYLE

本文をよく観察（observe）し、その特徴を整理（classify）してみましょう。

前半部分の観察

本文は、JAMA の総説の中から 2 つの重要な部分を抜き出したものです。前半は、この総説の序論で、セリバスタチンの承認から撤退までの流れを簡単にまとめたうえで、この文書の目的や、これから述べようとしていることを紹介しています。後半は、セリバスタチンとゲムフィブロジルを併用した場合の重篤な副作用である横紋筋融解症の詳細なデータを紹介しています。ここでは、前半部分について、各段落の第 1 文を読み、段落の内容を考えていきましょう。

❶（第 1 段落）医薬品の回収について、過去の事例を紹介

> In the 1970s, practolol, a β-blocker approved in the United Kingdom, soon became the subject of case reports about sclerosing peritonitis and was withdrawn from the UK market in 1976 before it ever appeared in the United States.

第 1 段落の第 1 文にはその文章のトピックが示されていることが多いので、まずはここをしっかり読みましょう。本文では、1970 年代にイギリスで起こった医薬品回収の事例を簡単に紹介しています。これを読めば、この文書全体のトピックが「医薬品の回収」であることが分かります。この第 1 段落には、バイコール（セリバスタチン）の話題は出てきません。

❷（第 2 段落）セリバスタチンの承認から撤退までの経緯

> Approved around the same time in Europe and the United States, cerivastatin sodium, a 3-hydroxy-3-methylglutaryl coenzyme A reductase inhibitor (statin), was marketed in the United States in early 1998.

ここで初めてセリバスタチンの名前が出てきました。1998 年にこの薬が承認されたところから話が始まっているので、セリバスタチンの歴史を振り返っている段落だと推測できます。

❸（第 3 段落）この文書の概要

> This review describes the circumstances that led to the withdrawal of cerivastatin from the market.

この段落は、序論の最後の段落でもあります。この後、本論が始まるわけです。ですから、ここで本論の簡単な紹介をしています。ここを読めば、この先にどんな内容が書かれているのかを大まかに把握することができます。

EXERCISES

このユニットの本文をもう一度読んで、以下の質問に答えましょう。

1 Observe

本文の前半は、総説のIntroduction（序論）にあたる部分です。次の1～4に当てはまる、この先（本論）にどんなことが書かれているのかを読者に知らせる役割をもつ表現を本文の第1～3段落から抜き出しなさい。いずれも、最初の1つはあらかじめ示してあります。

1. 副作用による医薬品の撤退の歴史を振り返る目印となる表現（2カ所）
   In the 1970s,...
   _____

2. 時とともに医薬品市場が変化していることを示す目印となる表現（3カ所）
   More recently, the proportion of new molecular entities that are first introduced in ... has increased
   _____
   _____

3. ある特定の医薬品の販売の歴史を描写する目印となる表現（4カ所）
   Approved around the same time in Europe and the United States, ... was marketed
   _____
   _____
   _____

4. この総説が書かれた目的を示す目印となる表現（2カ所）
   This review describes ...
   _____

2 Classify

本文の後半部分は、研究のデータを提示し、セリバスタチンをゲムフィブロジルと併用することによる危険性を予測しています。次の文章の空所を埋めるのに適した数字を、本文の第4～9段落から探して書き入れなさい。必要があれば単位もつけなさい。

1. By about (a)_____ days after cerivastatin had been marketed, (b)_____ cases of rhabdomyolysis or high creatine kinase levels were reported. (c)_____ of the patients were known to have used gemfibrozil. By comparison, about (d)_____ years passed before (e)_____ cases of rhabdomyolysis were reported to have occurred with lovastatin being used with gemfibrozil.

2. Calculation of the risk of developing rhabdomyolysis indicated a strong possibility of an interaction between cerivastatin and gemfibrozil. For the (a)_____ cases of rhabdomyolysis observed, (b)_____ people would need to have taken both drugs if (c)_____ of those using cerivastatin also took gemfibrozil. However, the actual total number of prescription for the first (d)_____ was only (e)_____.

3. The number of rhabdomyolysis cases remained high in (a)＿＿＿＿＿＿ and in (b)＿＿＿＿＿, the cerivastatin label was changed to contraindicate use together with gemfibrozil. In (c)＿＿＿＿, a pharmacokinetic study found that the excretion time was prolonged but these findings were not published. The proportion of cases in which both drugs were used rose to a high level of (d)＿＿＿＿ in by early (e)＿＿＿＿.

3 Hypothesize

本文にはさまざまな文書のジャンルを示す言葉が出てきます。以下の1〜7はどのような文書か、日本語で説明しなさい。

1. product label
2. review
3. Safety Assurance Monthly Highlights
4. Dear Health Care Professional letter
5. meeting minutes
6. pharmacokinetic study
7. case report

4 Apply

医薬品に関する臨床試験について書かれた英文を読んでみましょう。そして、その医薬品が承認されるべきか、そうでないかについて、総説を書きましょう。

UNIT 4 FDA トークペーパー

FDA Talk Paper

このユニットでは、FDA による広報用の文書（プレスリリース）である FDA Talk Paper を読みます。比較的短く、読みやすい文書です。

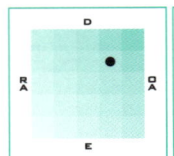

FDA（米国食品医薬品局）が一般の人に向けて発表する文書
発信者 >> FDA
対　象 >> 一般の人・FDA 職員

INTRODUCTION

Asking a discourse community expert

Q1　この文書の目的はなんですか。

A　FDA Talk Paper は、FDA が一般の人々に向けて発行する広報文書です。FDA の管轄する事項の中でも重要なことについて書かれています。本文は、副作用が出たためにバイエル社が自主的にバイコール（コレステロール低下剤）の市場撤退を決定したことを伝える文書です。

Q2　この文書のもっとも重要なポイントはなんですか。

A　薬は健康や生命にかかわるものですから、安全性に関する情報には常に注意を払っていなければなりません。本文について言えば、バイコールを服用中の患者やその主治医、担当の薬剤師などが、これを読んで現状の危険性を認識し、対処法を考える必要があります。そのために、効能がほぼ同じで、バイコールと置き換え可能な他社の類似薬が5種類あることが紹介されています。

CheckPoints

- [ ] バイコールは何の薬で、問題となっている副作用、市場撤退の理由は何か
- [ ] 横紋筋融解症とはどんな病気か
- [ ] どのように市場撤退が行われ、バイコールを服用している患者はどうしたらよいか
- [ ] 患者や医師がさらに情報を得るためにはどうしたらよいか

READING THE DOCUMENT

次の英文を、文書の形式や英語表現に注意して読み、内容を把握しましょう。

U.S. Food and Drug Administration

FDA Talk Paper

FDA Talk Papers are prepared by the Press Office to guide FDA personnel in responding with consistency and accuracy to questions from the public on subjects of current interest. Talk Papers are subject to change as more information becomes available.

T01-34	Print Media: 301-827-6242
August 8, 2001	Consumer Inquiries: 888-INFO-FDA

BAYER VOLUNTARILY WITHDRAWS BAYCOL

1. FDA today announced that Bayer Pharmaceutical Division is voluntarily withdrawing Baycol (cerivastatin) from the U.S. market because of reports of sometimes fatal rhabdomyolysis, a severe muscle adverse reaction from this cholesterol-lowering (lipid-lowering) product. The FDA agrees with and supports this decision.

2. Baycol (cerivastatin), which was initially approved in the U.S. in 1997, is a member of a class of cholesterol lowering drugs that are commonly referred to as "statins." Statins lower cholesterol levels by blocking a specific enzyme in the body that is involved in the synthesis of cholesterol. While all statins have been associated with very rare reports of rhabdomyolysis, cases of fatal rhabdomyolysis in association with the use of Baycol have been reported significantly more frequently than for other approved statins.

3. Fatal rhabdomyolysis reports with Baycol have been reported most frequently when used at higher doses, when used in elderly patients, and particularly, when used in combination with gemfibrozil (LOPID and generics), another lipid lowering drug. FDA has received reports of 31 U.S. deaths due to severe rhabdomyolysis associated with use of Baycol, 12 of which involved concomitant gemfibrozil use.

語注
Press Office: プレスオフィス、広報部／ personnel: 職員／ consistency: 一貫性／ accuracy: 正確さ／ voluntarily: 自発的に、自主的に／ announce: 〜を発表する／ fatal: 死に至る、致死的な／ severe: 深刻な、重篤な／ product: 商品、製品／ support: 〜を支持する／ class: 種類、部類／ enzyme: 酵素／ synthesis: 合成／ generics: 後発医薬品、ジェネリック医薬品

④ Rhabdomyolysis is a condition that results in muscle cell breakdown and release of the contents of muscle cells into the bloodstream. Symptoms of rhabdomyolysis include muscle pain, weakness, tenderness, malaise, fever, dark urine, nausea, and vomiting. The pain may involve specific groups of muscles or may be generalized throughout the body.

⑤ Most frequently the involved muscle groups are the calves and lower back; however, some patients report no symptoms of muscle injury. In rare cases the muscle injury is so severe that patients develop renal failure and other organ failure, which can be fatal.

⑥ Bayer Pharmaceutical Division has announced plans to withdraw Baycol to the pharmacy level. Pharmacies will be instructed to return the product to the manufacturer for a refund.

⑦ Patients who are taking Baycol should consult with their physicians about switching to alternate medications to control their cholesterol levels. Patients taking Baycol who are experiencing muscle pain or are also taking gemfibrozil should discontinue Baycol immediately and consult their physician.

⑧ There are five other statins available in the U.S. that may be considered as alternatives to Baycol. They are: lovastatin (Mevacor), pravastatin (Pravachol), simvastatin (Zocor), fluvastatin (Lescol), and atorvastatin (Lipitor).

⑨ For further information regarding the withdrawal of Baycol, patients and physicians can contact Bayer Customer Service 1-800-758-9794 or the FDA's Drug Information Office at 301-827-4573 or 1-888-INFO-FDA, or go to "Baycol Information" on FDA's Website.

http://www.fda.gov/bbs/topics/ANSWERS/2001/ANS01095.html

語注
condition: 病気、身体の状態／ breakdown: 融解／ release: 流出／ content: 内容物、成分／ bloodstream: 血流／ tenderness: 圧痛／ malaise: 倦怠感／ dark urine: 赤褐色尿／ nausea: 吐き気／ vomiting: 嘔吐／ calf: ふくらはぎ／ lower back: 腰／ organ: 臓器／ pharmacy: 薬局／ refund: 返金／ pravastatin: プラバスタチン／ simvastatin: シンバスタチン／ fluvastatin: フルバスタチン／ atorvastatin: アトルバスタチン

Vocabulary

本文中の重要な語句を確認しましょう。CD を利用して、聞き取りと発音の練習もしてみましょう。

Core Vocabulary

最重要語彙 12 語を、チャンツで練習しましょう。

pharmacy 薬局	**nausea** 吐き気	**weakness** 脱力
generics 後発医薬品	**tenderness** 圧痛	**fatal** 致死的な
product 商品	**malaise** 倦怠感	**severe** 重篤な
content 成分	**vomiting** 嘔吐	**consult** （医師など）に相談する

Vocabulary Exercise

本文に出てくる重要な語句を確認しましょう。

問題：それぞれの語句の意味を日本語で書きなさい。

(1) accuracy　　　　　　　　　　_____

(2) consistency　　　　　　　　　_____

(3) synthesis　　　　　　　　　　_____

(4) calf　　　　　　　　　　　　_____

(5) lower back　　　　　　　　　_____

(6) organ　　　　　　　　　　　_____

(7) condition　　　　　　　　　_____

(8) physician　　　　　　　　　_____

KEY EXPRESSIONS

本文中で下線が引かれている重要な表現を確認しましょう。

書き出しの表現のバリエーション

ア FDA today **announced** that...（FDAは今日、……と**発表しました**）

　FDA Talk Paperの目的は、一般の人たちや医療関係者に情報を伝えることです。こうした文書では、何を伝えるための発表かということを冒頭で明らかにするのが一般的なので、それを把握するためには書き出しの文に注目する必要があります。FDA Talk Paperの書き出しによく使われるのが、以下のような表現です。

FDA advises/is advising **A** to/not to...（FDAは**A**に対して……する／しないように忠告します）
FDA alerts **A** about/that...（FDAは**A**に対して……について警告しています）
FDA announced/is announcing that...（FDAは……を発表しました／します）
FDA approved/has approved...（FDAは……を承認しました）
FDA is issuing...（FDAは……を発行します）
FDA is warning...（FDAは……と警告しています）

さらなる情報の入手方法

イ **For further information** regarding the withdrawal of Baycol, patients and physicians can **contact** ...
（バイコール市場撤退に関する**詳細な情報**については、患者および医師は……まで**連絡**可能です）

　FDA Talk Paperは、通常はごく短い文書です。また、医薬品の安全性に関する話題などの場合、今後さらに新しい情報が出てくる可能性もあります。そのため、文書の最後に、より詳しい情報や最新情報の入手先が示されている場合があります。以下のような表現が目印ですので、覚えておきましょう。

For additional information, visit http://www.fda.gov/xxxx/.
（詳細な情報は http://www.fda.gov/xxxx/ をご覧ください）
For additional information, go to: http://www.fda.gov/xxxx/.
（追加の情報は http://www.fda.gov/xxxx/ をご覧ください）
Additional information is availiable at http://www.fda.gov/xxxx/.
（追加の情報は http://www.fda.gov/xxxx/ で入手可能です）
For further information, call... （詳細な情報がほしい方は……までお電話ください）
More information on **A** can be found online at http://www.fda.gov/xxxx/.
（**A**についてのより詳しい情報は、インターネットの http://www.fda.gov/xxxx/ にあります）

　情報の入手先がウェブサイトの場合は、visit / go to / look at などが使われます。電話の場合は、call / contact などの後ろに電話番号と担当者名が記されます。

DOCUMENT STYLE

本文をよく観察（observe）し、その特徴を整理（classify）してみましょう。

広報用の文書のフォーマット

この文書は広報用の文書で、以下のフォーマットにしたがって書かれています。

A 文書のタイトル

こうした文書には必ず、どの組織や機関が発行したなんという文書かということが示されています。本文のように、文書のタイトルがロゴで表示されていることも多いですね。

B 文書についての説明

FDA Talk Paperでは、冒頭部分にこの文書の概要が書かれています。これは、すべての広報用の文書にあるわけではありません。

C 文書の基本情報

左上のT01-34が文書番号、右上が印刷物に関する問い合わせ先電話番号、左下が発行日付、右下が問い合わせ先です。右下の問い合わせ先の888-INFO-FDAも電話番号です。アメリカの電話は、私たちの持っている携帯電話と同じように数字のボタンにアルファベットが割り当ててあり、それを使って番号の語呂合わせをすることがあります。2 = ABC、3 = DEF、4 = GHI、5 = JKL、6 = MNO、7 = PQRS、8 = TUV、9 = WXYZなので、このFDAの連絡先電話番号は、888-4636-332となります。

D 見出し

この文書の見出しが、本文の前に大きめの文字で書かれています。見出しはセンタリングされていて、すべて大文字、あるいは単語の頭文字のみ大文字にするのが一般的です。

段落のトピックをつかむ

この文書は、ある事柄について決定されたことを発表するためのものです。冒頭にテーマと結論を提示し、その後は経緯の説明、読み手への指示やお願い、連絡先などが書かれています。どこに何が書かれているかは、それぞれの段落の冒頭を読むとおおよその見当がつきます。ここでは、各段落の書き出しから、その段落のトピックを考えてみましょう。

① （第1段落）文書のテーマと結論を提示

> FDA today announced that…（FDAは今日、……と発表しました）

冒頭に、この文書が扱っているテーマと、その結論が書かれています。この書き出しを見れば、この文書がFDAからの発表を告知するためのもので、その内容はthat以下に書かれていることが分かります。文書の第一段落は、どんな場合でも非常に重要ですので、きちんと理解するようにしましょう。

② ③ （第2・3段落）事実と経緯を説明

> ② Baycol (cerivastatin), ... , is a member of...
> 　（バイコール［セリバスタチン］は、……のひとつで……）
> ③ Fatal rhabdomyolysis reports with Baycol have been reported...
> 　（バイコールによる重篤な横紋筋融解症の事例が報告されています）

　第2段落の冒頭は、簡略化するとBaycol is ...という形の文になります。**A** is **B**（**A**は**B**です）という形の文は、**A**について説明をする内容になるため、この段落はBaycolについて説明したものであることが分かります。第3段落は、Fatal rhabdomyolysis reports with Baycol（バイコールによる重篤な横紋筋融解症の報告）が主語ですから、これがこの段落のテーマです。バイコールによって引き起こされる副作用がある、ということを述べている段落だと分かります。

④ ⑤ （第4・5段落）副作用の説明

> ④ Rhabdomyolysis is a condition that... （横紋筋融解症とは……という状態です）
> ⑤ Most frequently the involved muscle groups are the calves and lower back;
> 　（非常に多くの場合、発症筋肉群はふくらはぎおよび腰です）

　④も**A** is **B**の形ですから、第4段落は、**A**つまりrhabdomyolysis（横紋筋融解症）について説明した段落だということが分かります。⑤も**A** is/are **B**の形ですが、ここでは文の内容に注目します。横紋筋融解症が身体のどの部分に発症するかが書かれています。この段落は、第4段落に続いて、副作用の症状を説明しているのだと見当をつけることができますね。

⑥ ⑦ ⑧ （第6・7・8段落）今後の予定と読み手への指示

> ⑥ Bayer Pharmaceutical Division has announced plans to...
> 　（バイエル社製薬部門は……する計画を発表しました）
> ⑦ Patients who are taking Baycol should consult with their physicians about...
> 　（バイコールを服用している患者は……について担当医師に相談すべきです）
> ⑧ There are five other statins available in the U.S. that...
> 　（米国には他のスタチン系薬剤が5種類あります）

　⑥はhas announced plans（計画を発表した）という表現から、今後の予定を示していることが分かります。⑦は文の主語がpatientsで、shouldという助動詞を使って、「〜すべき」と強い調子で指示をしています。⑧は、バイコール以外のスタチン系薬剤について触れているので、代替となる薬剤についての情報だと分かります。

⑦ （第7段落）情報の入手先・問い合わせ先

> 　　　　For further information...　（詳細な情報については……）

　これは、p.50のKey Expressionsで学習した表現ですね。この書き出しから、ここに連絡先が書かれているのが分かります。

EXERCISES

このユニットの本文をもう一度読んで、以下の質問に答えましょう。

1 Observe

文は単独では存在しません。他の文と合わさって、長い文章を構成します。この文章には文脈や背景となる事項が存在します。本文の冒頭部分（Ⓐ、Ⓑ）を読み、以下の１～８が正しければT、間違っていればFを記入しなさい。

1. FDA is an acronym for U.S. Food and Drug Administration.　（　　　）
2. The FDA is a European organization.　（　　　）
3. Talk Papers are radio programs that can be heard.　（　　　）
4. The FDA prepares Talk Papers to report recent research.　（　　　）
5. People working at the FDA can use the Talk Papers to help them answer questions.　（　　　）
6. The information in Talk Papers is updated as necessary.　（　　　）
7. If a newspaper reporter has a question, he or she can send an email to INFO-FDA.　（　　　）
8. If someone wishes to know more, they can telephone the FDA.　（　　　）

2 Classify

本文の内容を要約した文章になるように、以下の１～５の文を並べ替えなさい。

1. Baycol is a statin which blocks an enzyme involved in cholesterol synthesis.
2. The withdrawal was voluntarily done by the pharmaceutical company and supported by the FDA.
3. Patients taking the product were advised to consult their physicians about using other drugs.
4. Baycol, a cholesterol-lowering drug, was withdrawn from the market in the United States because it was found to cause muscle cell breakdown which could sometimes lead to death.
5. It has been related to deaths due to rhabdomyolysis, which is characterized by symptoms such as muscle pain, weakness, tenderness and dark urine.

3 Hypothesize

次の単語を1～8の英文の空所に入れて、文を完成しなさい。

> dark urine / fever / malaise / muscle pain / nausea / tenderness / vomiting / weakness

1. The _____ was due to the breakdown of muscle cells.
2. A woman had difficulty walking steadily due to _____ in her legs.
3. After the accident, the man complained of _____ in the abdominal area.
4. The extremely hot weather led to her _____ .
5. Influenza is usually accompanied by a high _____ .
6. _____ may be an indication of liver or kidney disease.
7. A feeling of _____ is one of the symptoms of motion sickness.
8. The _____ of blood was due to the patient's stomach ulcer.

4 Apply

医薬品のプロジェクトに関する発表の文書を書いてみましょう。医薬品発売の承認の発表でも、あるいは副作用による市場撤退の発表でも構いません。文書を書く際には、「決定事項」「医薬品についての説明」「医薬品の効果についての説明」「問い合わせ先」という情報の流れにしたがいましょう。

UNIT 5

Lancet 誌編集記事

The Lancet — Editorial

The Lancet は、イギリスの権威ある医学雑誌です。この誌上で、ある医薬品に関する論争が繰り広げられました。事の発端は、この雑誌の編集委員が書いた記事でした。

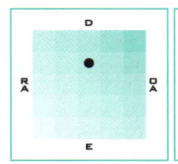

The Lancet の編集委員による、クレストールに関する論説
発信者 >> 医学雑誌の編集委員
対　象 >> 医療関係者（雑誌の対象読者）

INTRODUCTION

Asking a discourse community expert

Q1 この記事を読む際に必要な背景知識は？

A *The Lancet* は、イギリスの権威ある医学専門誌です。この記事は、イギリスの製薬企業アストラゼネカ社（AstraZeneca）が販売する、スタチン系のコレステロール低下剤クレストール（一般名ロスバスタチン）の安全性を疑問視したものです。

Q2 この記事で、*The Lancet* の編集委員は何を主張していますか。

A アストラゼネカ社のクレストールについて、その安全性を危惧し、同社の大々的な販売キャンペーンを見直すべきだと主張しています。

Q3 この記事を読む際に注意すべきことはなんですか。

A *The Lancet* の編集委員が、専門家の立場から、アストラゼネカ社の主張の問題点を論理的に記述しています。同じデータを基にしていても、解釈の違いによって全く別の主張が行われることがあります。日ごろから、「この主張は正しいのか」「別の解釈はないのか」といったことを考えながら、批判的な態度で科学的な文書を読むことを意識しましょう。

CHECKPOINTS
- ☐ スタチン系薬剤の市場の状況とアストラゼネカ社の販売予測
- ☐ アストラゼネカ社の論理性に対する疑問点
- ☐ スタチン系薬剤の安全性に対する問題点
- ☐ 筆者のアストラゼネカ社に対する意見

※このユニットの本文はイギリス英語で書かれているため、一部イギリス式のつづりが用いられています。語注にはアメリカ式のつづりを併記しています。また、Vocabulary (p.58) ではアメリカ式のつづりを用いています。

READING THE DOCUMENT

次の英文を、文書の形式や英語表現に注意して読み、内容を把握しましょう。

THE LANCET
Volume 362, Number 9393

The statin wars: why AstraZeneca must retreat

① Tom McKillop is ₍ア₎chief executive of AstraZeneca. He is widely respected across the ₍イ₎drug industry. The UK's Academy of Medical Sciences elected him to its Fellowship in 2002, the same year that he received a knighthood. Yet this glittering arc of success is now cast into shadow. For AstraZeneca's tactics in marketing its cholesterol-lowering drug, rosuvastatin, raise disturbing questions about how drugs enter clinical practice and what measures exist to protect patients from inadequately investigated medicines.

② ₍ウ₎The statin market is vast. Pfizer's atorvastatin— ₍エ₎the world's best-selling drug— ₍オ₎had sales in 2002 of US$ 8 billion. AstraZeneca predicts that ₍カ₎it can take a 20% share of this global market. It needs to. ₍キ₎The company reported a 17% drop in pre-tax profits ₍ク₎in the second quarter of this year. After a damaging delay over safety concerns, rosuvastatin finally won US FDA approval in August and was launched last month, winning a 2% market share after only three weeks. McKillop has pledged to do whatever it takes to persuade doctors to prescribe rosuvastatin, including ₍ケ₎launching an estimated $1 billion first-year promotional campaign. "We've got to drive the momentum", he said ₍コ₎at a recent investors meeting. "You get one shot at ₍サ₎launching a major new product. This is our shot."

③ The ₍シ₎sales strategy for rosuvastatin is based around the Galaxy programme. Galaxy is the contrived umbrella name for at least 16 clinical trials of wide-ranging quality designed to investigate the efficacy of rosuvastatin in various clinical settings. The trials within Galaxy have names to match the company's cosmic intentions—Mercury, Stellar, Orbital, Asteroid, Meteor, Jupiter, etc. With no clinical endpoint trial yet completed, the company has chosen to market rosuvastatin by applying adventurous statistics to an overinterpreted syllogism. The argument is familiar and seems compelling. First premise: atherogenic lipid profiles cause atherosclerosis. Second

---

語注

retreat: 撤退する／chief executive (officer): 最高(経営)責任者／UK's Academy of Medical Sciences: 英国医学アカデミー／Fellowship: 研究員／knighthood: 爵位／arc: 弧／cast: ～を投げる／tactics: 戦術、方策／rosuvastatin: ロスバスタチン［アストラゼネカ社のスタチン系薬剤］／clinical practice: 臨床診療／Pfizer: ファイザー社(アメリカの製薬企業)／share: シェア、占有率／pre-tax profit: 税引前利益／quarter: 四半期／pledge: ～を約束する／momentum: 勢い／investor: 投資家／strategy: 戦略／Galaxy programme: ギャラクシープログラム［アストラゼネカ社が行ったロスバスタチンに関する臨床試験プログラムの総称］／contrived: 巧妙な、うそっぽい／umbrella: 包括的な／clinical trial: 臨床試験／clinical setting: 薬が使用される状況／cosmic: 宇宙の、無限の／endpoint: エンドポイント、評価項目／statistics: 統計(学)／syllogism: 三段論法／premise: 前提／atherogenic: アテローム発生の／lipid profile: 脂質プロファイル／atherosclerosis: アテローム性(動脈)硬化症

premise: atherosclerosis causes cardiovascular disease. Conclusion: reversing atherogenic lipid profiles will reduce the risk of heart disease. But AstraZeneca has proceeded to push Galaxy into the realms of astrological rather than astronomical logic.

❹ Take one example. Stellar was a six-week, open-label dose comparison in 2268 patients with primary hypercholesterolaemia. Results were recently reported in *Current Medical Research and Opinions* (2003; 19: P1–P10). Rosuvastatin was compared with atorvastatin, simvastatin, and pravastatin. AstraZeneca's drug was, dose for dose, more effective at achieving national guideline targets for lipid concentrations than its competitors. Based on these tentative surrogate findings, one Stellar investigator, Peter Jones, commented that, "If I have the option of achieving goals at a lower comparable dose, I would choose that". This kind of gloss does little to foster sensible, let alone critical, appraisal of weak data.

❺ Similar twists in the statistical wind were reported in a promotional supplement to the *American Journal of Cardiology* in March this year by James Blasetto and colleagues. Blasetto, who works for AstraZeneca in Wilmington, Delaware, combined soft end-point data from five small 12-week trials to conclude with astonishing certainty that rosuvastatin "can be of considerable value". It is difficult to understand how such blatant marketing dressed up as research can appear under the name of a respected peer-reviewed medical journal.

❻ Why does the quality of debate about statins matter? First, because safety cannot be assured. Bayer withdrew cerivastatin in August, 2001, after the occurrence of unexpected cases of fatal rhabdomyolysis. The 80 mg dose of rosuvastatin was withdrawn by AstraZeneca because of safety concerns. Some critics are even anxious about the 40 mg dose. The finding of proteinuria and microscopic haematuria associated with rosuvastatin use are additional worries. Second, talking up the efficacy of statins subverts efforts to conduct large-scale outcome trials where they matter most—eg, in heart failure. And third, given the beneficial results of mortality end-point trials for other statins, what possible clinical justification can there be for licensing an unproven statin?

❼ Since there are no reliable data about efficacy and safety—and AstraZeneca is facing unusually acute commercial pressure to force rosuvastatin into the market—doctors should pause before prescribing this drug. Physicians must tell their patients the truth about rosuvastatin—that, compared with its competitors, rosuvastatin has an inferior evidence base supporting its safe use. AstraZeneca has pushed its marketing machine too hard and too fast. It is time for McKillop to desist from this unprincipled campaign.

The Lancet

Reprinted from The Lancet, Vol. 362, The Lancet, The statin wars: why AstraZeneca must retreat, Pages 1341, Copyright 2003, with permission from Elsevier.

語注
realm: 領域、範囲／astrological: 占星術の／astronomical: 天文学の／open-label: 非盲検の／hypercholesterolaemia（米＝hypercholesterolemia）: 高コレステロール血症／concentration: 濃度／competitor: 競争相手／tentative: 仮の／surrogate: 代理の／gloss: 虚飾／foster: 助長する、育てる／sensible: 思慮深い／appraisal: 評価、吟味／wind: 傾向、風潮／cardiology: 心臓（病）学／soft endpoint: ソフトエンドポイント、甘い評価項目／blatant: 見え透いた／peer-reviewed: 専門家による審査のある／proteinuria: 蛋白尿／microscopic: 顕微鏡的な、微細な／haematuria（米＝hematuria）: 血尿（症）／talk up: はっきり言う／subvert: 〜を堕落させる、打倒する／eg: たとえば［ラテン語 exempli gratia の略］／justification: 正当化／acute: 緊急の／desist from 〜: 〜をやめる／unprincipled: 無主義の、節操のない

VOCABULARY

本文中の重要な語句を確認しましょう。CDを利用して、聞き取りと発音の練習もしてみましょう。

CORE VOCABULARY

最重要語彙12語を、チャンツで練習しましょう。

clinical trial 臨床試験	**outcome** 結果	**hematuria** 血尿（症）
surrogate 代替の	**premise** 前提	**hypercholesterolemia** 高コレステロール血症
endpoint エンドポイント	**statistics** 統計（学）	**proteinuria** 蛋白尿
open-label 非盲検の	**safety** 安全性	**lipid profile** 脂質プロファイル

VOCABULARY EXERCISE

本文に出てくる重要な語句を確認しましょう。

問題：それぞれの語句の意味を日本語で書きなさい。

(1) drug industry　　　＿＿＿＿＿＿＿＿＿＿＿＿＿＿＿＿
(2) quarter　　　　　　＿＿＿＿＿＿＿＿＿＿＿＿＿＿＿＿
(3) competitor　　　　＿＿＿＿＿＿＿＿＿＿＿＿＿＿＿＿
(4) launch　　　　　　＿＿＿＿＿＿＿＿＿＿＿＿＿＿＿＿
(5) promotional　　　 ＿＿＿＿＿＿＿＿＿＿＿＿＿＿＿＿
(6) share　　　　　　 ＿＿＿＿＿＿＿＿＿＿＿＿＿＿＿＿
(7) market　　　　　　＿＿＿＿＿＿＿＿＿＿＿＿＿＿＿＿
(8) investor　　　　　＿＿＿＿＿＿＿＿＿＿＿＿＿＿＿＿
(9) sales　　　　　　 ＿＿＿＿＿＿＿＿＿＿＿＿＿＿＿＿
(10) strategy　　　　 ＿＿＿＿＿＿＿＿＿＿＿＿＿＿＿＿

Key Expressions

本文中で下線が引かれている重要な表現を確認しましょう。

市場、販売、経営に関する表現

ア **chief executive (officer)**（最高経営責任者／CEO）
イ drug **industry**（医薬品**業界**）
ウ **The statin market is vast.**（スタチン市場は巨大である）
エ **the world's best selling** drug（世界で最も売れている薬）
オ had **sales** in 2002 **of US$ 8 billion**（2002年に**80億ドルの売上**をあげた）
カ it can take **a 20% share** of this **global market**（この**世界的市場**で**20パーセントのシェア**を獲得できる）
キ The **company** reported **a 17% drop in pre-tax profits**（企業は**税引前利益で17パーセントの下落**を報告した）
ク in **the second quarter** of this year（この年の**第2四半期**に）
ケ launching **an estimated $1 billion first-year promotional campaign**（およそ**10億ドルの初年度販促キャンペーン**を行って）
コ at a recent **investors** meeting（最近行われた**投資家**の会合で）
サ **launching** a major new **product**（素晴らしい新**商品**を**発売すること**）
シ **sales strategy**（販売戦略）
ス AstraZeneca is facing unusually acute **commercial** pressure to force rosuvastatin into the **market**（アストラゼネカ社はロスバスタチンを無理に**市場**に売り込まなければならないという、異常に切迫した**商業的圧力**を抱えている）

p.58のVocabulary Exerciseで扱った経営、販売関連の語句が、本文ではこのように使われています。研究論文や薬の添付文書などとは全く異なる内容が扱われていますので、こうした文書を読む機会の多い人は、慣れておく必要があります。

DOCUMENT STYLE

本文をよく観察（observe）し、その特徴を整理（classify）してみましょう。

記事全体の構成

　ある事柄について自分の意見を主張する論説文では、冒頭でテーマと話の方向性を示し、最後に結論や自分の意見、読者への提言を述べるのが一般的なスタイルです。その間の部分では、自分の主張の根拠となる事実やデータを述べていきます。

❶ 第1段落

> **A** Tom McKillop is chief executive of AstraZeneca. He is widely respected across the drug industry... (Tom McKillop 氏はアストラゼネカ社の最高経営責任者である。彼は医薬品業界では広く尊敬されている……)
>
> Yet（しかし）
>
> **B** this glittering arc of success is now cast into shadow... (この華々しい成功に影が差している……)

　yetは、butと同じ意味で使われることがあります。**A** yet (but) **B** という形が出てきたら、**B**のほうが筆者の主張したい内容です。本文では、**A**の部分にアストラゼネカ社のTom McKillop氏を賞賛する言葉が並んでいますが、これは筆者の言いたいことではありません。重要なのはYetの後ろ、アストラゼネカ社の販売戦略や医薬品の安全性について疑問を呈している**B**以下の部分です。

　この冒頭部分を読むだけで、記事全体のテーマと方向性をつかむことができます。

❼ 最終段落

> doctors should pause before prescribing this drug
> （医師は本薬剤の処方を中断すべきである）
> Physicians must tell their patients the truth about rosuvastatin...
> （医師は、自分の患者にロスバスタチンの真実を伝えなければならない）

　最終段落には、この記事の結論が書かれています。筆者は、アストラゼネカ社の薬剤やその販売方法を批判することによって何が言いたいのでしょうか。ここで筆者は、shouldやmustといった強い言葉を使って、読者がどう行動すべきかを訴えています。

段落の構造

　第1段落を見ると文章全体のテーマと主旨がつかめるのと同じように、それぞれの段落でも、多くの場合は第1文を読めば段落の話題を把握することができます。たった1文ですから、詳しい内容まで理解するのは難しい場合もありますが、段落の第1文からキーワードを拾うのはとても重要なことです。

❶ 第1段落

> **＜第1文＞**
> Tom McKillop is chief executive of AstraZeneca.
> （Tom McKillop 氏はアストラゼネカ社の最高経営責任者である）
> **＜段落概要＞**
> アストラゼネカ社の最高経営責任者、Tom McKillop 氏の輝かしい業績を紹介し、一方で、同社の販売戦略や薬剤の安全性に問題があることを述べている。

　第1文を読めば、アストラゼネカ社とその最高経営責任者が話題になっていることが分かります。

❷ 第2段落

> **＜第1文＞**
> The statin market is vast.
> （スタチン市場は巨大である）
> **＜段落概要＞**
> スタチンの市場規模を述べ、その中でアストラゼネカ社が自社の薬剤について激しい販促活動を展開していることを述べている。

　キーワードは statin、market です。話題となっている薬剤がスタチン系の薬であること、販売や市場といった企業活動に関することが問題となっていることが、この第1文だけで読み取れます。

➡　p.62の Exercises ❶ で、第3段落以降についても、各段落の第1文からその段落の内容を類推する練習をしましょう。

EXERCISES

このユニットの本文をもう一度読んで、以下の質問に答えましょう。

1 Observe

各段落の第1文には、その段落の話題を知る手がかりが含まれています。各段落の第1文を読み、それぞれの段落の役割をA〜Fの選択肢から選びなさい。

	段落	書き出し（目印となる表現）	解答
1.	1	Tom McKillop is chief executive of AstraZeneca.	(　)
2.	2	The statin market is vast.	(　)
3.	3	The sales strategy for rosuvastatin is based around the Galaxy programme.	(　)
4.	4	Take one example.	(　)
5.	5	Similar twists in the statistical wind were reported in a promotional supplement to the *American Journal of Cardiology* in March this year by James Blasetto and colleagues.	(　)
6.	6	Why does the quality of debate about statins matter?	(　)
7.	7	Since there are no reliable data about efficacy and safety—and AstraZeneca is facing unusually acute commercial pressure to force rosuvastatin into the market—doctors should pause before prescribing this drug.	(　)

A. この問題の特殊な背景を示している
B. この問題が提起された理由を述べている
C. ポイントを説明するための具体例を挙げている
D. 議論をまとめ、具体的な行動を起こすよう訴えている
E. 個人を名指ししてその行動を非難している
F. この問題についてさらに詳細を述べている
G. この問題の全体的な背景を述べている

2 Classify

多くの科学的な文章は単純で客観的です。しかしこの本文は、科学的なテーマを扱っていながら、筆者が意見を述べ、ある論点を議論しようとする編集記事です。そのため、主観的な表現が随所に見られます。次の1〜20は、本文中に使われている表現です。これらの表現が本文中で肯定的なことを述べている場合には＋、否定的なことを述べている場合には－を、かっこに記入しなさい。

1.	widely respected	( )	11.	soft end-point data	( )
2.	glittering arc of success	( )	12.	astonishing certainty	( )
3.	cast into shadow	( )	13.	blatant marketing	( )
4.	tactics in marketing	( )	14.	dressed up as	( )
5.	disturbing questions	( )	15.	peer-reviewed medical journal	( )
6.	inadequately investigated medicines	( )	16.	talking up	( )
7.	adventurous statistics	( )	17.	beneficial results	( )
8.	overinterpreted syllogism	( )	18.	reliable data	( )
9.	astrological logic	( )	19.	inferior evidence base	( )
10.	critical appraisal	( )	20.	unprincipled campaign	( )

3 Hypothesize

次の各文が本文の内容に対して正しければT (true) を、間違っていればF (false) を、本文だけからは判断できない場合はNS (not stated) をかっこに記入しなさい。また、それが本文のどこを読むと分かるか指摘できるようにしておきましょう。

1. この会社のCEOはイギリスでは有名である。　　　　　　　　　　　( )
2. この会社は安定した医薬品を販売しようとしている。　　　　　　　( )
3. スタチンは世界中で販売されている。　　　　　　　　　　　　　　( )
4. アトルバスタチンは臨床試験で使われている新薬の名前である。　　( )
5. この会社はこの薬の臨床試験をまだ完了していない。　　　　　　　( )
6. ステラとは新しい販促活動の名前である。　　　　　　　　　　　　( )
7. 新薬の臨床試験のレポートが、高名な医学雑誌に掲載された。　　　( )
8. 少なくとも3つの製薬会社が同じような薬を開発した。　　　　　　( )
9. 臨床試験で悪い結果が出たので、医師はこの薬を使うべきではない。( )
10. この記事は主に新薬の販売手法を批判している。　　　　　　　　　( )

4 Apply

あなたが関心を持っている医療の問題について意見表明を書いてみましょう。その問題について賛成あるいは反対、どちらの立場を取ってもよいですが、自分の意見を明確に述べるようにしましょう。本文は、製薬企業の姿勢に反対する立場で書かれていましたが、記事をよく観察したみなさんは、その中に多くの批判的な言葉が使われていることに気付きましたね。読者が読みやすい文章の構造と、あなたの立場が明確に伝わるような表現を使うようにしましょう。

UNIT 6

Lancet 誌編集記事への反論の投稿

The Lancet — Correspondence

Unit 5 で読んだ *The Lancet* の編集委員による批判に、当事者であるアストラゼネカ社のCEO（最高経営責任者）が、誌上で反論しています。

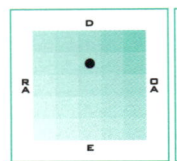

The Lancet の編集委員の意見に対する、アストラゼネカ社CEOの反論
発信者 >> 製薬企業の CEO
対　象 >> 医療関係者（雑誌の対象読者）

INTRODUCTION

Asking a discourse community expert

Q1 この文書を読む際に必要な背景知識は?

A *The Lancet* の編集委員が、アストラゼネカ社のコレステロール低下剤クレストールについて、その宣伝手法や安全性を批判する意見記事を掲載しました（Unit 5 参照）。このユニットの本文は、アストラゼネカ社の CEO（最高経営責任者）である Tom McKillop 氏が書いたものです。

Q2 この文書で、Tom McKillop 氏は何を主張していますか。

A Tom McKillop 氏は、クレストールがいかに重要な医薬品であるかを主張しています。その根拠として、クレストールを多くの国の規制当局が承認していること、そして世界中で多くの患者が服用していますが、安全性のデータは同種他剤と変わらないことなどを挙げています。

Q3 この文書を読む際に注意すべきことはなんですか。

A 事実と主張を区別して読みましょう。たとえば、本文では、「80 パーセント以上の患者が、初期投与量である 1 日 10 mg によって LDL コレステロールの目標値に達している」というのは事実ですが、「他の薬剤に比べて有効で安全である」というのは筆者の主張であり、客観的な内容ではありません。同じ事実を基にしていても、その解釈によって主張は変わってくることに注意しましょう。

> **CHECKPOINTS**
> ☐ アストラゼネカ社が主張するクレストールの特長
> ☐ 大規模臨床試験の概要と結果
> ☐ 市販後調査における安全性の結果
> ☐ 代替エンドポイントの妥当性

※このユニットの本文はイギリス英語で書かれているため、一部イギリス式のつづりが用いられています。語注にはアメリカ式のつづりを併記しています。

CORRESPONDENCE

e-mail submissions to correspondence@lancet.com

The statin wars

① Sir—In your Oct 25 Editorial, you write that "Physicians must tell their patients the truth about Crestor (rosuvastatin)". Readers of *The Lancet* are entitled to no less from their Editor.

② Your readers should know the following. Crestor is an extensively studied and well tolerated drug with a safety profile comparable to other marketed statins combined with a greater ability to get patients to their cholesterol goals than any other single product. More than 80% of patients reach their LDL cholesterol goals on the starting dose of 10 mg which also significantly increases HDL cholesterol—a profile unmatched by competitor drugs.

③ AstraZeneca developed and submitted for regulatory approval the largest clinical database for any statin with more than 10 000 patients studied in clinical trials. Eight full primary publications of Crestor data have appeared in prestigious peer review journals including the *American Heart Journal*, *American Journal of Cardiology*, and the *Journal of Cardiovascular Risk*.

④ All of the safety and efficacy data on Crestor have been reviewed in great depth by regulatory authorities globally, who have assessed the benefit-risk profile of the product and approved it in a very demanding regulatory climate. For example, the whole database was publicly scrutinised at a meeting of the Food and Drug Administration Advisory Committee, with all nine members unanimously supporting the recommendation for approval of Crestor 5–40 mg for long-term lipid control.

⑤ More than 30 regulatory authorities worldwide have approved Crestor to date and more approvals are pending. Over 200 000 patients worldwide have now been treated with Crestor. Post-marketing surveillance confirms its safety profile to be similar to that of other marketed products in the statin class.

⑥ Outcome data are rarely available for any new medicine at the time of launch, and have never been available for cholesterol-lowering and hypertensive drugs at this stage. Mandating outcomes data for any drug before approval would stifle innovation and needlessly delay the introduction of new therapeutic advances. External clinical opinion leaders were so impressed by the Crestor clinical trial data that AstraZeneca started a comprehensive outcomes programme before approval. However these studies, including trials in heart failure, are long-term and it will be a number of years before they reach maturity.

⑦ Lipid surrogate endpoints are necessary, widely accepted, and form the basis of clinical decision making. Large studies have established that an increased concentration of LDL cholesterol is a risk factor for the development of atherosclerosis. In turn, atherosclerosis is a major cause of cardiovascular mortality and morbidity. Crestor has an impressive, reproducible, and reliable effect on these surrogates, and this evidence is the basis for the Crestor GALAXY Programme.

⑧ Millions of people are at risk of cardiovascular disease because they are either untreated or not being effectively treated with current lipid-lowering therapies. With this compelling medical need, it is unthinkable that we should desist from our efforts to make this medicine more widely available to physicians and patients.

⑨ Regulators, doctors, and patients as well as AstraZeneca have been poorly served by your flawed and incorrect editorial. I deplore the fact that a respected scientific journal such as *The Lancet* should make such an outrageous critique of a serious, well studied, and important medicine.

Tom McKillop
Chief Executive, AstraZeneca PLC

1 Editorial. The statin wars: why AstraZeneca must retreat. *Lancet* 2003; **362:** 1341.

Vocabulary

本文中の重要な語句を確認しましょう。CD を利用して、聞き取りと発音の練習もしてみましょう。

Core Vocabulary

最重要語彙 12 語を、チャンツで練習しましょう。

tolerated 忍容性に優れた	**assess** 〜を評価する	**hypertensive** 高血圧の
comparable 同等の	**comprehensive** 広範囲の	**cholesterol** コレステロール
reproducible 再現可能な	**significantly** 有意に	**concentration** 濃度
risk factor 危険因子	**review** 審査	**therapeutic** 治療法の

Vocabulary Exercise

本文に出てきた重要な語句を確認しましょう。

問題：それぞれの語句の意味を日本語で書きなさい。

(1) prestigious _____
(2) peer review journal _____
(3) regulatory climate _____
(4) Advisory Committee _____
(5) reliable _____
(6) flawed _____
(7) compelling _____
(8) outrageous _____

KEY EXPRESSIONS

本文中で下線が引かれている重要な表現を確認しましょう。

ア　CORRESPONDENCE（書簡）

元々は「文通、手紙のやりとり」という意味の単語ですが、雑誌や新聞などで correspondence という場合、掲載記事について読者による「投稿欄、投稿コーナー」を指すのが一般的です。本文の場合も、タイトルを見て、「過去の記事に対する意見」であることを把握してから読み始めるといいでしょう。

イ　well tolerated（忍容性の高い）

tolerate は、本来「耐える、我慢する、許容する」という意味ですが、医薬品に関して tolerated という場合には、「忍容性に優れた、安全性が高い」という意味になります。強調したい場合には very ではなく well を用いるのが一般的です。

ウ　regulatory（規制の、当局による）

この言葉が指すものは、その文書が発行された国や内容によって異なります。医薬品の承認に関する文脈の場合、規制当局とはアメリカなら FDA（米国食品医薬品局）、ヨーロッパなら EMEA（EU 医薬品局）、日本なら厚生労働省のことを指します。

エ　peer review（ピアレビュー、同僚間審査）

専門家による研究報告や取組の成果などを、同じ専門を持つ第三者が評価すること。peer review journal（ピアレビュー誌）というのは、その掲載論文の多くが編集部に属さない専門家の査読を受けている学術誌のことで、ここでは論文の妥当性を強調するために例に挙げられています。

オ　post-marketing surveillance（PMS: 市販後調査）

医薬品の承認前の臨床試験は、限られた患者集団における短期間の試験であり、専門の医師の管理下で行われるものであるため、市販後長期間にわたり広く使われた場合に起こりうる作用を完璧に予測することは不可能です。そのため、市販後にも副作用などの調査を行い、薬の安全性を監視し続けるのです。日本の PMS は、新薬が対象となる「再審査制度および安全性定期報告」、すべての医薬品が対象となる「再評価制度」、医薬品の安全性を常時監視するための「副作用・感染症報告制度」の３つから成ります。

カ　surrogate endpoint（サロゲートエンドポイント、代替評価指標）

secondary endpoint ともいいます。エンドポイントとは、臨床試験などの「評価項目、評価指標」のことで、ある医薬品を有効、あるいは無効と判断するための基準となります。エンドポイントには、primary endpoint（主要評価指標）と代替評価指標の２つがあります。主要評価指標は、患者が死亡したり病気が治ったりという、明確な結果を指標とするものです。代替評価指標は、コレステロール値が下がった、血圧が下がったなど、改善の傾向が見られるかどうかを指標とすることをいいます。代替評価指標を用いると、試験期間を短縮することができるメリットがあります。臨床試験のプロトコールには、この２つのエンドポイントを明記することが求められます。

DOCUMENT STYLE

本文をよく観察（observe）し、その特徴を整理（classify）してみましょう。

肯定的な表現に注目し、記事の趣旨を理解する

Unit 5 で読んだ文書では、アストラゼネカ社と同社が販売するクレストール（ロスバスタチン）を強い口調で批判していました。この文書はそれに対する反論なので、クレストールについて肯定的な表現が多く登場します。特に、文書の書き出しである、第 1、2 段落に注目し、こうした表現を拾い出してみましょう。

❶ ❷ 第 1・2 段落

> Sir—In your Oct 25 Editorial,[1] you write that "Physicians must tell their patients the truth about Crestor (rosuvastatin)". Readers of *The Lancet* are entitled to no less from their Editor.
>
> Your readers should know the following. Crestor is an ₁extensively studied and ₂well tolerated drug with a safety profile ₃comparable to other marketed statins combined with a ₄greater ability to get patients to their cholesterol goals than any other single product. More than 80% of patients reach their LDL cholesterol goals on the starting dose of 10 mg which also significantly increases HDL cholesterol— ₅a profile unmatched by competitor drugs.

1 extensively studied（広く研究された、大規模な試験を実施した）

　この部分を証明するため、第 3 段落以降では、アストラゼネカ社が 1 万人規模の臨床試験を行ったことが、その結果とともに説明されています。Unit 5 で、クレストールの臨床試験が不十分であると批判されていましたから、それに対する反論となっています。

2 well tolerated（安全性の高い）

　Key Expressions にもあるように、薬についていう場合 tolerated は「忍容性に優れた、安全性の高い」という意味になります。ここでは、Unit 5 で指摘された副作用のことを念頭において、クレストールの安全性を主張しています。

3 comparable to other marketed statins（他の販売されているスタチン系の薬に匹敵する）

　comparable to ～ で「～と同等の、～に匹敵する」という意味になります。

4 greater ability to get patients to their cholesterol goals than any other single product

　（他のどの製品よりも良好に、患者がコレステロールの目標値を達成することができる）
greater ability ... than any other single product（他のどの商品よりも素晴らしい能力）が読み取れれば、クレストールの優位性を主張していることが分かります。

5 a profile unmatched by competitor drugs（他社の薬剤には並ぶものがない〈良好な〉結果）

　Unit 5 では、アストラゼネカ社が医学誌に掲載した、クレストール（ロスバスタチン）は他社製のスタチン系薬剤よりも効果的であるという臨床試験の結果について、疑問を呈しています。それに対して、アストラゼネカ社は、3、4 のように反論し、ロスバスタチンの優位性を主張しています。5 の unmatched の match は「～と同等の、～に匹敵する」という意味です。その否定の形容詞形なので、「並ぶものがない、無敵の」となります。

このように、Unit 5 の文書を思い出しながら読むと、批判の 1 つひとつに反論していることが分かりますね。両者とも、同じ薬剤に関する同じデータをもとに議論をしていますが、その評価は正反対であるのが重要なポイントです。

❾ 最終段落

> Regulators, doctors, and patients as well as AstraZeneca have been poorly served by your flawed and incorrect editorial. I deplore the fact that a respected scientific journal such as *The Lancet* should make such an outrageous critique of a serious, well studied, and important medicine.

最終段落はもちろん結論を述べる段落です。最後の文に注目しましょう。I deplore the fact that...（私は……という事実を遺憾に思う）という書き出しから、筆者が自分の意見を述べていることが分かります。ここでは、*The Lancet* を respected scientific journal（立派な学術雑誌）と持ち上げてから、make such an outrageous critique（このように理不尽な批判をする）とその振る舞いを強い調子で批判しています。この部分からもやはり、本文の主旨は Unit 5 の記事への反論、*The Lancet* に対する批判であることが理解できますね。

EXERCISES

このユニットの本文をもう一度読んで、以下の質問に答えましょう。

1 Observe

"Correspondence" というタイトルから、本文が手紙の一種であることが分かります。しかし、一般的なビジネスレターとは異なり、これは専門誌の読者にあてた公開書簡です。筆者の主張や意見を、世間に向けて述べることがこの書簡の目的です。そのため、文体が Unit 1 の手紙とは違っているのです。
文中の下線部①〜⑥の重要な部分を以下に示しました。これを見て、この文、あるいはそれ以降にどのようなことが述べられているかを考え、A〜Fの中から選びなさい。

① Sir—In your ... editorial, you write that ...　　　　　(　　)
② Your readers should know the following　　　　　(　　)
③ XXX developed and ...　　　　　(　　)
④ YYY are rarely available for any ...　　　　　(　　)
⑤ With this compelling ... need, it is unthinkable that ...　　　　　(　　)
⑥ I deplore the fact that ...　　　　　(　　)

A. 主張を述べている　　　　　D. この話題の特殊な背景を述べている
B. 全体的な背景事情を述べている　　　　　E. 相手に求める具体的な行動について述べている
C. 要点とともに結論を述べている　　　　　F. 論拠を補足する

2 Classify

以下に、形容詞形に変換することができる動詞が並んでいます。1〜10の文の空所に入れるのにもっとも適した語を選び、適切な形に直して文を完成させましょう。2つの文に使える語が1つあります。

> demand / lower / start / flaw / market / study / increase / respect / tolerate

1. Increase the amount of medicine gradually if the _____ dose is not effective.
2. For a drug to be approved for general use, it must satisfy _____ criteria.
3. The _____ team discussed ways to publicize the new medicine.
4. A new cholesterol-_____ drug was discovered by the pharmaceutical company.
5. This is a well _____ treatment that is widely used.
6. She reported on the sales of the newly _____ products.
7. An _____ level of blood glucose that persists is one of the signs of diabetes.
8. The _____ data led to the mistaken conclusions from the study.
9. His paper was accepted for publication in a highly _____ journal.
10. Findings from the well _____ specimens supported the hypothesis.

3 Hypothesize

①次の１〜８の文が本文の内容に合うように、書き出しに続くものを、下のＡ〜Ｈから選びなさい。

1. The writer is angry (　　)
2. This drug is described (　　)
3. AstraZeneca conducted (　　)
4. The findings from clinical trials were published (　　)
5. Crestor is being used (　　)
6. Some clinical trials are (　　)
7. The need for drugs like this is great (　　)
8. The concluding paragraph strongly restates (　　)

A. still in progress because they require long-term study.
B. extensive research on the drug.
C. as many people will be at risk of cardiovascular disease if not properly treated.
D. as having been a comparatively safe and effective medicine.
E. in prestigious journals with peer reviewing.
F. the writer's anger about an editorial that appeared in *The Lancet*.
G. in many countries around the world.
H. about what the editor of *The Lancet* has written about Crestor.

②本文は、非常に感情的な言葉を使ってとても強い調子で主張を述べています。科学的な文書は通常、客観的に書かれるものなので、これは珍しい例です。以下に引用した段落中の感情的な言葉を５つ指摘し、下線を引きなさい。

> Regulators, doctors, and patients as well as AstraZeneca have been poorly served by your flawed and incorrect editorial. I deplore the fact that a respected scientific journal such as The Lancet should make such an outrageous critique of a serious, well studied, and important medicine.

4 Apply

専門誌、あるいは地元の新聞社の編集委員あてに、何かに反対の意見を述べる公開書簡を書いてみましょう。このユニットで学習した表現や段落構成を使ってください。

UNIT 7　EPAR 一般向け概要

EPAR summary for the public

ガルバスという糖尿病治療薬の、一般向けの簡単な説明文を読みましょう。

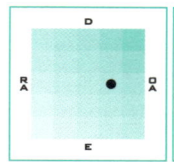

EUの新薬評価報告の一般向け概要
発信者 >> EMEA（欧州医薬品庁）
対　象 >> EU 諸国の一般の人

INTRODUCTION

Asking a discourse community expert

Q1　この文書の目的はなんですか。また、どのような状況で発行されるものですか。

A　EPAR（European Public Assessment Report：欧州公開医薬品審査報告書）の summary for the public は、EU の医薬品を所管する行政機関である EMEA（European Medicines Agency：欧州医薬品庁）が発行する文書です。承認された新薬がどのように評価されていて、どのように使用することを推奨するかを一般の人に伝えるためのもので、新薬が承認されたときに公表されます。

Q2　この文書を読む際に注意すべき点はなんですか。

A　ここで扱われているガルバス（一般名ビルダグリプチン）という薬は、通常の抗糖尿病薬とは異なり、他の抗糖尿病薬と併用する必要がある薬剤であるということと、その理由を理解する必要があります。そして当然ながら、糖尿病に関する予備知識が必要です。糖尿病とは、食後の血糖値が異常に増加することにより、グルコース（ブドウ糖）が身体の組織の分子部分に入り込む病気で、その結果、尿中にグルコースがある程度以上検出されるようになります。糖尿病の診断では、赤血球中のヘモグロビンへのグルコース添加値、つまりグリコヘモグロビン（HbAlc）の値がその指標として使われます。

CheckPoints

- ☐ どのような状況が本剤の使用対象となるか
- ☐ 本剤はどのように作用するのか
- ☐ どのような臨床研究が実施されたか
- ☐ 臨床研究では、どのような状況で有効性が示されたか
- ☐ 本剤の使用にあたって、どんなリスクがあるか

※このユニットの本文はイギリス英語で書かれているため、一部イギリス式のつづりが用いられています。語注にはアメリカ式のつづりを併記しています。また、Vocabulary（p.77）ではアメリカ式のつづりを用いています。

Reading the Document

次の英文を、文書の形式や英語表現に注意して読み、内容を把握しましょう。

① European Medicines Agency

EMEA/H/C/771

② **EUROPEAN PUBLIC ASSESSMENT REPORT (EPAR)**
GALVUS
③ **EPAR summary for the public**

④ *This document is a summary of the European Public Assessment Report (EPAR). It explains how the Committee for Medicinal Products for Human Use (CHMP) assessed the studies performed, to reach their recommendations on how to use the medicine.*

If you need more information about your medical condition or your treatment, read the Package Leaflet (also part of the EPAR) or contact your doctor or pharmacist. If you want more information on the basis of the CHMP recommendations, read the Scientific Discussion (also part of the EPAR).

⑤ **What is Galvus?**
Galvus is a medicine containing the active substance vildagliptin. ア It is available as round, pale yellow tablets (50 mg).

What is Galvus used for?
Galvus is used to treat type 2 diabetes mellitus (non-insulin-dependent diabetes). It is used together with another antidiabetes medicine (as 'dual therapy') when the patient's diabetes is insufficiently controlled by this other medicine taken alone. Galvus can be used with metformin, a thiazolidinedione or a sulphonylurea, but it is only used in combination with a sulphonylurea in patients who cannot take metformin.
イ The medicine can only be obtained with a prescription.

How is Galvus used?
ウ In adults, the recommended dose of Galvus is:
- one tablet in the morning and another in the evening when used with metformin or a thiazolidinedione,
- one tablet in the morning when taken with a sulphonylurea.

語注
summary: 概要、サマリー／ Committee for Medicinal Products for Human Use (CHMP): ヒト用医薬品委員会／ Package Leaflet: 添付文書／ pharmacist: 薬剤師／ Galvus: ガルバス／ active substance: 活性物質／ vildagliptin: ビルダグリプチン／ type 2 diabetes mellitus (T2DM): 2型糖尿病／ non-insulin-dependent diabetes: インスリン非依存性糖尿病／ antidiabetes: 抗糖尿病薬／ dual therapy: 併用療法／ insufficiently: 不十分に／ metformin: メトホルミン／ thiazolidinedione: チアゾリジンジオン／ sulphonylurea: スルホニル尿素［糖尿病治療薬のグループのひとつ］／ obtain: 〜を入手する

The daily dose should not exceed two tablets (100 mg). Galvus can be taken with or without food. Galvus is not recommended for patients who have moderate or severe problems with their kidneys, including those on haemodialysis (a blood clearance technique) with end-stage renal disease. Galvus is not recommended for patients with liver problems. It should be used with caution in patients aged over 75 years.

How does Galvus work?
Type 2 diabetes is a disease in which the pancreas does not make enough insulin to control the level of glucose (sugar) in the blood or when the body is unable to use insulin effectively. The active substance in Galvus, vildagliptin, is a dipeptidyl peptidase 4 (DPP-4) inhibitor. It works by blocking the breakdown of 'incretin' hormones in the body. These hormones are released after a meal and stimulate the pancreas to produce insulin. By increasing levels of incretin hormones in the blood, vildagliptin stimulates the pancreas to produce more insulin when blood glucose levels are high. Vildagliptin does not work when the blood glucose is low. Vildagliptin also reduces the amount of glucose made by the liver, by increasing insulin levels and decreasing the levels of the hormone glucagon. Together, these processes reduce blood glucose levels and help to control type 2 diabetes.

How has Galvus been studied?
The effects of Galvus were first tested in experimental models before being studied in humans.
Galvus has also been studied in seven main studies involving a total of over 4,000 patients with type 2 diabetes and insufficient control of blood glucose levels.
Three of these studies looked at the effects of Galvus taken alone in a total of 2,198 patients who had not taken diabetes treatment before, comparing it to placebo (a dummy treatment), metformin or rosiglitazone (a thiazolidinedione).
The other four studies compared the effects of Galvus, taken at doses of 50 or 100 mg a day for 24 weeks, with those of placebo, when used as an add-on to existing treatment with metformin (544 patients), pioglitazone (a thiazolidinedione, 463 patients), glimepiride (a sulphonylurea, 515 patients) or insulin (296 patients). In all studies, the main measure of effectiveness was the change in blood levels of a substance called glycosylated haemoglobin (HbA1c), which gives an indication of how well blood glucose is controlled.

What benefit has Galvus shown during the studies?
Galvus reduced levels of HbA1c in all studies. When used alone, it caused a reduction in HbA1c levels by approximately 1% from a starting level of around 8% after 24 weeks, but it was not as effective as metformin or rosiglitazone.
When used as an add-on to existing treatment for type 2 diabetes, Galvus was more effective than placebo in reducing HbA1c levels. With metformin and with pioglitazone, the 100-mg daily dose was more effective than the 50 mg daily dose, with a reduction in HbA1c levels of between 0.8 and 1.0%. In combination with glimepiride, both 50 mg and 100 mg daily doses caused a reduction of around

0.6%. In contrast, patients adding placebo to their existing treatment showed smaller changes in HbA1c levels, ranging from a fall of 0.3% to a rise of 0.2%.

Although adding Galvus to existing insulin therapy caused a greater reduction in HbA1c levels than placebo, the size of this effect was too small to be considered meaningful for patients.

The company withdrew its application for the use of Galvus on its own and as an add-on to insulin during the assessment of the medicine.

What is the risk associated with Galvus?
The most common side effect with Galvus (seen in between 1 and 10 patients in 100) is dizziness. For the full list of all side effects reported with Galvus, see the Package Leaflet.

Galvus should not be used in people who may be hypersensitive (allergic) to vildagliptin or any of the other ingredients. Its use in patients with heart disease should be limited to patients with mild disease. Because vildagliptin has been associated with liver problems, patients should have tests to check their liver before treatment with Galvus and at regular intervals during treatment.

Why has Galvus been approved?
The Committee for Medicinal Products for Human Use (CHMP) concluded that Galvus's benefits in the treatment of type 2 diabetes mellitus are greater than its risks when used as dual oral therapy in combination with metformin, a sulphonylurea or a thiazolidinedione. The Committee recommended that Galvus be given marketing authorisation.

Other information about Galvus:
The European Commission granted a marketing authorisation valid throughout the European Union for Galvus to Novartis Europharm Limited on 26 September 2007.

❻ The full EPAR for Galvus can be found here.

❼ This summary was last updated in 02-2008.

http://www.emea.europa.eu/humandocs/PDFs/EPAR/galvus/H-771-en1.pdf

Vocabulary

本文中の重要な語句を確認しましょう。CD を利用して、聞き取りと発音の練習もしてみましょう。

Core Vocabulary

最重要語彙 12 語を、チャンツで練習しましょう。

diabetes mellitus 糖尿病	**placebo** プラセボ	**pharmacist** 薬剤師
moderate 中等度の	**oral** 経口の	**pancreas** 膵臓
end-stage 末期の	**antidiabetes** 抗糖尿病薬	**interval** 間隔
hypersensitive 過敏な	**active substance** 活性物質	**hemodialysis** 血液透析

Vocabulary Exercise

本文に出てきた重要な語句を確認しましょう。

問題：それぞれの語句の意味を日本語で書きなさい。

(1) stimulate _____

(2) dizziness _____

(3) allergic _____

(4) dual therapy _____

(5) dummy treatment _____

(6) indication _____

(7) marketing authorisation _____

(8) European Commission _____

KEY EXPRESSIONS

本文中で下線が引かれている重要な表現を確認しましょう。

重要表現

ア　It **is available as** round, pale yellow tablets.（円い、淡黄色の錠剤として**販売されています**）

イ　The medicine can only **be obtained with a prescription**.（当該薬剤は、**処方箋のみで入手可能**です）

ウ　In adults, **the recommended dose of** Galvus is:...（成人の場合、ガルバス**の推奨用量は**……）

エ　Galvus **is not recommended for** patients who have moderate or severe problems with their kidneys,...（ガルバスは、中等度あるいは重篤な腎疾患の患者には**推奨できません**）

オ　It **should be used with caution in** patients aged over 75 years.（75歳以上の患者への投与は慎重に行ってください）

カ　...when **used as an add-on to** existing treatment with metformin, pioglitazone, glimepiride or insulin.（すでにメトホルミン、ピオグリタゾン、グリメピリド、あるいはインスリン治療を受けている患者に、併用して投与した場合）

キ　When **used as an add-on to** existing treatment for type 2 diabetes,...（２型糖尿病の治療を受けている患者への併用投与では）

ク　Galvus's **benefits in** the treatment of type 2 diabetes mellitus **are greater than its risks**...（２型糖尿病治療におけるガルバスの**有効性は、発現するリスクよりも大きい**）

ケ　The Committee recommended that Galvus be **given marketing authorisation**.（委員会はガルバスに**販売認可を与えること**を推奨しました）

コ　The European Commission **granted a marketing authorisation** valid throughout the European Union for Galvus **to** Novartis Europharm Limited on 26 September 2007.（欧州委員会は、2007年９月26日、ノバルティス社にEU全域で有効なガルバス**に対する販売認可を与えました**）

サ　This summary **was last updated in** 02-2008.（本要約は2008年２月に**最終更新されました**）

　上記の重要表現の中には、**イ、エ、オ、カ、キ、ケ、サ**のように受動態になっているものが多くあります。特に、薬が主語の場合は動詞が受動態になることが多いので、実際に読んだり書いたりする際には、主語と動詞の関係に注意が必要です。

DOCUMENT STYLE

本文をよく観察 (observe) し、その特徴を整理 (classify) してみましょう。

文書の構成と書式

　文書は、ヘッダー、タイトル、見出し、小見出し、本文など、さまざまな部分に分けることができます。それぞれの部分には、それぞれの役割があります。また、部分ごとに文字が大きくなっていたり、中央寄せになっていたりと、他の部分と見た目が異なる場合があります。こうした見た目のルールのことを「書式」といい、書式に変化をもたせることで、その部分や役割を強調することができます。

❶ Header（ヘッダー）

European Medicines Agency

＜ヘッダーとは＞
　文書のヘッダーとは、文書の先頭に書かれている情報のことです。多くの場合、この文書の所属などを表す情報が書かれています。本文の場合は、ここに組織名が書かれています。
＜書式＞
　この部分は中央寄せ（centering）になっています。

❷ Title（タイトル）

EUROPEAN PUBLIC ASSESSMENT REPORT (EPAR) **GALVUS**

＜タイトルとは＞
　この文書の表題です。
＜書式＞
　タイトルには何通りかの書き方があります。本文のようにすべて大文字（capital letter）で書くほかに、冠詞や前置詞を除くすべての単語の頭文字を大文字にする方法、先頭の1文字だけ大文字にして、ほかはすべて小文字（small letter）で書く方法があります。大文字は uppercase letter、小文字は lowercase letter とも呼びます。タイトルは中央寄せ（centering）にするのが一般的です。また、本文ではタイトルが太字（bold）になっています。

❸ Subtitle（サブタイトル）

EPAR summary for the public

＜サブタイトルとは＞
　この文書の副題のことです。タイトルを補足するような内容が簡潔に書かれています。本文のサブタイトルでは、この文書が一般向けの概要（サマリー）であることが示されています。
＜書式＞
　ここでは、先頭の単語の最初の文字だけ大文字という書式で書かれていますが、先頭の EPAR という単語は略語なので、すべて大文字になっています。また、中央寄せ（centering）、太字（bold）になっていますね。

④ Boxed insert（囲み）

> *This document is a summary of the European Public Assessment Report (EPAR). It explains how the Committee for Medicinal Products for Human Use (CHMP) assessed the studies performed, to reach their recommendations on how to use the medicine.*
>
> *If you need more information about your medical condition or your treatment, read the Package Leaflet (also part of the EPAR) or contact your doctor or pharmacist. If you want more information on the basis of the CHMP recommendations, read the Scientific Discussion (also part of the EPAR).*

＜囲みとは＞
　罫線で四角く囲まれた部分のことです。特に読者の注意を引きたい部分に使われます。本文では、この文書に関する説明が書かれています。
＜書式＞
　このように、文字が斜めになっている書式をイタリック（italic）といいます。

⑤ Heading（見出し）

> **What is Galvus?**

＜見出しとは＞
　文書の項目ごとの表題です。見出しの後ろに何が書かれているのかを表しています。本文は、見出しがすべて質問の形になっていて、その後ろの文章がその答えになっています。
＜書式＞
　見出しは太字（bold）になっています。また、見出しの前には空行（line spacing）があり、項目の区切りが分かりやすくなっています。

■重要表現

＜文書の構成要素＞
Header	（ヘッダー）
Title	（タイトル、表題）
Subtitle	（サブタイトル、副題）
Heading	（見出し）
Subheading	（小見出し）
Boxed insert	（囲み）

＜書式＞
Margin	（余白、マージン）
Line	（行）
Bold	（太字、ボールド）
Italic	（斜体、イタリック）
Underlining	（下線、アンダーライン）
Capital letter, uppercase letter	（大文字）
Small letter, lowercase lleter	（小文字）
Space	（スペース、空白）
Centering	（中央寄せ、センタリング）

EXERCISES

このユニットの本文をもう一度読んで、以下の質問に答えましょう。

1 Observe

文章、特に長い文章を読み始める前に、まずはタイトルや見出し、小見出し、その他の特殊な書式になっている部分をよく観察してみる必要があります。本文の ❶〜❼ の部分を観察し、それぞれ以下の A〜J のどの特徴をもっているかを考え、あてはまるものをすべて答えなさい。

例： ❶ Header   (BF)   A. Capitalization of all nouns
　　 ❷ Title   (   )   B. Capitalization of only the first letter
　　 ❸ Subtitle   (   )   of the first word and proper nouns
　　 ❹ Boxed insert   (   )   C. Capitalization of all letters
　　 ❺ Heading   (   )   D. Font is italic
　　 ❻ Other formatted material 1   (   )   E. Font is bold
　　 ❼ Other formatted material 2   (   )   F. Format: centering
　　 G. Format: text box
　　 H. Format: starting on new line
　　 I. Format: line spacing to indicate break
　　 J. Format: hyperlinked text (usually
　　 the word "here" with underlining)

2 Classify

本文 ❶〜❼ の部分がそれぞれどのような役割をもっているかを考え、あてはまるものを A〜G の中から1つずつ選びなさい。

　　 ❶ Header   (   )   A. Guides the reader through the text with
　　 ❷ Title   (   )   questions
　　 ❸ Subtitle   (   )   B. Tells the reader what type of text this is
　　 ❹ Boxed insert   (   )   C. Tells the reader about the recency of the
　　 ❺ Heading   (   )   text
　　 ❻ Formatted material 1   (   )   D. Gives the source of the text
　　 ❼ Formatted material 2   (   )   E. Tells the reader where further
　　 information can be found
　　 F. Tells the reader the topic of the text
　　 G. Gives details on this type of text

3 Hypothesize

Exercise 1 で読み取った内容をもとに、以下の 1 〜 10 の文の書き出しに続くのに最も適切なものを A 〜 J から選びなさい。

1. This document is ( )
2. Vildagliptin is a component of ( )
3. Galvus can be used to treat ( )
4. Usually, Galvus is used with ( )
5. Patients should not use this medicine if they have ( )
6. Vildagliptin works by making the pancreas produce ( )
7. Galvus was tested in ( )
8. The most frequently observed side effect is ( )
9. As its benefits were considered to be greater than its risks, ( )

A. kidney or liver problems.
B. approval of Galvus was granted.
C. more insulin.
D. Galvus.
E. another medicine used to treat diabetes.
F. a summary of an assessment report on a medicine.
G. dizziness.
H. several studies on more than 4,000 patients.
I. one type of diabetes.

4 Apply

あなたが関心のある薬の名前を以下の見出しの空所に入れ、その薬に関する説明を書いてみましょう。

What is _____?

What is _____ used for?

How does _____ work?

UNIT 8

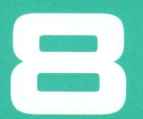

EPAR 科学的考察（1）

EPAR Scientific Discussion (1)

Unit 8 から Unit 10 では、ビルダグリプチンという抗糖尿病薬について、EMEA の発行する EPAR の Scientific Discussion から、重要な部分を抜粋して読んでいきます。

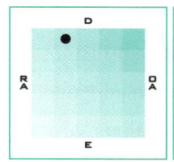

EUの新薬評価報告
発信者 >> EMEA（欧州医薬品庁）
対　象 >> EU 諸国の医療関係者

INTRODUCTION

Asking a discourse community expert

Q1 この文書の目的はなんですか。また、どのような状況で発行されるものですか。

A EPAR (European Public Assessment Report: 欧州公開医薬品審査報告書) の Scientific Discussion は、EMEA (European Medicines Agency: 欧州医薬品庁) が発行する文書です。EU で新薬が承認されるにあたり、関連するすべての項目でどのようなデータに基づいてどのように討議され、評価されたかを公表してまとめたものです。このユニットでは、その序論と薬の品質に関して書かれた部分を扱います。この文書によって、承認された新薬について、関連する医療従事者が比較的詳細な情報を得ることができます。

Q2 この文書を読む際に注意すべき点はなんですか。

A ビルダグリプチンという坑糖尿病薬と、関連する病気についての知識が必要です。対象となるのは、先進国の糖尿病患者の 85～95％で、リスクファクターは年齢と体重増加（肥満）です。本剤は新しいクラスの抗糖尿病薬で、新規の作用点と他の抗糖尿病薬に付加する形で作用します。活性成分は、光学活性体で、(S)-エナンチオマーです。この文書内に、薬の製造、規格等に関する具体的な記述が一切ないのは、企業機密にかかわるものとして公開されないためだと推測されます。

CheckPoints
- [ ] 2 型糖尿病の特性と治療法に関する情報
- [ ] ビルダグリプチンの活性成分の物性
- [ ] ビルダグリプチンの製造に関する基本的事項や分子構造等の確認法に関する事項
- [ ] ビルダグリプチンの規格として必要な事項、および不純物に関する事項
- [ ] ビルダグリプチンの安定性としての情報

※このユニットの本文はイギリス英語で書かれているため、一部イギリス式のつづりが用いられています。語注にはアメリカ式のつづりを併記しています。また、Vocabulary (p.87) ではアメリカ式のつづりを用いています。

READING THE DOCUMENT

次の英文を、文書の形式や英語表現に注意して読み、内容を把握しましょう。

SCIENTIFIC DISCUSSION

1 Introduction

The pathophysiology of Type 2 diabetes mellitus (T2DM) is characterised by deficient insulin activity arising from decreased insulin secretion secondary to beta cell failure, and/or compromised insulin action in peripheral target tissues (insulin resistance). This abnormal metabolic state is exacerbated by excess hepatic glucose production and altered metabolism of proteins and lipids, which along with hyperglycaemia, contribute to microvascular and macrovascular complications.

T2DM accounts for approximately 85% to 95% of diabetes cases in developed regions like the European Union. Age and weight are established risk factors for T2DM. The majority of patients with T2DM are overweight or obese. Diet modification and exercise is the first line of treatment for T2DM. Pharmacologic intervention with one oral antidiabetic drug (OAD) is usually the next step in treatment. After 3 to 9 years of OAD monotherapy, patients typically require an additional intervention. The recommended first line treatment is metformin, which restrains hepatic glucose production and decreases peripheral insulin resistance. Sulphonylureas, which are insulin secretagogues, may be used as an alternative to patients intolerant to metformin, or as an addition to metformin. Other second line oral treatment alternatives include alpha-glucosidase inhibitors, meglitinides and thiazolidinediones. Although being efficient in attenuating hyperglycaemia, all of these treatment alternatives have more or less serious side effects and there is a need for development of efficient drugs without metabolic or other side effects.

Vildagliptin belongs to a new class of oral anti-diabetic drugs and is a selective and reversible inhibitor of Dipeptidyl peptidase 4 (DPP-4), the enzyme which inactivates the incretin hormones, glucagon-like peptide-1 (GLP-1), and glucose-dependent insulinotropic polypeptide (GIP), hormones which significantly contribute to the maintenance of glucose homeostasis.

The therapeutic indication granted is: Treatment of type 2 diabetes mellitus as dual oral therapy in combination with

---

語注

pathophysiology: 病態生理学／ deficient: 不完全な、不十分な／ secretion: 分泌(物)／ beta cell: β細胞／ compromise: 〜を落とす、危険にさらす／ peripheral: 末梢の／ metabolic: 代謝の／ exacerbate: 〜を悪化させる／ metabolism: 代謝／ protein: 蛋白質／ hyperglycaemia (米 = hyperglycemia): 高血糖(症)／ contribute to 〜: 〜の一因となる／ microvascular: 微小血管の／ macrovascular: 大血管の／ developed region: 先進地域／ obese: 肥満の／ modification: 改善／ treatment: 治療／ pharmacologic intervention: 薬理学的介入、薬剤治療／ monotherapy: 単剤療法／ restrain: 〜を抑制する／ secretagogue: 分泌促進剤／ alpha-glucosidase: 糖分解酵素／ meglitinide: メグリチニド／ attenuate: 〜を弱める／ selective: 選択的な／ reversible: 可逆的な／ glucagon-like peptide-1 (GLP-1): グルカゴン様ペプチド1／ glucose-dependent insulinotropic polypeptide (GIP): グルコース依存性インスリン分泌刺激ポリペプチド／ homeostasis: 恒常性／ therapeutic indication: 治療の適応症 [単なる糖尿病ではなく、条件付きのもの]

- metformin, in patients with insufficient glycaemic control despite maximal tolerated dose of monotherapy with metformin,
- a sulphonylurea, in patients with insufficient glycaemic control despite maximal tolerated dose of a sulphonylurea and for whom metformin is inappropriate due to contraindications or intolerance,
- a thiazolidinedione, in patients with insufficient glycaemic control and for whom the use of a thiazolidinedione is appropriate.

The recommended dose is 100 mg daily administered either once daily or divided into two doses of 50 mg given in the morning and evening, except for the combined use with a sulphonylurea, where the recommended dose is 50 mg given in the morning.

2 Quality aspects

Introduction

Galvus an immediate release dosage form is presented as tablets containing 50 mg and 100 mg of vildagliptin as active substance. The other ingredients are microcrystalline cellulose, lactose anhydrous, sodium starch glycolate and magnesium stearate.

The film-coated tablets are marketed in aluminium/aluminium (PA/Al/PVC//Al) blisters.

Active Substance

The active substance is vildagliptin. Its chemical name is (S)-1-[2-(3-Hydroxyadamantan-1-ylamino) acetyl]pyrrolidine-2-carbonitrile according to the IUPAC nomenclature.
Vildagliptin is a white to slightly yellowish or slightly greyish crystalline powder and no polymorphs or solvates have been identified so far. Vildagliptin is non-hygroscopic and freely soluble in water and polar organic solvents. The above-mentioned active substance has one chiral centre and is used as a single enantiomer (S).

- **Manufacture**

Vildagliptin is synthesised in two reactions steps followed by purification (recrystallisation). The manufacturing process for vildagliptin has been adequately described. Critical parameters have been identified and adequate in-process controls included. Specifications for starting materials, reagents, and solvents have been provided. Adequate control of critical steps and intermediates has been presented.

Structure elucidation has been performed by elemental analysis, ultraviolet spectroscopy, infrared absorption spectroscopy, ^{1}H-NMR spectroscopy, ^{13}C-NMR spectroscopy, and mass spectroscopy. The molecular weight was determined by elemental analysis which is in agreement with the expected molecular weight. The proposed molecular structure was confirmed by X-ray powder diffraction and X-ray single crystal structural analysis.

• **Specification**

The vildagliptin specifications include tests for appearance (slightly yellowish or slightly greyish powder), particle size (by laser light diffraction), identification (by IR-KBr, IR-ATR and X-ray diffraction), Related substances (HPLC and IC), R-enantiomer of vildagliptin (HPLC), residual solvents (Head-space GC), loss on drying (thermogravimetry), sulphated ash, heavy metals, clarity of solution, colour of solution, assay (by HPLC) and microbiological limit tests.

It was verified that all specifications reflect the relevant quality attributes of the active substance. The analytical methods, which were used in the routine controls, were well described and their validations are in accordance with the relevant ICH Guidelines.

Impurities were described, classified as process related impurities and possible degradation products, and qualified. Residual solvents were satisfactorily controlled in the active substance according to the relevant ICH requirements. Certificates of analyses for the active substances were provided and all batch analysis results comply with the specifications and show a good uniformity from batch to batch.

• **Stability**

The stability results from long-term accelerated and stress studies were completed according to ICH guidelines demonstrated adequate stability of the active substance. The active substance is not susceptible to degradation under the influence of light and temperature exposure. The results of the long-term and accelerated studies fulfil the proposed specification and for that reason support the proposed retest period.

http://www.emea.europa.eu/humandocs/PDFs/EPAR/galvus/H-771-en6.pdf

語注

specification: 規格／ starting material: 出発物質／ reagent: 試薬／ intermediate: 中間生成物／ elucidation: 解明／ elemental: 原子の／ ultraviolet: 紫外線／ spectroscopy: 分光法／ infrared: 赤外線の／ absorption: 吸収／ mass: 質量／ molecular weight: 分子量／ propose: 〜を提示する／ diffraction: 回折／ particle: 粒子／ identification: 同定／ loss on drying: 乾燥減量／ thermogravimetry: 熱重量法／ sulphated ash: 硫酸塩灰分／ heavy metal: 重金属／ clarity: 透明度／ assay: 定量法／ microbiological: 微生物学的な／ attribute: 特質、特性／ validation: バリデーション、妥当性／ ICH: [p.162を参照]／ impurity: 不純物／ classify: 〜を分類する／ degradation: 分解、劣化／ residual: 残りの、残余の／ batch: ロット／ uniformity: 均一性／ stability: 安定性／ accelerate: 加速する／ susceptible to do: 〜しやすい／ exposure: さらすこと、曝露

Vocabulary

本文中の重要な語句を確認しましょう。CD を利用して、聞き取りと発音の練習もしてみましょう。

Core Vocabulary

最重要語彙 12 語を、チャンツで練習しましょう。

intervention 介入	**selective** 選択的な	**impurity** 不純物
monotherapy 単剤療法	**reversible** 可逆的な	**stability** 安定性
secretagogue 分泌促進剤	**spectroscopy** 分光法	**degradation** 分解
hyperglycemia 高血糖（症）	**specification** 規格	**peripheral** 末梢の

Vocabulary Exercise

本文に出てくる重要な語句を確認しましょう。

問題：それぞれの語句の意味を日本語で書きなさい。

(1) insulin resistance _____
(2) glycemic control _____
(3) pathophysiology _____
(4) obese _____
(5) starting material _____
(6) intermediate _____
(7) reagent _____
(8) solvent _____
(9) diffraction _____
(10) molecular weight _____

KEY EXPRESSIONS

本文中で下線が引かれている重要な表現を確認しましょう。

ア　insulin secretagogue（インスリン分泌促進剤）

膵臓ランゲルハンス島のβ細胞で生成されたインスリンの、血中への分泌を促進する薬剤です。

イ　selective inhibitor（選択的阻害剤）と reversible inhibitor（可逆的阻害剤）

選択的阻害剤とは特定の反応を特異的に抑制する物質、可逆的阻害剤とはその阻害部位に結合して反応を抑制するものの、阻害剤を除去すると抑制が回復する性質をもつ物質のことを言います。

DOCUMENT STYLE

本文をよく観察（observe）し、その特徴を整理（classify）してみましょう。

Scientific Discussion の構成

　本文は、EMEA（European Medicines Agency: 欧州医薬品庁）が発行する EPAR（European Public Assessment Report: 欧州公開医薬品審査報告書）の Scientific Discussion（科学的考察）という、34 ページにもわたる非常に長い文書の一部です。EPAR には、新しく承認された医薬品について、CHMP（Committee for Medicinal Products for Human Use in the EU: EU ヒト用医薬品委員会）の見解が示されています。ここでは、この Scientific Discussion の構成や内容を見ていきましょう。

❶ Scientific Discussion の目的

　Scientific Discussion は、医薬品に関するあらゆる項目について、どんなデータを基に、どのように討議され、どんな評価がなされた結果、その医薬品が承認されたかを詳細に記述しています。

❷ Scientific Discussion の構成

　Scientific Discussion は、たいてい以下の 6 つの項から成ります。

1. Introduction（序論）
　本剤の対象疾患についての解説、一般的治療法、本剤の特性、優位性、適用条件等の解説をしています。

2. Quality aspects（品質）
　本剤の活性物質の物性、製造に関する事項、規格、安定性について解説しています。

3. Non-clinical aspects（非臨床面）
　非臨床試験から得られた薬理作用、相互作用、各種毒性試験の結果について解説しています。

4. Clinical aspects（臨床面）
　臨床試験において得られた各種データ（薬物動態、薬理作用、有効性、安全性）の解析・評価結果について解説しています。

5. Pharmacovigilance（安全対策）
　市販後の安全性管理システムの計画等について記載しています。

6. Overall conclusions, benefit/risk assessment and recommendation（総括・ベネフィットとリスクの評価・提言）
　総合評価と本剤使用に関わる有益性やリスク管理、推奨事項などを記載しています。

　このユニットの本文は、これらの項目のうち、冒頭の Introduction と Quality aspects の一部です。Quality aspects の中には、さらに、Introduction（はじめに）、Active Substance（有効成分）、Manufacture（製造）、Specification（規格）、Stability（安定性）、Other Ingredients（その他の原料）など、薬の成分や商品としての特性などに関する項目が設けられています。各項目の見出しに注意して読んでいきましょう。

長い文

長い文も科学的文章の特徴です。長い文に出合ったときは、見てすぐに訳そうとしてはいけません。文をいくつかの部分に区切り、それぞれの部分相互の関係を理解するようにしましょう。

> $_X$The pathophysiology of Type 2 diabetes mellitus (T2DM) is characterised by $_{A1}$deficient insulin activity $_{A2}$arising from decreased insulin secretion secondary to beta cell failure, and/or $_B$compromised insulin action in peripheral target tissues (insulin resistance).

この文は、以下のように簡略化することができます。

> **X** is characterised by **A** and/or **B**. （X は A および（または）B を特徴とする）

X	=	The pathophysiology of Type 2 diabetes mellitus (T2DM)
A1	=	deficient insulin activity
A2	=	**arising** from decreased insulin secretion secondary to beta cell failure

名詞（**A1**）の後ろに -ing 形（**A2**）が続いているので、ここには関係代名詞が省略されていると考えることができます。これは以下のように書き換えることが可能です。

> deficient insulin activity **that** arises from decreased insulin secretion secondary to beta cell failure

言い換えれば、「**X** の特徴の1つは deficient insulin activity（インスリン活動不全）であり、これは decreased insulin secretion secondary to beta cell failure（β細胞不全から二次的に発生するインスリン分泌低下）によるものである」ということになりますね。

では、**B** の部分を見ていきましょう。

B	=	compromised insulin action in peripheral target tissues (insulin resistance)

名詞の前に compromised という過去分詞形があるときは、これは次のように書き換えられます。

> insulin action in peripheral target tissues (insulin resistance) is compromised
> （末梢標的組織におけるインスリン作用が減退している）

もう一度まとめると、"**X** is characterised by **A** and/or **B**." という文は、「**X** は **A** および（または）**B** を特徴とする」と訳すことができます。

X	=	2型糖尿病（T2DM）の病態
A	=	β細胞不全から二次的に発生するインスリン分泌低下によって引き起こされるインスリン活動不全
B	=	末梢標的組織におけるインスリン作用の減退

文全体の訳は、「2型糖尿病（T2DM）の特徴は、β細胞不全から二次的に発生するインスリン分泌低下に起因するインスリン活動不全、および（あるいは）末梢標的組織におけるインスリン作用の減退（インスリン抵抗）である」となります。

EXERCISES

このユニットの本文をもう一度読んで、以下の質問に答えましょう。

1 Observe

本文の各項目に書かれている情報の種類を観察しましょう。下の1〜7の書き出しに続く内容をA〜Gから選び、本文の内容を説明する文を完成させなさい。

1. The Introduction section　　　　　　　(　)
2. The Quality Aspects section　　　　　　(　)
3. The Introduction subsection under Quality Aspects　　(　)
4. The Active Substance subsection　(　)
5. The Manufacture subsection　　　(　)
6. The Specification subsection　　　(　)
7. The Stability subsection　　　　　(　)

A. informs the reader about the substance that causes the action of the product.
B. describes how the product was tested for stability.
C. gives background on a disease that can be treated with the drug that is to be discussed.
D. details the various attributes of the product.
E. presents information on the drug that is the topic of this scientific discussion.
F. is about the production process of the product.
G. states the physical features of the product.

2 Classify

p.90のDocument Styleの解説を参考に、以下の文を分析して構造を整理し、日本語に訳してみましょう。

> 1　This abnormal metabolic state is exacerbated by excess hepatic glucose production and altered metabolism of proteins and lipids, which along with hyperglycaemia, contribute to microvascular and macrovascular complications.

まず、すべての専門用語をアルファベットの記号に置き換えて、骨組みとなる文の構造をつくります。

　　X is exacerbated by **A** and **B**, which along with **C**, contribute to **D** and **E**.

(1) **X**の例にならって、**A**〜**E**にあたる部分を英語と日本語で書いてみましょう。

　　X = ＿This abnormal metabolic state＿＿＿　(　この異常代謝状態　　)
　　A = ＿＿＿＿＿＿＿＿＿＿＿＿＿＿＿＿＿　(　　　　　　　　　　　)
　　B = ＿＿＿＿＿＿＿＿＿＿＿＿＿＿＿＿＿　(　　　　　　　　　　　)
　　C = ＿＿＿＿＿＿＿＿＿＿＿＿＿＿＿＿＿　(　　　　　　　　　　　)
　　D = ＿＿＿＿＿＿＿＿＿＿＿＿＿＿＿＿＿　(　　　　　　　　　　　)
　　E = ＿＿＿＿＿＿＿＿＿＿＿＿＿＿＿＿＿　(　　　　　　　　　　　)

(2) 文全体を日本語に訳しなさい。

> **2** Although being efficient in attenuating hyperglycaemia, all of these treatment alternatives have more or less serious side effects and there is a need for development of efficient drugs without metabolic or other side effects.

まず、文の骨組みをつくります。
Although **X**, all of these **Y** have **A** and there **is** a need for **B**.

(1) **X** の例にならって、**Y**、**A**、**B** にあたる部分を英語と日本語で書いてみましょう。

  X = <u>being efficient in attenuating hyperglycaemia</u>   (高血糖症を減衰させるのに効果がある)
  Y = _____ (   )
  A = _____ (   )
  B = _____ (   )

(2) 文全体を日本語に訳しなさい。

3 Hypothesize

以下の 1 ～ 8 の内容が正しければ T、間違っていれば F を記入しなさい。本文を観察しながら、必要な情報を拾いましょう。

1. The drug presented for scientific discussion will be used for the treatment of a form of diabetes. ( )
2. All anti-diabetic drugs belong to the same class of inhibitors. ( )
3. Vildagliptin is not indicated for combination therapy. ( )
4. Galvus is another name for vildagliptin. ( )
5. The active substance in the tablet medicine is a crystalline powder. ( )
6. Manufacturing specifications for this drug do not include structure analyses. ( )
7. Specifications for the drug include various tests related to appearance, size, and identification. ( )
8. Vildagliptin remains stable under exposure to light and temperature. ( )

4 Apply

ある病気と、それを治療するのに使える薬の説明を簡単に書きましょう。本文冒頭の Introduction（序論）の部分をお手本にしてください。Core vocabulary や学んだ表現を使ってみましょう。

UNIT 9

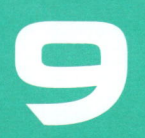

EPAR 科学的考察 (2)
EPAR Scientific Discussion (2)

これは、Unit 8 と同じ文書の、別の部分を抜粋したものです。Unit 8 で学んだ、EPAR（EU 公開医薬品審査報告書）の Scientific Discussion の構成をよく思い出しながら読んでみましょう。

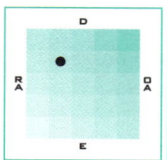

EUの新薬評価報告
発信者 >> EMEA（欧州医薬品庁）
対　象 >> EU 諸国の医療関係者

INTRODUCTION

Asking a discourse community expert

Q1 この文書は、新薬評価報告書の中でどのようなことを伝えている部分ですか。

A　この文書では、抗糖尿病薬ビルダグリプチンの毒性についての考察を述べています。マウスやラット、イヌなどを使った実験のデータが並べられ、それに対して、CHMP（Committee for Medicinal Products for Human Use in the EU: EU ヒト用医薬品委員会）が、この薬剤をヒトに用いた場合の見解を示しています。

Q2 この文書を読む際に注意すべき点はなんですか。

A　この文書によると、ビルダグリプチンの遺伝毒性は陰性ですが、マウスを使った実験では血管肉腫と乳房腺癌が発生しています。申請者（製薬企業）は、いずれも実験動物に特異的であり、ヒトには外挿できないとしながらも、さらなる研究が必要であると述べています。また、当局（CHMP）側もこれに同意しています。生殖毒性実験では、ラットとウサギでいくらかの影響が見られるものの、母毒性が発現する状況下での変化であり、特異性はないとしています。この文書では、随所で実験動物とヒトとの違いについて、かなり明確に評価がなされていますので、毒性試験結果の評価を行ううえで大変参考になるはずです。

CHECKPOINTS
- [ ] 反復投与毒性試験の結果について、ヒトでの安全性を考えるうえで考慮すべき毒性は何か
- [ ] 発癌性試験では、どの動物にどのような腫瘍が発生したか
- [ ] 発生した腫瘍およびヒトでの発生の可能性を、申請者と当局（CHMP）はどのように考えたか
- [ ] 生殖発生毒性試験では、何が問題となり、またヒトへの外挿についてはどう評価したか

※このユニットの本文はイギリス英語で書かれているため、一部イギリス式のつづりが用いられています。語注にはアメリカ式のつづりを併記しています。また、Vocabulary (p.97) ではアメリカ式のつづりを用いています。

Reading the Document

次の英文を、文書の形式や英語表現に注意して読み、内容を把握しましょう。

Toxicology

• Single dose toxicity

① Vildagliptin exhibits low acute toxicity. In mice and rats no toxicological signs were observed after a single oral dose of 2000 mg/kg.

• Repeat dose toxicity (with toxicokinetics)

② Repeat dose toxicity studies were performed in rats (up to 26 weeks) and dogs (up to 52 weeks). _AThese models are considered relevant, based on the lack of species specificity for the pharmacological activity of vildagliptin, and the similarities in metabolism to humans.

③ The main toxicological effect noted in rats was the accumulation of clusters of foamy alveolar macrophages in the lung. Similar observations were made in mice. _BThis finding was proposed to be due to an exaggerated pharmacological effect of DPP-4 inhibition in the rat. The clinical relevance of the lung findings in rats cannot be fully excluded. There is a considerable ア safety margin (5 x human AUC at NOAEL) and the findings are considered of limited importance.

④ The most consistent toxicological finding in the dog was the appearance of gastrointestinal symptoms, particularly soft faeces, mucoid faeces, diarrhea and at higher doses, faecal blood. _CThese signs were observed at relatively low systemic exposures (observed already at lowest dose representing 2 x human AUC). GI findings were not observed in any other species and according to the applicant no GI disorders have been observed in clinical trials. The CHMP was of the opinion, that _Dthese findings are unlikely to be of clinical importance.

• Genotoxicity

⑤ The data from genotoxicity studies conducted with vildagliptin in several standard genotoxicity tests do not indicate a genotoxic potential.

語注
toxicology: 毒物学、毒性／ toxicity: 毒性／ toxicokinetics: トキシコキネティックス、毒性動態／ cluster: 群、一団／ foamy alveolar macrophage: 泡沫状肺胞マクロファージ／ exaggerated: 過大な／ safety margin: 安全域／ NOAEL (no observed adverse effect level): 無毒性量／ gastrointestinal (GI): 胃腸の／ faeces (米＝feces): 糞／ mucoid: 粘液状の／ diarrhea: 下痢／ systemic: 全身性の／ species: 種／ applicant: 申請者［この場合は製薬企業］／ genotoxicity: 遺伝毒性

- Carcinogenicity

❻ Life-time carcinogenicity studies were performed in mice and rats. No evidence for a carcinogenic potential was observed in the rat. An increased incidence of hemangiosarcomas was observed at the highest dose in female rats while in male rats, the incidence was slightly decreased. Given the mouse findings discussed below, a relation to treatment cannot be fully excluded. In the mouse there was an increased incidence of hemangiosarcomas and mammary carcinoma. The increased incidence of hemangiosarcoma in mice occurred only in organs where _エthis tumour occurs as a relatively common spontaneous finding in the mouse (liver, spleen, uterus etc.). It is suggested that a predisposition to spontaneous hemangiosarcoma at the affected site is needed for vildagliptin to promote an increased incidence. A study in the mouse demonstrated that vildagliptin inhibits _イVEGF-induced angiogenesis. Based on these mechanistic data the applicant proposes a mechanism whereby inhibition of VEGF-induced angiogenesis over a long period exerts selection pressure in favour of endothelium that proliferates independently of VEGF and hence increases the likelihood of _ウendothelial neoplasia. There was a disproportionate increase in hemangiosarcoma involving the liver in treated male mice at ≥ 250 mg/kg/day. At the same time there was a decreased incidence of hepatocellular carcinoma in male mice. The applicant hypothesizes that hemangiosarcomas may originate within early _エhepatocellular tumours or _オpreneoplastic lesions followed by obliteration of the hepatocellular tumour and its replacement with the more aggressive hemangiosarcoma. There is a substantial safety margin (exposure margin at NOAEL = 16). It was considered that vildagliptin is likely to act by promoting development of a tumour form that appears commonly mice [sic]*, and that the data do not suggest an increased risk for hemangiosarcoma development in humans where _Fthis tumour form is uncommon. The fact that the incidences of other common spontaneous tumours were not increased by vildagliptin treatment supports the view that a more general tumour promoting effect of vildagliptin is unlikely. _GThe applicant will further study the mechanism for tumour development in the liver of mice, and _Hthe findings were considered by the CHMP not to represent a significant risk to humans.

❼ In the case of mammary adenocarcinoma, the applicant suggested that tumours noted in the mouse carcinogenicity study are likely the result of an effect on the _カpituitary-gonadal axis that is unlikely to be of relevance to humans. In mammary tissue from mice treated with vildagliptin for

*[sic] とは「原文のまま」という意味のラテン語です。原文に誤りなどがあった場合に、それをそのまま掲載していることを表します。本文の場合、"...commonly in mice." とするのが文法的には正しい言い方です。

語注
carcinogenicity: 発癌性／hemangiosarcoma: 血管肉腫／mammary: 乳房の／carcinoma: 癌（腫）／tumour（米 = tumor）: 腫瘍／spleen: 脾臓／uterus: 子宮／predisposition: 素因／VEGF (vascular [vessel] endothelial growth factor)：血管内皮成長因子／-induced: [単語と連結して] 〜によって引き起こされる／angiogenesis: 脈管形成／mechanistic: 機構的な／endothelium: 内皮／proliferate: 増殖する、拡散する／endothelial neoplasia: 内皮異常増殖／disproportionate: 不均衡な／hepatocellular: 肝細胞の／hypothesize: 〜と仮説を立てる／preneoplastic lesion: 前癌性病変／obliteration: 末梢、除去／adenocarcinoma:（主に動物の）乳腺癌／pituitary-gonadal axis: 下垂体-性腺軸

53 weeks there was a dramatic upregulation of genes related to milk production, such as casein-beta, casein-gamma and lactalbumin, suggesting that hormonally-driven changes are occurring in the mammary gland of mice treated with vildagliptin. The CHMP was of the opinion that these effects are unlikely to be of relevance to humans.

• Reproduction Toxicity

Vildagliptin showed no effects on fertility, reproductive performance or early embryonic development in the rat. Embryo-foetal toxicity was evaluated in rats and rabbits. In the rat, an increased incidence of wavy ribs was observed at ≥ 225 mg/kg/day, in association with reduced maternal body weight parameters. Although classified as a malformation, literature data suggest that wavy ribs in the rat may be reversible. In rabbits, decreased foetal weight and skeletal variations indicative of developmental delays were noted in rabbits at 150 mg/kg/day, in the presence of severe maternal toxicity (including mortality). It is concluded that vildagliptin is not selectively embryotoxic and does not exhibit a teratogenic potential. In the peri- and postnatal toxicity study in rats, maternal toxicity was observed at all doses. Transient decrease in F1 generation body weight and a decreased number of central beam breaks in open-field motor activity tests were observed at ≥ 150 mg/kg/day.

• Local tolerance

Local tolerance of vildagliptin was investigated as part of the intravenous toxicity. No local effects due to vildagliptin were observed in either species. A skin irritation study conducted in rabbits did not indicate any dermal irritant properties.

http://www.emea.europa.eu/humandocs/PDFs/EPAR/galvus/H-771-en6.pdf

語注
upregulation: 上方調節／casein-beta: β-カゼイン／casein-gamma: γ-カゼイン／lactalbumin: ラクトアルブミン／hormonally-driven: ホルモン由来の／mammary gland: 乳腺／reproduction: 生殖／fertility: 受胎能力／embryonic: 胚の、胎児の／embryo: 胚／foetal（米=fetal）: 胎児の／wavy rib: 波状肋骨／maternal: 母の／malformation: 奇形／teratogenic: 催奇形性の／perinatal: 周産期の／postnatal: 出産後の／transient: 一時的な／F1 generation（first filial generation）: F1世代、雑種第一世代／central beam break: ビーム中心ブレーク／open-field motor activity test: オープンフィールド運動活性試験／local: 局所の／dermal: 皮膚の／irritant: 刺激性の

Vocabulary

本文中の重要な語句を確認しましょう。CD を利用して、聞き取りと発音の練習もしてみましょう。

Core Vocabulary

最重要語彙 12 語を、チャンツで練習しましょう。

carcinogenicity
発癌性

genotoxicity
遺伝毒性

carcinoma
癌（腫）

malformation
奇形

embryo
胚

fetal
胎児の

mammary
乳房の

hepatocellular
肝細胞の

gastrointestinal
胃腸の

reproduction
生殖

endothelium
内皮

feces
糞

Vocabulary Exercise

本文に出てきた重要な語句を確認しましょう。

問題：それぞれの語句の意味を日本語で書きなさい。

(1) endothelial neoplasia　＿＿＿＿＿＿＿＿＿＿＿＿＿＿＿

(2) preneoplastic lesion　＿＿＿＿＿＿＿＿＿＿＿＿＿＿＿

(3) hemangiosarcoma　＿＿＿＿＿＿＿＿＿＿＿＿＿＿＿

(4) teratogenic　＿＿＿＿＿＿＿＿＿＿＿＿＿＿＿

(5) angiogenesis　＿＿＿＿＿＿＿＿＿＿＿＿＿＿＿

(6) upregulation　＿＿＿＿＿＿＿＿＿＿＿＿＿＿＿

(7) spleen　＿＿＿＿＿＿＿＿＿＿＿＿＿＿＿

(8) uterus　＿＿＿＿＿＿＿＿＿＿＿＿＿＿＿

Key Expressions

本文中で下線が引かれている重要な表現を確認しましょう。

ア　safety margin（安全域）

安全域は通常、無毒性量を曝露量で割った値ですが、ここでは動物の無毒性量投与時のAUCを人での臨床用量のAUCで割った値として比較しています。

イ　VEGF-induced angiogenesis（VEGF誘導血管新生）

脈管形成や血管新生、リンパ管新生に関与する増殖因子は正常な体の血管新生にかかわる他、腫瘍の血管形成や転移など、悪性化の過程にも関与していると考えられています。

ウ　endothelial neoplasia（内皮異常増殖）

内皮細胞に由来する悪性腫瘍（癌）のことです。

エ　hepatocellular tumour（肝細腫瘍）

肝細胞に由来する原発性肝癌で、ヒトの場合はB型及びC型肝炎ウイルス感染あるいはアルコールが原因で肝炎、肝硬変から発展する場合が多くあります。

オ　preneoplastic lesion（前癌性病変部）

まだ発癌には至っていないものの、経験的にこのまま刺激が続くと発癌状態となるという、発癌の一段階前の状態の組織をいいます。

カ　pituitary-gonadal axis（下垂体・性腺軸）

脳下垂体と生殖腺とが相互作用する関係を表しています。脳下垂体から分泌される各種の性腺刺激ホルモンによって生殖腺が刺激を受け、各種の性腺ホルモン（性ステロイドホルモンやプロラクチンなど）を分泌します。また一方で、これらの性腺ホルモンは脳下垂体から性腺刺激ホルモン分泌をフィードバック抑制します。

キ　embryo-foetal toxicity（胚・胎児毒性）

胚期及び胎児期に作用したときに発現する毒性で、先天異常（胎生期死亡、胎児や臓器の発育遅延、奇形の発生、機能発達異常）などがある。

ク　teratogenic potential（催奇形性）

奇形を発生させる能力。実験動物を用いた試験では、受胎後の母体に薬物等を投与し、出生直前に奇形を検査する。それぞれの器官が発生・分化する時期に薬物を投与すると、奇形を発生しやすい。

ケ　open-field motor activity（オープンフィールドにおける運動活性）

実験動物を規定の広さの中で自由にさせたときの活動性。赤外線ビームを通しておき、一定時間内にそれが動物の動きによって遮断される回数を測定してその値で表す。

DOCUMENT STYLE

本文をよく観察 (observe) し、その特徴を整理 (classify) してみましょう。

指示語

この文書を読む際には、指示語が指すものを正確に把握することが重要です。指示語は、それ以前に出てきた語句や内容を指します。多くの場合、it/they、this/these、that/those などが使われます。本文中の下線部 A ～ J の指示語について、単数・複数に注意して、何を指しているのかを考えてみましょう。

A These models

何かの model（モデル、事例）になりうるもので、are considered の後に続く条件に合うものを探します。
⇒　rats and dogs

B This finding

直前に述べられている finding（発見、試験結果）を指しています。この段落が The main toxicological effect noted in rats...（ラットにおいて見られた毒性効果は……）で始まっており、This finding はこの文に述べられている「発見、試験結果」全体を指していることが分かります。
⇒　The main toxicological effect noted in rats was the accumulation of clusters of foamy alveolar macrophages in the lung.

C These signs

直前に、sign（兆候）として考えられるものが複数ないか、探してみましょう。
⇒　gastrointestinal symptoms, particularly soft faeces, mucoid faeces, diarrhea and at higher doses, faecal blood

D these findings

⇒　GI findings = gastrointestinal symptoms, particularly soft faeces, mucoid faeces, diarrhea and at higher doses, faecal blood

E this tumour

下線部の直前にある、tumour（腫瘍）にあたるものを探すと、hemangiosarcoma（血管肉腫）があります。where = in organs であることも確認しておきましょう。
⇒　hemangiosarcoma

F this tumour form

前に出てきた a tumour form を再び指して、this tumour form（この腫瘍形態）と述べています。where = in humans であることも確認しておきましょう。
⇒　a tumour form that appears commonly mice ［sic］

EPAR Scientific Discussion (2) ／ EPAR 科学的考察 (2)　UNIT 9

G The applicant

これは、他の指示語と違って文中に出てくるものを指してはいません。The applicant will further study the mechanism...（the applicant はこのメカニズムについてさらに研究を続ける予定である）と続くので、The applicant がこれらの研究をしている「人」であることが分かります。この文書の場合、この薬剤の承認を申請した製薬企業や試験の担当者を指すと考えられます。

H the findings

まず、下線部の後ろが were considered と過去形になっていることに注目します。下線部の直前は will further study と未来時制なので、ここを指すことはありません。この文は段落の最終文であり、段落のまとめを述べていることを考えると、下線部はこの段落で述べられてきたすべての findings（試験や研究の成果）を指していると考えられます。
　⇒　この段落で述べられているすべての試験や研究の成果

I these effects

下線部の前文の後半に、hormonally-driven changes are occurring in the mammary gland of mice treated with vildagliptin（ビルダグリプチン処置をしたマウスの乳腺においてホルモン由来の変化が生じている）とあります。文脈上 hormonally-driven changes がビルダグリプチンの effects（効果）であると考えられます。両方とも複数形で、数も一致していますね。
　⇒　hormonally-driven changes

J either species

species（種）は、生物の種を指します。また either は「2つのうちどちらも」という意味なので、直近に出てくる2つの生物の種を指していると考えられます。
　⇒　rats と rabbits

EXERCISES

このユニットの本文をもう一度読んで、以下の質問に答えましょう。

1 Observe

説明文では、多くの場合、段落の第1文がトピックセンテンスとなり、その段落のテーマを読者に示しています。段落のトピックセンテンスが全体の話題を示し、それに続く文が詳細を述べていることに注意しましょう。また、それ以前の文で説明されたことを指すのに使われる指示語にも注目しましょう。

問題：本文❷〜❹の各段落について、以下の質問に日本語で答えなさい。

❷ 1. What is the topic of this paragraph?
2. What are "These models"?
3. What are the two reasons given for the use of these models to evaluate toxicity in humans?

❸ 4. What is the topic of this paragraph?
5. What does "This finding" refer to in the third sentence?
6. What is the conclusion reached from this finding?

❹ 7. What is the topic of this paragraph?
8. What does "These signs" refer to?
9. What is the conclusion reached from this finding?
10. What is the overall conclusion for this subsection for the repeat use of vildagliptin?

2 Classify

科学的な文章には、動詞の受動態が多く使われます。重要なのは、その実験をしている人ではなく、研究の対象そのものであるということを強調するために、研究対象が文の主語となり、動詞が受動態になるのです。

問題：以下は、本文の段落❻の第1文から第10文までを抜き出したものです。各文の動詞すべてに下線を引き、能動態（A）、受動態（P）、状態を表す動詞（S）に分類して、記号をその下に書きなさい。

1. Life-time carcinogenicity studies were performed in mice and rats.
2. No evidence for a carcinogenic potential was observed in the rat.
3. An increased incidence of hemangiosarcomas was observed at the highest dose in female rats while in male rats, the incidence was slightly decreased.
4. Given the mouse findings discussed below, a relation to treatment cannot be fully excluded.
5. In the mouse there was an increased incidence of hemangiosarcomas and mammary carcinoma.

6. The increased incidence of hemangiosarcoma in mice occurred only in organs where this tumour occurs as a relatively common spontaneous finding in the mouse (liver, spleen, uterus etc.).
7. It is suggested that a predisposition to spontaneous hemangiosarcoma at the affected site is needed for vildagliptin to promote an increased incidence.
8. A study in the mouse demonstrated that vildagliptin inhibits VEGF-induced angiogenesis.
9. Based on these mechanistic data the applicant proposes a mechanism whereby inhibition of VEGF-induced angiogenesis over a long period exerts selection pressure in favour of endothelium that proliferates independently of VEGF and hence increases the likelihood of endothelial neoplasia.
10. There was a disproportionate increase in hemangiosarcoma involving the liver in treated male mice at ≥ 250 mg/kg/day.

3 Hypothesize

次の文章は、本文第8段落の一部です。下線部の動詞を適切な形に変え、その後本文と見比べて確認しましょう。

> Vildagliptin (1) show no effects on fertility, reproductive performance or early embryonic development in the rat. Embryo-foetal toxicity (2) evaluate in rats and rabbits. In the rat, an increased incidence of wavy ribs (3) observe at ≥ 225 mg/kg/day, in association with reduced maternal body weight parameters. Although classified as a malformation, literature data (4) suggest that wavy ribs in the rat may be reversible. In rabbits, decreased foetal weight and skeletal variations indicative of developmental delays (5) note in rabbits at 150 mg/kg/day, in the presence of severe maternal toxicity (including mortality). It (6) conclude that vildagliptin is not selectively embryotoxic and does not exhibit a teratogenic potential. In the peri- and postnatal toxicity study in rats, maternal toxicity (7) observe at all doses. Transient decrease in F1 generation body weight and a decreased number of central beam breaks in open-field motor activity tests (8) observe at ≥ 150 mg/kg/day.

4 Apply

ある研究の結果を説明する短い文章を書いてみましょう。自分がしたことを書いてもいいですし、公に発表されている研究レポートのデータを使ってもいいでしょう。このユニットで見てきた段落の構成や動詞の使い方を、よく思い出して書きましょう。

UNIT 10 EPAR 科学的考察（3）
EPAR Scientific Discussion (3)

これは、Unit 8、9 と同じ文書の、別の部分を抜粋したものです。Unit 8、9 で学んだ、EPAR の Scientific Discussion の読み方をよく思い出しながら読んでみましょう。

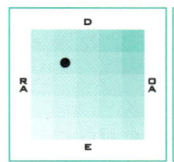

EUの新薬評価報告書
発信者 >> EMEA（欧州医薬品庁）
対　象 >> EU 諸国の医療関係者

INTRODUCTION

Asking a discourse community expert

Q1 この文書は、新薬評価報告書の中でもどのようなことを伝えている部分ですか。

A この文書は、抗糖尿病薬ビルダグリプチンの薬物動態について書かれたもので、薬物動態の測定方法や特性などが詳細に述べられています。医療関係者に向けた、非常に専門的な内容になっています。

Q2 この文書を読む際に注意すべき点はなんですか。

A この文書では、ビルダグリプチンに関して、吸収にかかわる t_{max} が食事の影響を受けないこと、剤形の違いによる PK (pharmacokinetics: 薬物動態) と PD (pharmacodynamics: 薬力学) への影響がないこと、AUC が患者と健常人で同じであること、血中での蛋白結合が少ないこと、代謝相互作用がほとんどないことなどから、薬物動態項目には総じて問題となる影響は見られないと判断しています。加水分解代謝物は腎機能障害の程度に依存して著しく AUC が増加するため、その症状をもつ患者への使用は推奨されていません。

Q3 この文書を読むにあたり、知っておくべきことはありますか。

A ここでは、Special populations の解析で、population PK (PPK) analysis が用いられています。通常の PK 解析では、1 人の人から薬剤投与後に数点以上採血を行って解析しますが、PPK では 1 人の人から 1 点あるいは 2 点など少ない点数で採血を行い、大勢のサンプルを集めて合体し、各種のファクターの影響をコンピューター上で解析します。

CHECK POINTS
- ☐ 薬物動態の測定のために何をどんな方法で測定したか
- ☐ 本剤の吸収、分布、代謝、排泄にはどんな特性があるか
- ☐ 本剤の薬物動態に対して、腎および肝障害、性差、年齢、体重、人種はどのような影響を与えるか

※このユニットの本文はイギリス英語で書かれているため、一部イギリス式のつづりが用いられています。語注にはアメリカ式のつづりを併記しています。また、Vocabulary (p.108) ではアメリカ式のつづりを用いています。

READING THE DOCUMENT

次の英文を、文書の形式や英語表現に注意して読み、内容を把握しましょう。

Pharmacokinetics

① A total of 38 clinical pharmacology studies enrolling approximately 1014 subjects have been conducted with vildagliptin to evaluate PK, dose-response, PK/PD relationship, mode of action and potential for drug-drug interactions.

② Vildagliptin is analyzed in plasma and urine using a specific LC-MS method. The analytical methods are adequate for accurate determination of vildagliptin (LAF237) and its major inactive metabolite LAY151 in human biological fluids.

• Absorption

③ Bioavailability: Vildagliptin is rapidly absorbed with a median t_{max} of about 1.5 hr after oral dosing and has a mean absolute oral bioavailability of 85%. An *in vitro* study with Caco-2 cell monolayer suggests that vildagliptin is a substrate of P-gp, with low affinity, however.

④ The rate of absorption is reduced when vildagliptin final marketing tablets are taken with a high fat meal and there is also a slight reduction of extent of absorption as reflected by an increase in t_{max} from 1.75 h under fasting conditions to 2.5 h after a high fat meal, a 19% decrease in C_{max} and 10% decrease in AUC. These effects are not considered clinically relevant. Galvus can be taken with or without food (mentioned in the ア SPC, section 4.2).

⑤ イ Bioequivalence: Formulations used in early studies included a solution and a pilot capsule formulation, respectively. Subsequent phase I and II clinical studies used a tablet formulation (market formulation, MF). The capsule was shown to be of similar bioavailability to the Phase 2 MF tablet. Subsequent pivotal Phase 3 studies employed the FMI (final marketing image) formulation, which was also used in subsequent PK, PK/PD and mechanistic studies. Bioequivalence has been shown between the Phase 2 MF tablet and the FMI tablet.

語注

pharmacokinetics（PK）：薬物動態／pharmacology：薬理学／subject：被験者／dose-response：用量反応／pharmacodynamics（PD）：薬力学／mode of action：作用機序／plasma：血漿／urine：尿／LC-MS (liquid chromatography-mass spectrometry) method: LC-MS法、液体クロマトグラフィー-質量分析法／metabolite：代謝物／bioavailability：バイオアベイラビリティー／median：メジアン、中央値／absolute：絶対の、絶対的な／monolayer：単層／substrate：基質／P-gp (P-glycoprotein)：P-糖タンパク質／affinity：親和性／final marketing tablet：最終市販錠剤／t_{max} (mean time to maximum concentration)：血中最高濃度到達時間／fasting：空腹、断食／C_{max} (mean maximum concentration)：最高血中濃度／SPC (summary of product characteristics)：（医薬品の）製品概要／bioequivalence：生物学的同等性／formulation：剤形、製剤／pilot capsule：試行カプセル／pivotal：中枢の

⑥ The mean AUC in patients with Type 2 diabetes mellitus at the therapeutic dose (2160±520 ng・hr/mL, N = 71) was comparable to healthy subjects (2275±459 ng・hr/mL, N = 150).

⑦ • Distribution

The protein binding of vildagliptin to human plasma is low (9.3%). Vildagliptin distributes equally between plasma and red blood cells. The volume of distribution (Vss) is 70.7±16.1 L, indicating distribution to the extravascular tissue compartment. Drug-drug interactions linked to protein displacement are not expected.

• Elimination

⑧ Vildagliptin is eliminated mainly by metabolism and subsequent urinary excretion of metabolites. After administration of ^{14}C-vildagliptin 100 mg oral solution 85.4±4.4% of the dose was excreted in urine and 14.8±3.5% in faeces. About 33% of dose was excreted in urine as unchanged vildagliptin after intravenous administration. Mean total plasma clearance (CL) determined after intravenous administration of 25 mg was 40.6±8.97 L/hr and renal clearance (CL_R) 13.0±2.35 L/hr (> 216 ml/min). Hence, tubular secretion by active transport proteins is involved in vildagliptin elimination to some extent. The mean plasma elimination half-life ($t_{1/2}$) of vildagliptin oral administration was about 2-3 h at doses of 50-100 mg.

⑨ The metabolism of vildagliptin has been well characterised. It is extensive since only 1/3 of the dose is recovered as unchanged drug. Compound M20.7 or LAY151 is the major and inactive metabolite with plasma exposure 3-fold that of vildagliptin. Glucuronidation is only a minor pathway accounting for less than 5% of the initial dose and oxidation accounts only for 1.6% of the dose. Multiple tissues can hydrolyse vildagliptin to the major metabolite LAY151. CYP450 isoenzymes are involved in vildagliptin metabolism only to a minor extent. Hence, the potential for interactions with vildagliptin metabolism is very small. Vildagliptin is an S-enantiomer. Available data suggest that *in vivo* inter-conversion to the D-enantiomer is unlikely.

• Dose proportionality and time dependencies

⑩ *Dose and time dependency*
The pharmacokinetic of vildagliptin is roughly dose proportional. Data on single dose

---

語注
distribution: 分布／red blood cell: 赤血球／extravascular: 脈管外の／compartment: 部分／displacement: 解離／elimination: 排泄／intravenous: 静脈内の／plasma elimination half-life: 血漿消失半減期／$t_{1/2}$ (terminal elimination half-life): 半減期／compound: 化合物／glucuronidation: グルクロン酸抱合／minor pathway: 副次的な（代謝）経路／oxidation: 酸化／hydrolyse (米 = hydrolyze): 加水分解する／isoenzyme (= isozyme): イソ酵素／*in vivo*: インビボの、生体内の／inter-conversion: 相互転換／dose proportionality: 用量比例性／time dependency: 時間依存性

administration of 25-600 mg and multiple dose administration of 25-400 mg show that AUC and C_{max} increase slightly more than in proportion to dose, however, the deviation from linearity is minor with a 2.2-fold increase in AUC as the dose is increased 2-fold.

⑪ No accumulation of vildagliptin is observed following single administration per day of a dose ranging from 25 mg to 200 mg for 10 days. This suggests that the clearance is not time-dependent.

⑫ *Variability*
The inter-subject coefficient of variation for plasma AUC is in the range of 15-20% and in C_{max} about 25% in healthy volunteers after an oral dose. The inter-individual variability in CL/F was 42% in the population PK analysis.

⑬ *Target population*
The applicant has submitted sufficient documentation to demonstrate that vildagliptin pharmacokinetics are similar in diabetic patients when compared to healthy subjects.

• Special populations

⑭ The influence of renal and hepatic function, gender, age, weight and race on the pharmacokinetics of vildagliptin has been evaluated both in specific studies and in a population PK analysis. The population PK analysis identified renal function and gender as significant covariates affecting CL/F and lean body weight affecting V/F. The effects of these covariates on the pharmacokinetics were quite small and not considered clinically relevant. There were some deficiencies in the population analysis limiting the robustness of the analysis and the reliability in the results. The evaluation of PK in special populations has mainly been based on data from other studies.

⑮ Vildagliptin total and renal clearance are decreased in patients with renal impairment. Vildagliptin AUC was increased by 101%, 32%, 134% and 42%, respectively, in patients with mild, moderate and severe renal impairment, and ESRD. The relationship between renal function (as determined by creatinine clearance) and vildagliptin total clearance is variable, while vildagliptin renal clearance is better correlated to renal function. The applicant's explanation that vildagliptin is eliminated by filtration, tubular secretion and metabolism (hydrolysis) in the kidney and that GFR is a poor predictor of renal metabolism of vildagliptin is plausible.

The exposure of LAY151 increased several-fold and was closely related to renal function. AUC_{0-24h} of the main metabolite (LAY151) was 1.6, 2.4, 5.4 and 6.7-fold, respectively, in patients with mild, moderate and severe renal impairment, and ESRD. Estimates of $AUC_{0-\infty}$ suggest 1.7, 3.1, 13 and 17-fold increase in exposure respectively, in patients with mild, moderate and severe renal impairment, and ESRD. Use in moderate and severe renal impairment and ESRD is not recommended (mentioned in the SPC, section 4.2, 4.4, and 5.2).

The applicant intends to conduct additional studies to evaluate the pharmacokinetics, efficacy and safety in patients with moderate and severe renal impairment.

(16) Hepatic impairment has a limited influence of vildagliptin PK, with no effect in mild and moderate hepatic impairment and only a 22% increase in vildagliptin AUC in patients with severe hepatic impairment. AUC of LAY151 increased with decreased hepatic function. There was a 2-fold increase in exposure of LAY151 in severe hepatic impairment. It is agreed that no dose adjustment is needed in patient with mild or moderate liver disease but use in severe hepatic impairment is not recommended due to inexperience of use

Gender, age, weight and race had no clinically significant effects on vildagliptin exposure. Vildagliptin pharmacokinetics has not been evaluated in children or adolescents.

http://www.emea.europa.eu/humandocs/PDFs/EPAR/galvus/H-771-en6.pdf

---

語注
inexperience of use: 使用歴がないこと／adolescent: 未成年者、若者

Vocabulary

本文中の重要な語句を確認しましょう。CD を利用して、聞き取りと発音の練習もしてみましょう。

Core Vocabulary

最重要語彙 12 語を、チャンツで練習しましょう。

pharmacokinetics 薬物動態	**absorption** 吸収	**relevant** 関連性のある
pharmacodynamics 薬力学	**distribution** 分布	**affinity** 親和性
bioavailability バイオアベイラビリティー	**elimination** 排泄	**deficiency** 不足
bioequivalence 生物学的同等性	**plasma** 血漿	**formulation** 製剤

Vocabulary Exercise

本文に出てきた重要な語句を確認しましょう。

問題：それぞれの語句の意味を日本語で書きなさい。

(1) population PK analysis _____
(2) *in vivo* _____
(3) SPC _____
(4) C_{max} _____
(5) t_{max} _____
(6) final marketing tablet _____
(7) CL/F _____
(8) ESRD _____
(9) GFR _____
(10) V/F _____

KEY EXPRESSIONS

本文中で下線が引かれている重要な表現を確認しましょう。

ア　SPC

Summary of Product Characteristics（製品概要）の略で、Scientific Discussion を適切に短くまとめたものです。

イ　bioequivalence

生物学的同等性。同一成分を含む 2 つの製剤を服用したときに、同等の血中動態（AUC、t_{max} など）を示すと確認されることです。

ウ　drug-drug interactions linked to protein displacement

蛋白置換とリンクした薬物間相互作用。薬物が血漿中の蛋白と結合率が高い場合に、それよりももっと血漿蛋白に親和性の高い薬物が入ってくると、蛋白結合部位での相互作用が起こり、親和性の低い方の薬物が遊離体となる現象のことをいいます。

エ　ESRD

end-stage renal disease（末期腎不全）。腎機能が著しく低下し、腹膜透析、血液透析あるいは腎移植を必要とする直前の状態を指します。

オ　GFR

glomerular filtration rate（糸球体濾過率）。腎臓の糸球体により血液が濾過される率で、これが低下することは腎機能低下のひとつとなります。濾過された原尿は尿細管において大部分は再吸収されますが、尿細管細胞内でのこの機能も含め、この部分で障害が起こることが、もうひとつの腎機能低下です。

DOCUMENT STYLE

本文をよく観察 (observe) し、その特徴を整理 (classify) してみましょう。

数字と句読点

科学的な文章には、数字や単位が多く出てくるものがあります。桁数の多い数字、小数点や分数などが読めることはもちろん、数字につく単位の書き方や、単位にともなうスペースやコンマなどの使い方にも慣れておく必要があります。ここでは、本文中の数字が含まれる表現を観察し、その書き方のルールを考えてみましょう。

単位

数字と単位 (unit of measure) の間には、通常はスペース (space) を1つ入れます。ただし、% (percentage sign) と℃ (degree sign) は例外で、これだけは前の数字との間にスペースを空けません。

例　1.5 hr, 2.5 h, 100 mg, 216 ml/min
　　85.15%［読み方：eighty-five point one five percent］, 85%/85.4 ± 4.4%, 23℃

同位体

同位体 (isotope) は、元素記号 (element symbol) の左上に小さい文字でその質量数を記します。また、その同位体を含む化合物名 (compound name) はハイフンで結びます。

例　^{14}C-vildagliptin

±, =, -, /

= (equal: イコール) は、前後にスペースを空けます。± (plusminus: プラスマイナス)、- (hyphen: ハイフン)、/ (slash: スラッシュ) の前後は、スペースを空けません。

例　N = 71［読み方：N equals to 17, N is equal to 71］
　　2160 ± 520 ng・hr/mL, 70.7 ± 16.1 L, 50-100 mg, 2-3 h, 1/3［読み方：one-third］, 2/3［読み方：two-thirds］

序数

数字に th などを付けて序数を表す場合、数字と th の間にスペースを入れません。

例　1st, 25th, 2nd, 53rd

かっこ、コンマ、ピリオド

かっこ (parenthesis mark) で囲まれた部分の前後には、1つずつスペースを空けますが、カッコとその中に入るものの間にはスペースを空けません。また、コンマ (comma) やピリオド (period) は、前にはスペースを空けませんが、後ろにはスペースを空けます。カッコで囲まれた部分のすぐ後にコンマやピリオドがある場合も、コンマやピリオドの前にスペースを空けないようにしましょう。

例　...of vildagliptin (LAF237) and..., healthy subjects (2275 ± 459 ng・hr/mL, N = 150)

EXERCISES

このユニットの本文をもう一度読んで、以下の質問に答えましょう。

1 Observe

段落❽で、数字や句読点がどのように使われているか、観察してみましょう。そして、英文中の数字や句読点の使い方を説明した１〜９の文の冒頭の空所に例にならって Leave か Do not leave を入れて、文を完成させなさい。

例 Leave_____ one space between a numeral and its unit of measure.
1. _____ a space between the isotope number and the element symbol.
2. _____ a space before or after the ± sign.
3. _____ a space between a numeral and the percentage sign.
4. _____ a space before or after a hyphen that connects two numbers indicating a range.
5. _____ a space before or after a slash.
6. _____ a space before an opening parenthesis mark and after a closing one.
7. _____ a space within parentheses.
8. _____ a space before a comma.

2 Classify

次の１〜８の情報を確認するには、本文のどの見出しの項目を見ればよいかを考え、次のページのＡ〜Ｇの選択肢から選びなさい。選択肢の中には、２回使われるものが１つあります。また、１〜８の文に書かれていることが正しければＴ、間違って入ればＦと記入しなさい。

	項目	正誤
1. Doses of 25 to 200 mg were used for the multiple dose administration study.	(　)	(　)
2. The pharmacokinetics were checked in 40 studies.	(　)	(　)
3. About 2/3 of vildagliptin is metabolized in the body.	(　)	(　)
4. The capsule form offers similar bioavailability to the tablet.	(　)	(　)
5. The target population for vildagliptin is diabetic patients.	(　)	(　)
6. More of the drug is distributed in the plasma than in the red blood cells.	(　)	(　)
7. More of the drug is eliminated in the faeces than in the urine.	(　)	(　)
8. Vildagliptin is absorbed very quickly.	(　)	(　)

A. Pharmacokinetics
B. Absorption
C. Bioequivalence
D. Distribution
E. Elimination
F. Dose and time dependency
G. Target population

3 Hypothesize

次の文章の下線部の数値を、適切な表記に直しなさい。スペースの空け方に注意しましょう。

A single dose of vildagliptin in patients with T2DM lead to inhibition of DPP-4 activity in plasma by more than (1) ninety percent at all doses from (2) ten to four hundred milligrams. The duration of DPP-4 inhibition was dose dependent and to achieve a lasting result the DPP-4 inhibition should be (3) more than seventy percent which corresponds to a vildagliptin dose of (4) more than ten milligrams bid.

Based on human therapeutic plasma levels, the exposure ratio demonstrates a safety margin of (5) one hundred fifty-nine fold for the sodium channel blockage.

Pharmacodynamics was studied in (6) one hundred thirty-three healthy volunteers and (7) one hundred eighty-five diabetic patients.

Use in moderate and severe renal impairment and ESRD is not recommended (mentioned in the SPC, section (8) four point two, (9) four point four, and (10) five point two).

4 Apply

特殊な数字が含まれる結果を説明する文章を書きなさい。このユニットを読んで観察した文の書き方を参考にしましょう。

SECTION II

Marketing a Drug
医薬品の販売

UNIT 11	**Package Insert (1)** 114
	添付文書 (1)
UNIT 12	**Package Insert (2)** 123
	添付文書 (2)
UNIT 13	**Package Insert (3)** 132
	添付文書 (3)
UNIT 14	**Package Insert (4)** 142
	添付文書 (4)
UNIT 15	**Patient Package Insert** 151
	患者向け添付文書

UNIT 11 添付文書 (1) Package Insert (1)

Unit 11 から Unit 14 までは、バイコールの医療関係者向けの添付文書の中から、重要な部分を抜粋して学習します。

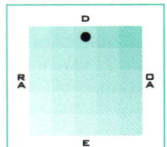

医療関係者向けの添付文書
発信者 >> 製薬企業
対　象 >> 医師、薬剤師などの医療関係者

INTRODUCTION

Asking a discourse community expert

Q1　この文書の用途、目的はなんですか。

A　この文書は、バイエル社のバイコールというコレステロール低下剤の添付文書（package insert）の一部で、薬剤特性、薬理作用、作用機序に関する部分を抜粋したものです。医薬品の添付文書とは、製薬企業が医療機関などに向けてその薬剤の詳細な説明を行うためのもので、医師や薬剤師はこれを読むことで、薬剤を適正に使用することができるのです。

Q2　この文書を読む際に注意すべき点はなんですか。

A　この文書では、コレステロールの体内挙動について、医薬品の添付文書としては異例なほど詳細に記述されています。通常はここまでの解説はありませんので、他の添付文書を読む際にはこの点に注意しましょう。バイコールの薬剤としての全般的な特性に関しては、添付文書として一般的な記述がされています。医薬品を扱う現場では、複数の薬剤を比較検討することも多いので、こうした文書を短時間で理解できるようになるのが理想的です。

CHECKPOINTS

- ☐ 構造式、物性、作用点、添加剤などの、薬剤としての全般的な特性
- ☐ 対象疾患とコレステロールとの詳細な関連性および本剤の影響
- ☐ 本剤の作用点とその有効性

READING THE DOCUMENT

次の英文を、文書の形式や英語表現に注意して読み、内容を把握しましょう。

BAYCOL®
(cerivastatin sodium tablets)

DESCRIPTION

Cerivastatin sodium is sodium [S-[R*,S*-(E)]]-7-[4-(4-fluorophenyl)-5-methoxymethyl)-2,6bis(1-methylethyl)-3-pyridinyl]-3,5-dihydroxy-6-heptenoate. The empirical formula for cerivastatin sodium is $C_{26}H_{33}FNO_5Na$ and its molecular weight is 481.5. It has the following chemical structure:

Cerivastatin sodium is a white to off-white hygroscopic amorphous powder that is soluble in water, methanol, and ethanol, and very slightly soluble in acetone.

Cerivastatin sodium is an entirely synthetic, enantiomerically pure inhibitor of 3-hydroxy-3-methylglutarylcoenzyme A (HMG-CoA) reductase. HMG-CoA reductase catalyzes the conversion of HMG-CoA to mevalonate, which is an early and rate-limiting step in the biosynthesis of cholesterol.

BAYCOL® (cerivastatin sodium tablets) is supplied as tablets containing 0.2, 0.3, 0.4 or 0.8 mg of cerivastatin sodium, for oral administration. Active Ingredient: cerivastatin sodium. Inactive Ingredients: mannitol, magnesium stearate, sodium hydroxide, crospovidone, povidone, iron oxide yellow, methylhydroxypropylcellulose, polyethylene glycol, and titanium dioxide.

語注

empirical formula: 実験式、化学式／chemical structure: 化学構造／hygroscopic: 吸湿性の／amorphous: 無定形の／methanol: メタノール、メチルアルコール／ethanol: エタノール、エチルアルコール／acetone: アセトン／synthetic: 合成の／enantiomerically: 鏡像異性的に／catalyze: 〜を触媒する／mevalonate: メバロン酸／rate-limiting step: 律速段階／biosynthesis: 生合成／active ingredient: 活性成分、有効成分／inactive ingredient: 不活性成分、添加物／mannitol: マンニトール／sodium hydroxide: 水酸化ナトリウム／crospovidone: クロスポビドン／povidone: ポビドン／iron oxide yellow: 酸化鉄(黄)／methylhydroxypropylcellulose: メチルヒドロキシプロピルセルロース／polyethylene glycol: ポリエチレングリコール／titanium dioxide: 二酸化チタン

CLINICAL PHARMACOLOGY

Cholesterol and triglycerides circulate as part of lipoprotein complexes throughout the bloodstream. These complexes can be separated via ultracentrifugation into high-density lipoprotein (HDL), intermediate-density lipoprotein (IDL), low-density lipoprotein (LDL) and very-low-density lipoprotein (VLDL) fractions. In the liver, cholesterol and triglycerides (TG) are synthesized, incorporated into VLDL, and released into the plasma for delivery to peripheral tissues.

A variety of clinical studies have demonstrated that elevated levels of total cholesterol (total-C), LDL-C, and apolipoprotein B (apo-B, a membrane complex for LDL-C) promote human atherosclerosis. Similarly, decreased levels of HDL-C (and its transport complex, apolipoprotein A) are associated with the development of atherosclerosis. Epidemiologic investigations have established that cardiovascular morbidity and mortality vary directly with the level of total-C and LDL-C and inversely with the level of HDL-C.

Like LDL, cholesterol-enriched triglyceride-rich lipoproteins, including VLDL, IDL and remnants, can also promote atherosclerosis. Elevated plasma triglycerides are frequently found in a triad with low HDL-C levels and small LDL particles, as well as in association with nonlipid metabolic risk factors for coronary heart disease. As such, total plasma TG has not consistently been shown to be an independent risk factor for CHD. Furthermore, the independent effect of raising HDL or lowering TG on the risk of coronary and cardiovascular morbidity and mortality has not been determined.

In patients with hypercholesterolemia, BAYCOL® (cerivastatin sodium tablets) has been shown to reduce plasma total cholesterol, LDL-C, and apolipoprotein B. In addition, it also reduces VLDL-C and plasma triglycerides and increases plasma HDL-C and apolipoprotein A-1. The agent has no consistent effect on plasma Lp(a). The effect of BAYCOL® on cardiovascular morbidity and mortality has not been determined.

Mechanism of Action: Cerivastatin is a competitive inhibitor of HMG-CoA reductase, which is responsible for the conversion of 3-hydroxy-3-methyl-glutaryl-coenzyme A (HMG-CoA) to mevalonate, a precursor of sterols, including cholesterol. The inhibition of cholesterol biosynthesis by cerivastatin reduces the level of cholesterol in hepatic cells, which stimulates the synthesis of LDL receptors, thereby increasing the uptake of cellular LDL particles. The end result of these biochemical processes is a reduction of the plasma cholesterol concentration.

http://www.fda.gov/cder/foi/label/2001/20740s19lbl.pdf

語注
complex: 複合体／ ultracentrifugation: 超遠心分離法／ high-density: 高比重の／ fraction: 小粒子／ synthesize: 〜を合成する、生成する／ incorporate: 〜を結合する／ apolipoprotein: アポリポ蛋白／ epidemiologic: 疫学の／ inversely: 逆に／ remnant: レムナント／ triad: 3人組など、3つで1組のものを表す言葉／ coronary heart disease（CHD）: 冠動脈心疾患／ agent: 薬剤／ precursor: 前駆体／ sterol: ステロール／ receptor: 受容体／ biochemical: 生化学的な

Vocabulary

本文中の重要な語句を確認しましょう。CDを利用して、聞き取りと発音の練習もしてみましょう。

Core Vocabulary

最重要語彙12語を、チャンツで練習しましょう。

pharmacology 薬理学	**ingredient** 材料	**receptor** 受容体
agent 薬剤	**synthetic** 合成の	**fraction** 小粒子
epidemiologic 疫学の	**hygroscopic** 吸湿性の	**biosynthesis** 生合成
empirical formula 化学式	**amorphous** 無定形の	**catalyze** 〜を触媒する

Vocabulary Exercise

本文に出てきた重要な語句を確認しましょう。

問題：それぞれの語句の意味を日本語で書きなさい。

(1) atherosclerosis　＿＿＿＿＿＿＿＿＿＿＿＿＿＿＿＿
(2) lipoprotein　＿＿＿＿＿＿＿＿＿＿＿＿＿＿＿＿
(3) apolipoprotein　＿＿＿＿＿＿＿＿＿＿＿＿＿＿＿＿
(4) ultracentrifugation　＿＿＿＿＿＿＿＿＿＿＿＿＿＿＿＿
(5) enantiomerically　＿＿＿＿＿＿＿＿＿＿＿＿＿＿＿＿
(6) active ingredient　＿＿＿＿＿＿＿＿＿＿＿＿＿＿＿＿
(7) inactive ingredient　＿＿＿＿＿＿＿＿＿＿＿＿＿＿＿＿
(8) sodium hydroxide　＿＿＿＿＿＿＿＿＿＿＿＿＿＿＿＿
(9) iron oxide yellow　＿＿＿＿＿＿＿＿＿＿＿＿＿＿＿＿
(10) titanium dioxide　＿＿＿＿＿＿＿＿＿＿＿＿＿＿＿＿

Key Expressions

本文中で下線が引かれている重要な表現を確認しましょう。

ア tablets（錠剤）

DESCRIPTION の項には、薬の剤形が書かれています。tablet（錠剤）が、内服薬としては最も一般的な剤形ですね。その他の剤形の英語表現もあわせて確認しておきましょう。

aerosol（エアゾール剤）	ophthalmic ointment（眼軟膏剤）
aromatic water（芳香水剤）	ophthalmic solution（点眼剤）
capsule（カプセル剤）	pill（丸剤）
cataplasm / gel patch（パップ剤）	plaster and pressure sensitive adhesive tape（貼付剤）
elixir（エリキシル剤）	
extract（エキス剤）	powder（散剤）
fluidextract（流エキス剤）	spirit（酒精剤）
granule（顆粒剤）	suppository（坐剤）
infusion and decoction（浸剤・煎剤）	suspension and emulsion（懸濁剤・乳剤）
injection（注射剤）	syrup（シロップ剤）
lemonade（リモナーデ剤）	tablet（錠剤）
liniment（リニメント剤）	tincture（チンキ剤）
liquid and solution（液剤）	transdermal system（経皮吸収型製剤）
lotion（ローション剤）	troche（トローチ剤）
ointment（軟膏剤）	

＊参考：厚生労働省「第十五改正日本薬局方」

イ oral administration（経口投与）

DESCRIPTION の項には、薬の投与方法も記載されています。その他の主な投与方法の英語表現もあわせて確認しておきましょう。

implantation（埋め込み）	vaginal administration（膣内投与）
topical administration（外用）	rectal administration（直腸投与）
intraocular administration（眼内投与）	ophthalmic administration（点眼）
inhalation（吸入投与）	otic administration（点耳）
intramuscular administration（筋肉内投与）	nasal administration（点鼻）
enteral administration（経腸投与）	oral administration（経口投与、内服）
percutaneous administration（経皮投与）	subcutaneous administration（皮下投与）
transdermal administration（経皮投与）	inhalation nasal（鼻吸入投与）
intraepidemal administration（上皮内投与）	intradermal administration（皮内投与）
intravenous administration（静脈内投与）	intranasal administration（副鼻腔内投与）
buccal administration（舌下投与）	intravascular administration（脈管内投与）
sublingual administration（舌下投与）	

ウ active ingredients（有効成分）, inactive ingredients（添加物）

医薬品の成分は、主に有効成分と添加物に分けることができます。添加物は薬の製剤を容易にするために含まれるもので、添付文書にはこの両方の成分について記載があります。ingredient の代わりに constituent、substance などを使うこともあります。

DOCUMENT STYLE

医薬品の添付文書の構成を理解しましょう。

添付文書の構成

　医薬品の添付文書（Package Insert）の構成には、ある程度の決まりがあります。ここでは、その構成と、それぞれの項目に書かれている内容を見ていきましょう。このユニットでは、冒頭のDESCRIPTIONとCLINICAL PHARMACOLOGYの一部を読みました。

1　DESCRIPTION
　薬剤の組成や性状のほか、有効成分の一般名、化学名、分子式、分子量、化学構造式といった理化学的知見が述べられています。（p.115 参照）

2　CLINICAL PHARMACOLOGY
　薬剤が体内でどのように作用してどのような効果をもたらすのか、といった薬効薬理（pharmacology: p.116 参照）が述べられています。また、他の薬との相互作用（drug-drug interactions）、薬物動態（pharmacokinetics: p.124 参照）、臨床研究（clinical studies: p.126 参照）の成績、特殊集団（special populations: p.125 参照）に対する試験の結果などが、必要に応じて記載されます。

　　Pharmacokinetics の重要語句
　　absorption（吸収），distribution（分布），metabolism（代謝），excretion（排泄）
　　Special Populations の重要語句
　　race（人種），gender（性別），geriatric（高齢者），pediatric（小児），renal insufficiency（腎機能障害），hepatic insufficiency（肝機能障害），hemodialysis（血液透析）

3　INDICATIONS AND USAGE
　適応症（対象疾病および適用条件）および適用できない条件や、必要な検査項目とその判断基準の使用法について記載されています。（p.133 参照）

4　CONTRAINDICATIONS
　禁忌事項が書かれています。日本の医薬品の添付文書では、これが一番最初に赤い文字や赤い枠などで、注意を引くように書かれていることが多いですね。英文の添付文書では目立つような工夫はしてありませんが、重要な部分ですので、確実に内容を読み取りましょう。（p.134 参照）

5　WARNINGS
　警告事項が書かれています。（p.134 参照）

6　PRECAUTIONS
　使用上の注意が書かれています。妊婦、高齢者、小児などに投与する際の注意事項、また、投与の際に注意が必要な患者について、詳しく述べられています。CLINICAL PHARMACOLOGYの項目と同じような内容、表現が多く出てきます。（p.143 参照）

7　ADVERSE REACTIONS

副作用についての記述です。

8　OVERDOSAGE

過量投与した際に起こる症状と、その処置について書かれています。

9　DOSAGE AND ADMINISTRATION

この薬剤の用法・用量が書かれています。

DOSAGE AND ADMINISTRATION に関する重要語句、文例

initial / starting dose（初回用量），recommended dose（推奨用量），twice daily/twice per day（1日2回），with meals（食事とともに）

例）The starting dose of BAYCOL is 0.4 mg once daily in the evening.
（バイコールの初回用量は、0.4 mg で、1日1回、夜に投与してください）
The recommended dose is 0.4 mg given orally three times per day.
（0.4 mg を1日3回経口投与することを推奨します）

10　HOW SUPPLIED

薬剤が販売される際の梱包や形状、商品名、保管方法などについて書かれています。アメリカの場合、ここに NDC（National Drug Code: 全米医薬品コード）が記載されています。

薬の梱包に関する重要語句

ampoule（アンプル），bottle（びん），carton（カートン），container（容器），cylinder（シリンダー），dose pack（単位包装），inhaler（吸入器），kit（キット），syringe（シリンジ），vial（バイアル）

薬の保管に関する重要表現の例

store at 25℃（25℃で保存）
store at controlled room temperature 20-25℃（20 〜 25℃に保たれた室温で保存）
store below 25℃, in a dry area（25℃以下の乾燥した場所で保存）
store at 25℃; excursions permitted to 15-30℃（25℃で保存。15 〜 30℃までは許容範囲）
store in the refrigerator after opening（開封後は冷蔵庫で保存）

EXERCISES

このユニットの本文をもう一度読んで、以下の質問に答えましょう。

1 Observe

冒頭の DESCRIPTION は非常に重要です。専門用語が多く、一見難しく見えますが、文の構造は実は単純です。名詞の多くが専門用語なので、これをアルファベットの記号に置き換えれば、文の骨組みが見えてきます。以下に、本文中の下線部①〜⑥の文について、専門用語をアルファベットの記号に置き換えた文の骨組みが与えられています。本文を見て、それぞれの記号にあたる部分を答えなさい。

① **A** is **B**.

   A = _____
   B = _____

② The **C** for **A** is **D** and its **E** is 481.5.

   C = _____
   D = _____
   E = _____

③ **A** is **F** that is soluble in **G**, **H**, and **I** and very slightly soluble in **J**.

   F = _____
   G = _____
   H = _____
   I = _____
   J = _____

④ **A** is **K** of **L**.

   K = _____
   L = _____

⑤ **L** catalyzes the conversion of **M** to **N**, which is **O** in **P**.

   M = _____
   N = _____
   O = _____
   P = _____

⑥ **Q** (**A** tablets) is supplied as **R** containing 0.2, 0.3, 0.4 or 0.8 mg of **A**, for **S**.

   Q = _____
   R = _____
   S = _____

2 Classify

本文の下線部①〜⑥の文はそれぞれ何を表していますか。下の１〜４の中から選んで答えなさい。選択肢の中には２回以上使われるものがあります。

① **A** is **B**.   (   )
② The **C** for **A** is **D** and its **E** is 281.5.   (   )
③ **A** is **F** that is soluble in **G**, **H**, and **I** and very slightly soluble in **J**.   (   )
④ **A** is **K** of **L**.   (   )
⑤ **L** catalyzes the conversion of **M** to **N**, which is **O** in **P**.   (   )
⑥ **Q** (**A** tablets) is supplied as **R** containing 0.2, 0.3, 0.4 or 0.8 mg of **A**, for **S**.   (   )

> 1. **A** を定義している
> 2. **A** の形状を述べている
> 3. **A** の特性について述べている
> 4. **A** の作用のメカニズムについて説明する

3 Hypothesize

これまでの観察テクニックをもとに、CLINICAL PHARMACOLOGY（臨床薬理学）の項目を読んでみましょう。以下の各文の内容が本文の内容と合っていればT、違っていればF、本文で触れられていない場合はNSと答えなさい。

1. Cholesterol and triglycerides can be separated into various fractions. (   )
2. The liver synthesizes HDL and IDL complexes. (   )
3. Clinical studies have shown that high levels of all types of cholesterol lead to the development of atherosclerosis. (   )
4. Epidemiologic studies have shown that low levels of HDL-C promote cardiovascular problems. (   )
5. LDL, VLDL and IDL act in similar ways in raising the risk of atherosclerosis. (   )
6. Plasma triglycerides is the most common chemical form of fat in the body. (   )
7. The independent effects of HDL and TG levels on cardiovascular diseases are clearly known. (   )
8. Baycol is the name of a medicine for patients suffering from high levels of cholesterol. (   )
9. Cerivastatin sodium can raise HDL-C levels in the plasma. (   )
10. Cardiovascular diseases can be prevented by taking Baycol. (   )

4 Apply

ここで学んだ、文の構造や情報の流れを観察する方法を使い、p.116 の作用機序（Mechanism of Action）の項を分析して、そこに書かれている情報の短い要約を日本語で書いてみましょう。

UNIT 12 添付文書(2) Package Insert (2)

医療関係者向けの添付文書から、薬物動態と特殊集団に対する臨床試験の結果について書かれた部分を抜粋しています。

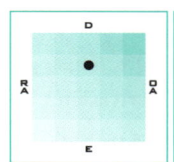

医療関係者向けの添付文書
発信者 >> 製薬企業
対　象 >> 医師、薬剤師などの医療関係者

INTRODUCTION

Asking a discourse community expert

Q1 この文書の用途、目的はなんですか。

A この文書は Unit 11 でも読んだ、バイエル社のコレステロール低下剤、バイコールの添付文書の一部です。ここではバイコールの薬物動態、すなわち吸収、分布、代謝、排泄と、特殊集団における試験および臨床研究について述べています。

Q2 この文書を読む際に注意すべき点はなんですか。

A 本文で扱っているのは、本剤の特性を知るうえで非常に重要な部分です。また、特殊集団での試験成績も、薬剤の適正使用にあたっては重要な情報です。一方臨床試験成績に関しては、この部分の記述だけでは類薬との比較や薬効の強さがあまり明確ではないので、必ずしも適切な評価はできないことに注意しましょう。

Q3 この文書を読むのに役立つ背景知識はなんですか。

A 代謝の項目に、セリバスタチンは CYP2C8 と CYP3A4 の両方でかなり代謝されるため、いずれか片方の代謝抑制剤を単独で投与した場合にはそれほど大きな影響を受けないと書かれています。他の一部のスタチン系薬剤は CYP3A4 によって主に代謝され、CYP3A4 の抑制剤を併用投与すると血中濃度が非常に増加することがあるため、これがセリバスタチンのメリットとして記載されています。この部分が、本剤の「売り」となる特徴だったのです。

CHECKPOINTS

- ☐ 本剤の吸収、分布、代謝、排泄に関する実験データに基づいた特性
- ☐ 本剤を高齢者、小児、異なる人種、腎臓あるいは肝臓に障害をもつ患者に投与したときの特性
- ☐ 治験として本剤の臨床試験を行ったときの有効性などの成績

READING THE DOCUMENT

次の英文を、文書の形式や英語表現に注意して読み、内容を把握しましょう。

Pharmacokinetics:

Absorption: BAYCOL® (cerivastatin sodium tablets) is administered orally in the active form. The mean absolute bioavailability of cerivastatin following a 0.2-mg tablet oral dose is 60% (range 39-101%). In general, the coefficient of variation (based on the inter-subject variability) for both systemic exposure (area under the curve, AUC) and C_{max} is in the 20% to 40% range. The bioavailability of cerivastatin sodium tablets is equivalent to that of a solution of cerivastatin sodium. No unchanged cerivastatin is excreted in feces. Cerivastatin exhibits linear kinetics over the dose range of 0.2 to 0.8-mg daily. In male and female patients at steady-state, the mean maximum concentrations (C_{max}) following evening cerivastatin tablet doses of 0.2, 0.3, 0.4, and 0.8-mg are 2.8, 5.1, 6.2, and 12.7 µg/L, respectively. AUC values are also dose-proportional over this dose range and the mean time to maximum concentration (t_{max}) is approximately 2 hours for all dose strengths. Following oral administration, the terminal elimination half-life ($t_{1/2}$) for cerivastatin is 2 to 4 hours. Steady-state plasma concentrations show no evidence of cerivastatin accumulation following administration of up to 0.8 mg daily.

Results from an overnight pharmacokinetic evaluation following single-dose administration of cerivastatin with the evening meal or 4 hours after the evening meal showed that administration of cerivastatin with the evening meal did not significantly alter either AUC or C_{max} compared to dosing the drug 4 hours after the evening meal. In patients given 0.2 mg cerivastatin sodium once daily for 4 weeks, either at mealtime or at bedtime, there were no differences in the lipid-lowering effects of cerivastatin. Both regimens of 0.2 mg once daily were slightly more efficacious than 0.1 mg twice daily.

Distribution: The volume of distribution (VD_{ss}) is calculated to be 0.3 L/kg. More than 99% of the circulating drug is bound to plasma proteins (80% to albumin). Binding is reversible and independent of drug concentration up to 100 mg/L.

Metabolism: Biotransformation pathways for cerivastatin in humans include the following: demethylation of the pyridilic methyl ether to form M1 and hydroxylation of the methyl group in the 6'-isopropyl moiety to form M23. The combination of both reactions leads to formation of metabolite M24. The major circulating blood components are cerivastatin and the pharmacologically active M1 and M23 metabolites. The relative potencies of metabolites M1 and M23 are comparable to, but do not exceed, the potency of the parent compound. Following a 0.8-mg dose of cerivastatin to male and female patients, mean steady state C_{max} values for cerivastatin, M1, and M23 were 12.7, 0.55,

---

語注

active form: 活性型／ coefficient of variation: 変動係数／ solution: 溶液／ linear: 線形の／ kinetics: 動態／ steady-state: 定常状態の／ dose-proportional: 用量に比例した／ terminal elimination: 最終排出／ regimen: 投薬計画、処方計画／ efficacious: 有効な、効果のある／ albumin: アルブミン／ biotransformation pathway: 生体内変換経路／ demethylation: 脱メチル化／ pyridilic methyl ether: ピリディリックメチルエーテル／ hydroxylatioin: 水酸化／ moiety: 部分、成分／ blood component: 血液成分／ relative potency: 相対効力／ parent compound: 親化合物

and 1.4 μg/L, respectively. Therefore, the cholesterol-lowering effect is due primarily to the parent compound, cerivastatin.

In vitro studies show that the hepatic cytochrome P450 (CYP) enzyme system catalyzes the cerivastatin biotransformation reactions. Specifically, two P450 enzyme sub-classes are involved. The first is CYP 2C8, which leads predominately to the major active metabolite, M23, and to a lesser extent, the other active metabolite, M1. The second is CYP 3A4, which primarily contributes to the formation of the less abundant metabolite, M1. The CYP 3A4 enzyme sub-class is also involved in the metabolism of a significant number of common drugs. The effect of the dual pathways of hepatic metabolism for cerivastatin is shown in clinical studies examining the effect of the known potent CYP 3A4 inhibitors, erythromycin and itraconazole. In these interaction studies, specific inhibition of the CYP 3A4 enzyme sub-class resulted in a 1.4- to 1.5-fold mean increase in cerivastatin plasma levels following cotreatment with erythromycin or itraconazole, possibly because of metabolism via the alternate CYP 2C8 pathway.

Excretion: Cerivastatin itself is not found in either urine or feces; M1 and M23 are the major metabolites excreted by these routes. Following an oral dose of 0.4 mg ^{14}C-cerivastatin to healthy volunteers, excretion of radioactivity is about 24% in the urine and 70% in the feces. The parent compound, cerivastatin, accounts for less than 2% of the total radioactivity excreted. The plasma clearance for cerivastatin in humans after intravenous dosing is 12 to 13 liters per hour.

Special Populations

Geriatric: Plasma concentrations of cerivastatin are similar in healthy elderly male subjects (>65 years) and in young males (<40 years).

Gender: Plasma concentrations of cerivastatin in females are slightly higher than in males (approximately 12% higher for C_{max} and 16% higher for AUC).

Pediatric: Cerivastatin pharmacokinetics have not been studied in pediatric patients.

Race: Cerivastatin pharmacokinetics were compared across studies in Caucasian, Japanese and Black subjects. No significant differences in AUC, C_{max}, t_{max}, and $t_{1/2}$ were found.

Renal: Steady-state plasma concentrations of cerivastatin are similar in healthy volunteers (Cl_{cr} >90 mL/min/1.73m^2) and in patients with mild renal impairment (Cl_{cr} 61-90 mL/min/1.73m^2). In patients with moderate (Cl_{cr} 31-60 mL/min/1.73m^2) or severe (Cl_{cr} ≤30 mL/min/1.73m^2) renal impairment, AUC is up to 60% higher, C_{max} up to 23% higher, and $t_{1/2}$ up to 47% longer compared to subjects with normal renal function.

語注
cytochrome: シトクロム／biotransformation reaction: 生体内変換反応／predominately: 主に／dual pathway: 二重経路／erythromycin: エリスロマイシン／itraconazole: イトラコナゾール／radioactivity: 放射能／geriatric: 老人の／pediatric: 小児の／Caucasian: 白人

Hemodialysis: While studies have not been conducted in patients with end-stage renal disease, hemodialysis is not expected to significantly enhance clearance of cerivastatin since the drug is extensively bound to plasma proteins.

Hepatic: Cerivastatin has not been studied in patients with active liver disease (see **CONTRAINDICATIONS**). Caution should be exercised when BAYCOL® (cerivastatin sodium tablets) is administered to patients with a history of liver disease or heavy alcohol ingestion (see **WARNINGS**).

Clinical Studies: BAYCOL® (cerivastatin sodium tablets) has been studied in controlled trials in North America, Europe, Israel, and South Africa and has been shown to be effective in reducing plasma Total-C, LDL-C, VLDL-C, apo B, and TG and increasing HDL-C and apo A1 in patients with heterozygous familial and non-familial forms of hypercholesterolemia and in mixed dyslipidemia. Over 5,000 patients with Type IIa and IIb hypercholesterolemia were treated in trials of 4 to 104 weeks duration.

The effectiveness of BAYCOL® in lowering plasma cholesterol has been shown in men and women, in patients with and without elevated triglycerides, and in the elderly. In four large, multicenter, placebocontrolled dose response studies in patients with primary hypercholesterolemia, BAYCOL® given as a single daily dose over 8 weeks, significantly reduced Total-C, LDL-C, apo B, TG, total cholesterol/HDL cholesterol (Total-C/HDL-C) ratio and LDL cholesterol/HDL cholesterol (LDL-C/HDL-C) ratio. Significant increases in HDL-C were also observed. The median (25th and 75th percentile) percent changes from baseline in HDL-C for Baycol 0.2, 0.3, 0.4, and 0.8 mg were +8 (+1, +15), +8 (+1, +14), +7 (0, +14), and +9 (+2, +16), respectively. Significant reductions in mean total-C and LDL-C were evident after one week, peaked at four weeks, and were maintained for the duration of the trial.

http://www.fda.gov/cder/foi/label/2001/20740s19lbl.pdf

語注

enhance: 〜を向上させる、〜を強化する／ active liver disease: 活動性肝疾患／ history: 既往歴、病歴／ ingestion: 摂取／ controlled trial: 比較対照臨床試験／ heterozygous: ヘテロ接合の／ familial: 家族性の／ dyslipidemia: 脂質異常／ ratio: 率、比率／ percentile: パーセンタイル値

Vocabulary

本文中の重要な語句を確認しましょう。CD を利用して、聞き取りと発音の練習もしてみましょう。

Core Vocabulary

最重要語彙 12 語を、チャンツで練習しましょう。

metabolism 代謝	**geriatric** 老人の	**steady-state** 定常状態の
excretion 排泄	**pediatric** 小児の	**blood component** 血液成分
hepatic 肝臓の	**gender** 性	**dyslipidemia** 脂質異常
renal 腎臓の	**race** 人種	**regimen** 投薬計画

Vocabulary Exercise

本文に出てきた重要な語句を確認しましょう。

問題：それぞれの語句の意味を日本語で書きなさい。

(1) biotransformation pathway _____

(2) biotransformation reaction _____

(3) dual pathway _____

(4) history _____

(5) ingestion _____

(6) familial _____

(7) efficacious _____

(8) solution _____

KEY EXPRESSIONS

本文中で下線が引かれている重要な表現を確認しましょう。

ア pharmacokinetics（薬物動態）

薬物の体内での挙動で、吸収（absorption）、分布（distribution）、代謝（metabolism）、排泄（excretion）の4項目から成っています。それぞれの頭文字をとって ADME とも呼ばれています。通常は血液中の薬物またはその代謝物の濃度を測定して、各種のパラメータ（AUC、t_{max}、C_{max}、$t_{1/2}$、VD など）を求めます。

イ bioavailability（バイオアベイラビリティー、生物学的利用能）

服用した薬物量に対して、薬物が吸収され、初回通過効果で除かれた後の全身循環に到達した薬物量の割合を表します。通常は、薬物の服用 AUC をそれに相当する静脈内投与 AUC で割って求めます。

ウ AUC: area under the curve（血中濃度曲線下面積）

area under the blood concentration-time curve（血中濃度－時間曲線下面積）とも言い、薬物の血中濃度を表すグラフの、血中濃度と時間軸に囲まれた部分の面積です。

エ steady-state plasma concentration（定常状態血漿濃度）

薬物を反復服用したときの、平衡状態における血中の薬物濃度のことです。

オ volume of distribution（分布容積）

薬物が血中濃度と同じ濃度で身体に分布していると仮定したときの身体の容積のことで、「分布容積×血中濃度」が体内の薬物量となります。

カ biotransformation pathway（生体内変換経路）

薬物が体内に取り込まれた後に、主に肝酵素によって他の物質に変換される経路のことで、水酸化、還元、メチル化、抱合化などがあります。

キ cytochrome P450: CYP（シトクロム P450）

活性部位にヘムを有する薬物代謝酵素で、酸化・還元によって水酸化反応を行います。一酸化炭素が結合すると 450 nm の波長を吸収します。多くのサブファミリーがあります。

DOCUMENT STYLE

本文をよく観察（observe）し、その特徴を整理（classify）してみましょう。

Pharmacokinetics

薬物動態は、Pharmacokinetics あるいは Pharmacokinetics and Drug Metabolism という項目名で示されます。通常は、吸収（absorption）、分布（distribution）、代謝（metabolism）、排泄（excretion）の4項目が、この通りの順に並んでいます。

Special Populations

この項目には、年齢、人種、性別、健康状態などが特殊な条件にある患者に対する臨床試験の成績について書かれています。多くの場合、決まった項目が並ぶので、項目名を覚えておくといいでしょう。

Race（人種）

どのような人種の患者に対して試験を行ったかが書かれています。

> **人種に関する重要語**
> Caucasian（白人），Hispanic（ヒスパニック），Black（黒人），Asian（アジア人）

Gender（性別）

性別による試験成績の違いが述べられています。男性は male、女性は female です。

Geriatric（高齢者）

年齢の高い集団に対する試験成績が述べられています。何歳以上の患者を対象としているかは、項目の最後に (<40 years) のように定義されているのが普通です。

Pediatric（小児）

小児に対する試験成績が述べられています。対象となった子どもの年齢は、5 to 12 years of age（5歳から12歳）のように、通常は文中で定義されています。バイコールは主に高齢者が使用する薬なので、本文では Cerivastatin pharmacokinetics have not been studied in pediatric patients.（セリバスタチンの薬物動態は、小児患者での研究が行われていない）と、試験データがないことが述べられています。

Renal (Insufficiency)（腎機能障害）

腎臓に疾患のある患者に対する試験成績が述べられています。

Hepatic (Insufficiency)（肝機能障害）

肝臓に疾患のある患者に対する試験成績が述べられています。

Hemodialysis（血液透析）

血液透析を受けている患者に対する試験成績が述べられています。

EXERCISES

このユニットの本文をもう一度読んで、以下の質問に答えましょう。

1 Observe

本文の Absorption の項をスキャニングして以下の用語を探し、下線を引きなさい。次に、それについて数値を挙げて詳しく述べている部分を本文中から探し、その内容を解答欄に書きなさい。本文と全く同じ表現を使う必要はありません。

1. mean absolute bioavailability
   _____

2. coefficient of variation for systemic exposure
   _____

3. coefficient of variation for C_{max}
   _____

4. excretion in feces
   _____

5. linear kinetics
   _____

6. mean maximum concentrations
   _____
   _____

7. mean time to maximum concentration (t_{max})
   _____

8. terminal elimination half-life ($t_{1/2}$)
   _____

9. steady-state plasma concentrations
   _____

10. overnight pharmacokinetic evaluation
    _____
    _____

2 Classify

本文中の単語を使って、次の文章の空所を埋めなさい。空所に入る語の最初の文字は与えられています。Exercise 1 で練習したスキャニングのテクニックを使いましょう。

In humans, cerivastatin undergoes biotransformation via two (1) p_____. The first is (2) d_____ of the pyridilic methyl ether and the second is (3) h_____ of the methyl group in the 6'-isopropyl moiety. The first pathway gives the (4) p_____ active metabolite M1 and the second gives M23. Both pathways acting together give M24. (5) C_____ and its metabolites circulate in the (6) b_____ with the parent (7) c_____ showing the highest concentration and thus being mainly responsible for the (8) c_____-lowering effect.
According to *in vitro* studies, these cerivastatin (9) b_____ reactions are catalyzed by the (10) h_____ cytochrome P450 (CYP) enzyme system. The two P450 (11) e_____ sub-classes involved are CYP 2C8 and CYP 3A4. The former is mainly (12) i_____ in the formation of M23 and the latter in that of M1.
In (13) c_____ studies, inhibition of the CYP 3A4 enzyme by (14) e_____ and itraconazole resulted in an increase in cerivastatin (15) p_____ levels.

3 Hypothesize

もしあなたが次のような患者を担当している場合、バイコールの効用について、どの項目を注意深く読む必要がありますか。以下の選択肢から選んで答えなさい。

1. A very obese child　　　　　　　　　　　（　　　）
2. A patient with kidney disease　　　　　　（　　　）
3. An alcoholic suffering from liver disease　（　　　）
4. A middle-aged woman　　　　　　　　　（　　　）
5. An elderly Japanese patient　　　　　　　（　　　）

> a. Hepatic　b. Geriatric, Race　c. Gender　d. Pediatric　e. Renal

4 Apply

ここで学んだ文章の観察のテクニックを用い、バイコールについて行われた臨床試験のまとめを英語で書いてみましょう。本文の説明に使われていた語句を使うようにしてください。

UNIT 13 Package Insert (3)

添付文書 (3)

医療関係者向けの添付文書から、薬剤の適応症と使用法、禁忌、警告について書かれた部分を抜粋しています。

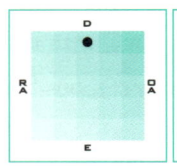

医療関係者向けの添付文書
発信者 >> 製薬企業
対　象 >> 医師、薬剤師などの医療関係者

INTRODUCTION

Asking a discourse community expert

Q1　この文書の用途、目的はなんですか。

A　この文書は Unit 11、12 でも読んだバイエル社のコレステロール低下剤、バイコールの添付文書の一部です。この部分には、本剤の適応症と使用法、禁忌、警告について書かれています。

Q2　この文書を読む際に注意すべき点はなんですか。

A　本剤の対象となる患者には、単に血中コレステロール値が高いというだけでなく、他にも細かい条件があります。たとえば食事療法などによる改善が不十分な患者、あるいは二次性の高コレステロール血症（管理不十分な真性糖尿病、低甲状腺機能症など）の患者なども対象となることに注意しましょう。また、本剤での治療における肝機能検査に関する部分や、本剤の投与開始用量と横紋筋融解症のリスクとの関連も、しっかり読み取る必要があります。

CheckPoints

- ☐ 高コレステロール血症患者が対象だが、細かい適用条件があること
- ☐ 本剤の投与禁忌として、肝臓関連疾病、ゲムフィブロジルとの併用、妊娠あるいは授乳中の婦人などが挙げられていること
- ☐ 本剤の投与にあたっての警告として、肝機能障害や、横紋筋融解症の誘発に伴う腎機能障害に関する記述があること

READING THE DOCUMENT

次の英文を、文書の形式や英語表現に注意して読み、内容を把握しましょう。

INDICATIONS AND USAGE

BAYCOL® (cerivastatin sodium tablets) is indicated as an adjunct to diet to reduce elevated Total-C, LDLC, apo B, and TG and to increase HDL-C levels ア in patients with primary hypercholesterolemia and mixed dyslipidemia (Fredrickson Types IIa and IIb) イ when the response to dietary restriction of saturated fat and cholesterol and other non-pharmacological measures alone has been inadequate. ウ Therapy with lipid-altering drugs should be a component of multiple risk factor intervention エ in those patients at significantly high risk for atherosclerotic vascular disease due to hypercholesterolemia.

オ Before considering therapy with lipid-altering agents, secondary causes of hypercholesterolemia, e.g., poorly controlled diabetes mellitus, hypothyroidism, nephrotic syndrome, dysproteinemias, obstructive liver disease, カ other drug therapy, alcoholism, should be excluded and a lipid profile performed to measure Total-C, HDL-C, and triglycerides (TG). キ For patients with TG of 400 mg/dL or less, LDL-C can be estimated using the following equation:

$$LDL\text{-}C = [Total\text{-}C] \text{ minus } [HDL\text{-}C + TG/5]$$

ク For TG levels > 400 mg/dL, this equation is less accurate and LDL-C concentrations should be directly measured by preparative ultracentrifugation. ケ In many hypertriglyceridemic patients, LDL-C may be low or normal despite elevated Total-C. コ In such cases, BAYCOL® (cerivastatin sodium tablets) is not indicated. Lipid determinations should be performed at intervals of no less than four weeks.

サ At the time of hospitalization for an acute coronary event, consideration can be given to initiating drug therapy シ at discharge ス if the LDL-C level is ≥ 130 mg/dL (NCEP-ATP II).
Since the goal of treatment is to lower LDL-C, the NCEP recommends that LDL-C levels be used to initiate and assess treatment response. セ Only if LDL-C levels are not available, should the Total-C be used to monitor therapy.
Although BAYCOL® may be useful to reduce elevated LDL-cholesterol levels ソ in patients with combined hypercholesterolemia and hypertriglyceridemia where hypercholesterolemia is the major abnormality (Type IIb hyperlipoproteinemia), it has not been studied タ in conditions where the major abnormality is elevation of chylomicrons, VLDL, or IDL (i.e., hyperlipoproteinemia types I, III, IV, or V).

語注

adjunct: 補助薬／ dietary restriction: 食事制限／ saturated fat: 飽和脂肪／ lipid-altering drug: 脂質低下剤／ atherosclerotic vascular disease: アテローム性動脈硬化性血管障害／ hypothyroidism: 甲状腺機能低下症／ nephrotic syndrome: ネフローゼ症候群／ dysproteinemia: 蛋白異常血症／ obstructive liver disease: 閉塞性肝疾患／ equation: 方程式／ preparative: 準備の／ hypertriglyceridemic: 高トリグリセリド血症の／ initiate: ～を始める／ discharge: 退院／ NCEP (National Cholesterol Education Program): 全米コレステロール教育プログラム［コレステロールの低下と適正値維持のためのプログラム。ATP IIはその第2次ガイドラインのこと］／ monitor therapy: 観察療法／ hyperlipoproteinemia: 高リポ蛋白血症／ chylomicron: カイロミクロン

CONTRAINDICATIONS

Active liver disease or unexplained persistent elevations of serum transaminases (see **WARNINGS**).
Concurrent treatment with gemfibrozil due to a risk for rhabdomyolysis (see WARNINGS: Skeletal Muscle).
Pregnancy and lactation: Atherosclerosis is a chronic process, and the discontinuation of lipid-lowering drugs during pregnancy should have little impact on the outcome of long-term therapy of primary hypercholesterolemia. Moreover, cholesterol and other products of the cholesterol biosynthesis pathway are essential components for fetal development, including synthesis of steroids and cell membranes. Since HMG-CoA reductase inhibitors decrease cholesterol synthesis and possibly the synthesis of other biologically active substances derived from cholesterol, they may cause fetal harm when administered to pregnant women. Therefore, HMG-CoA reductase inhibitors are contraindicated during pregnancy and in nursing mothers. **Cerivastatin sodium should be administered to women of child-bearing age only when such patients are highly unlikely to conceive and have been informed of the potential hazards**. If the patient becomes pregnant while taking this drug, cerivastatin sodium should be discontinued and the patient should be apprised of the potential hazard to the fetus.
Hypersensitivity to any component of this medication.

WARNINGS

Liver Enzymes: HMG-CoA reductase inhibitors have been associated with biochemical abnormalities of liver function. Persistent increases of serum transaminase (ALT, AST) values to more than 3 times the upper limit of normal (occurring on two or more not necessarily sequential occasions, regardless of baseline status) have been reported in 0.5% of patients treated with cerivastatin sodium in the US over an average period of 11 months. The incidence of these abnormalities was 0.1%, 0.4%, 0.9% and 0.6% for BAYCOL® 0.2, 0.3, 0.4, and 0.8 mg respectively. These abnormalities usually occurred within the first 6 months of treatment, usually resolved after discontinuation of the drug, and were not associated with cholestasis. In most cases, these biochemical abnormalities were asymptomatic.
It is recommended that liver function tests be performed before the initiation of treatment, at 6 and 12 weeks after initiation of therapy or elevation in dose, and periodically thereafter, e.g., semiannually. Patients who develop increased transaminase levels should be monitored with a second liver function evaluation to confirm the finding and be followed thereafter with frequent liver function tests until the abnormality(ies) return to normal. Should an increase in AST or ALT of three times the upper limit of normal or greater persist, withdrawal of cerivastatin sodium therapy is recommended.

語注
serum transaminase: 血清トランスアミナーゼ／ concurrent: 併用の／ lactation: 授乳／ chronic: 慢性の／ cholesterol biosynthesis pathway: コレステロール生合成経路／ conceive: 妊娠する／ be apprised of 〜: 〜を知らされる／ hypersensitivity: 過敏症／ sequential: 連続の／ cholestasis: 胆汁うっ滞／ asymptomatic: 無症候性の／ semiannually: 半年ごとに／ withdrawal: (薬の)使用中止

Active liver disease or unexplained transaminase elevations are contraindications to the use of BAYCOL® (cerivastatin sodium tablets) (see **CONTRAINDICATIONS**). Caution should be exercised when cerivastatin sodium is administered to patients with a history of liver disease or heavy alcohol ingestion (see **CLINICAL PHARMACOLOGY: Pharmacokinetics/Metabolism**). Such patients should be started at the low end of the recommended dosing range and closely monitored.

Skeletal Muscle: **Cases of rhabdomyolysis, some with acute renal failure secondary to myoglobinuria, have been reported with cerivastatin and other drugs in this class**. Beginning therapy above the 0.4 mg starting dose increases the risk of myopathy and rhabdomyolysis. Myopathy, defined as muscle aching or muscle weakness, associated with increases in plasma creatine kinase (CK) values to greater than 10 times the upper limit of normal, was seen in 0.4% of patients in U.S. cerivastatin clinical trials. In one clinical study using BAYCOL 0.8 mg as the starting dose, women over 65 years of age, especially those with low body weight, were observed to be at an increased risk of myopathy. Myopathy should be considered in any patient with diffuse myalgias, muscle tenderness or weakness, and/or marked elevation of CK. Patients should be advised to report promptly unexplained muscle pain, tenderness, or weakness, particularly if accompanied by malaise or fever. BAYCOL® (cerivastatin sodium tablets) therapy should be discontinued if markedly elevated CK levels occur or myopathy is diagnosed or suspected. **BAYCOL® (cerivastatin sodium tablets) should be temporarily withheld in any patient experiencing an acute or serious condition predisposing to the development of renal failure secondary to rhabdomyolysis, e.g., sepsis; hypotension; major surgery; trauma; severe metabolic, endocrine or electrolyte disorders; or uncontrolled epilepsy.**

The risk of myopathy during treatment with HMG-CoA reductase inhibitors is increased with concurrent administration of cyclosporine, fibric acid derivatives, erythromycin, azole antifungals or lipid-lowering doses of niacin.

The combined use of HMG-CoA inhibitors and fibrates generally should be avoided. The use of fibrates alone may be associated with myopathy including rhabdomyolysis and associated renal failure. **The combined use of cerivastatin and gemfibrozil is contraindicated due to a risk for rhabdomyolysis (see Contraindications)**.

http://www.fda.gov/cder/foi/label/2001/20740s19lbl.pdf

語注

myoglobinuria: ミオグロビン尿素／ diffuse: 広範囲の／ myalgia: 筋肉痛／ promptly: 直ちに／ markedly: 著しく／ predispose: (病気に) かかりやすくする／ sepsis: 敗血症／ hypotension: 低血圧／ electrolyte: 電解質／ epilepsy: てんかん／ cyclosporine: シクロスポリン／ fibric acid derivative: フィブリン酸誘導体／ azole antifungal: アゾール抗真菌薬／ niacin: ナイアシン

Vocabulary

本文中の重要な語句を確認しましょう。CD を利用して、聞き取りと発音の練習もしてみましょう。

Core Vocabulary

最重要語彙 12 語を、チャンツで練習しましょう。

contraindication 禁忌	**hypersensitivity** 過敏症	**dysproteinemia** 蛋白異常血症
concurrent 併用の	**sepsis** 敗血症	**myalgia** 筋肉痛
chronic 慢性の	**hypotension** 低血圧	**syndrome** 症候群
diffuse 広範囲の	**epilepsy** てんかん	**persistent** 持続性の

Vocabulary Exercise

本文に出てきた重要な語句を確認しましょう。

問題：それぞれの語句の意味を日本語で書きなさい。

(1) azole antifungal
(2) fibric acid derivative
(3) serum transaminase
(4) NCEP
(5) atherosclerotic vascular disease
(6) hypothyroidism
(7) nephrotic syndrome
(8) hypertriglyceridemic

KEY EXPRESSIONS

本文中の重要な表現を確認しましょう。

疾患に関する用語

hypercholesterolemia（高コレステロール血症）、dyslipidemia（脂質異常症）、poorly controlled diabetes mellitus（コントロール不良の糖尿病）、hypothyroidism（甲状腺機能低下症）、nephrotic syndrome（ネフローゼ症候群）、dysproteinemia（蛋白異常血症）、obstructive liver disease（閉塞性肝疾患）など、疾病に関する用語が多く出てきます。こうした文書を読む際には、これらを一つひとつ正確に理解する必要があります。

INDICATIONS AND USAGE の重要表現

この薬の働き、効能を表します。

表現の例

X is indicated for the treatment of...（**X** は……の治療に使われる）
X is indicated for the prevention of...（**X** は……の予防に使われる）

CONTRAINDICATIONS の重要表現

禁忌事項が記されています。ここに述べられている条件に当てはまる患者に、通常の方法で薬を投与すると危険です。この項目は特によく注意して読み、正確に理解する必要があります。

表現の例 ※いずれも「**X** は……（の患者）に投与してはならない」という意味

X is contraindicated in patients with...
X is contraindicated in patients who...
X should not be used in...
X should not be used with...
X should not be administered in...
X should not be administered with...

WARNINGS の重要表現

この薬の投与に注意が必要な場合について説明しています。

表現の例

X should be discontinued in...（……の場合は **X** の投与を中止すべきである）
X may cause...（**X** は……を引き起こす可能性がある）
Y have been observed...（〈臨床試験、動物実験などで〉**Y** という症状が起こった）
Y have been reported...（〈臨床試験、動物実験などで〉**Y** という症状が起こった）
about **Z** times the recommended (human) dose（推奨される投与量の **Z** 倍程度）

DOCUMENT STYLE

本文をよく観察（observe）し、その特徴を整理（classify）してみましょう。

▌INDICATIONS AND USAGE 読解のヒント

　INDICATIONS AND USAGE には、どういう人に、どういう場合にこの薬を投与すべきか、あるいは投与してはいけないか、ということが書かれています。したがって、「どういう人の場合は」「どういう状態の場合は」「何をしたときには」という、「条件」を表す表現が頻出します。ここでは、本文に使われている句や節のパターンを見ていきましょう。

in、for で条件を表す

ア	**in** patients with primary hypercholesterolemia and mixed dyslipidemia (Fredrickson Types IIa and IIb)（原発性高コレステロール血症および混合型脂質異常症（フレデリクソン IIa および IIb 型）の患者**においては**）
エ	**in** those patients at significantly high risk for atherosclerotic vascular disease due to hypercholesterolemia（高コレステロール血症によるアテローム性動脈硬化性血管障害のリスクが有意に高い患者**の場合**）
ケ、コ、ソ、タ の in も同じ用法。	
キ	**For** patients with TG of 400 mg/dL or less,（トリグリセリドが 400 mg/dL 以下の患者では）
ク	**For** TG levels > 400 mg/dL,（トリグリセリド値が 400 mg/dL より高い患者**では**）

　in や for という前置詞を使って、条件を表すことができます。in には「〜の場合には」という意味があり、**ア**、**エ**、**ケ**、**コ**、**タ** はいずれも患者や症例を指して「〜の患者（症例）の場合には」となります。for は、いくつかのものを列挙して、「A では〜、B では……」と説明していくときに使います。ここでは、**キ**と**ク**が、どちらもトリグリセリド値が基準値に対してどの程度か、ということを表しており、その数値の違いという「条件」によって、薬の扱いが変わることが説明されているのです。**キ** For patients with TG of 400 mg/dL or less（トリグリセリドが 400 mg/dL 以下の患者では）に対して、**ク**は繰り返しになる部分が省略されています。すべて省略せずに書くと**ク** For patients with TG levels >400 mg/dL（トリグリセリド値が 400 mg/dL より高い患者では）となります。

when、if で条件を表す

イ	**when** the response to dietary restriction of saturated fat and cholesterol and other non-pharmacological measures alone has been inadequate（飽和脂肪およびコレステロールの食事制限やその他の薬物治療以外の手段だけでは反応が不十分な**場合には**）
ス	**if** the LDL-C level is ≥ 130 mg/dL（LDL コレステロール値が 130 mg/dL と同じかそれより高い**ならば**）
セ	**Only if** LDL-C levels are not available,（LDL コレステロール値が入手できない**場合に限り**）

　when、if ともに、「〜の場合には、〜のときには」という条件を表す接続詞です。これに only がついて、only when、only if となると、「〜の場合に限り」と、より強く条件を限定することになります。

X should be... で条件を表す

> ウ　Therapy with lipid-altering drugs **should be...**
> 　　（脂質低下剤による治療は……**すべきである**）
>
> カ　other drug therapy, alcoholism, **should be...**
> 　　（他の薬物療法、アルコール中毒症は……**すべきである**）

　これは、直訳すれば　X should be...（X は……すべきである）ですから、一見「条件」を表すようには思えないかもしれません。ですが、ウの文は、「脂質低下剤による治療をしている場合は、これが複数リスクファクター除去の一つとなる」という内容です。つまり、脂質低下剤による治療をしているか、していないか、という条件によって、患者を振り分けているのです。カも同じで、「他の薬物療法を行っていたり、アルコール中毒症がある患者の場合は」と、振り分け条件を提示しています。

時を表す表現で条件を表す

> オ　**Before** considering therapy with lipid-altering agents,
> 　　（脂質低下剤による治療を検討する**前に**）
>
> サ　**At the time of** hospitalization for an acute coronary event,
> 　　（急性冠状動脈事象で入院した**ときには**）
>
> シ　**at** discharge　（退院**の際に**）

　オは、あることを「いつ（どの段階で）」すべきか、という時間の限定された条件を提示しています。「脂質低下薬による治療を検討する前に」という条件で、「高コレステロール血症の二次的原因を排除しておくべきである」と述べています。サは、at the time of ～（～のときに）、シも at ～（～のときに）で、やはり時間の限定された条件を表しています。

EXERCISES

このユニットの本文をもう一度読んで、以下の質問に答えましょう。

1 Observe

INDICATIONS AND USAGE の項の、それぞれの文の冒頭の 7 単語にマーカーで色を塗りましょう。かっこで囲まれた部分や式は 1 単語と数えます。次に、マーカー部分を観察し、その文の内容が以下の A〜L のどれに当てはまるかを考えて、解答欄に記入しなさい。多くの文が、文のテーマとなる単語ではなく、条件を表す説明や描写で始まっていることに注意しましょう。

第1文（　　）　　第4文（　　）　　第7文（　A　）　　第10文（　J　）
第2文（　　）　　第5文（　I　）　　第8文（　　）　　第11文（　　）
第3文（　B　）　　第6文（　　）　　第9文（　　）　　第12文（　C　）

A　バイコールをある患者に投与しないよう警告している
B　脂質低下剤を使用する前にすべきことについて情報を提示している
C　バイコールの使用上の注意を述べている
D　トリグリセリドの値が高い患者について記述している
E　バイコールが何に使われるかを説明している
F　LDL-C の計算方法を示している
G　LDL-C が不明の場合の、推奨する対処法を示している
H　脂質測定の推奨する頻度について述べている
I　計算の正確さのレベルを説明している
J　入院した場合の治療の目標を説明している
K　脂質低下剤が何に使われるかを説明している
L　入院した場合に何ができるかを説明している

2 Classify

以下の 1〜8 のようなケースでは、この薬の使い方についてどの項目を見ればよいでしょうか。本文の項目名で答えなさい。

1. A 30-year-old woman who has recently gotten married　　（　　　　　　）
2. A 51-year-old man who is a heavy alcohol drinker　　（　　　　　　）
3. A 60-year-old woman who is taking Gemfibrozil for treatment of hyperlipidemia　　（　　　　　　）
4. A 45-year-old man who has been diagnosed as suffering from hepatitis B　　（　　　　　　）
5. A 67-year-old woman with low body weight　　（　　　　　　）
6. A 48-year-old man who is being treated with erythromycin　　（　　　　　　）
7. A 36-year-old woman who is nursing a baby　　（　　　　　　）
8. A 54-year-old man taking cerivastatin who complains of muscle pain　　（　　　　　　）

3 Hypothesize

以下の1〜10の文を完成させるのに適切な語句を [　　] 内から選びなさい。

1. Baycol [should not be prescribed / is indicated] for patients who are suffering from liver disease.
2. A pregnant woman [must continue / should stop] taking medicine to treat hypercholesterolemia.
3. Cholesterol [can be damaging to / is needed for] fetal development.
4. Drugs that inhibit HMG-CoA reductase [are recommended for / should not be given to] nursing mothers.
5. [High / Low] levels of transaminases in the serum can be an indication of liver abnormality.
6. If the patient is given this drug, [liver / kidney] function tests should be done before and during treatment.
7. Treatment with cerivastatin sodium should be [continued / discontinued] if the levels of AST or ALT reach abnormally high levels.
8. Muscle pain or weakness is associated with abnormally [low / high] levels of creatine kinase in the plasma.
9. A patient being treated with cerivastatin [should / should not] stop taking it if renal failure is detected.
10. Rhabdomyolysis can occur if this drug is [not prescribed / used] together with fibrates and certain other drugs.

4 Apply

あなたがもっとよく知りたいと思う薬について、INDICATIONS、CONTRAINDICATIONS、WARNINGSの情報をまとめてみましょう。以下のような単語が本文中でどのように使われているかに注目し、自分でも同じように使ってみましょう。

accompany, adjunct, assess, associate, contraindicate, contraindication, discontinue, elevate, fetal, indicate, indication, monitor, therapy, warning

UNIT 14 Package Insert (4)

添付文書 (4)

医療関係者向けの添付文書から、薬剤の相互作用に関する部分を読みます。

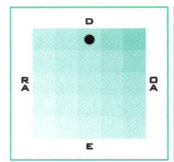

医療関係者向けの添付文書
発信者 >> 製薬企業
対　象 >> 医師、薬剤師などの医療関係者

INTRODUCTION

Asking a discourse community expert

Q1　この文書の用途、目的はなんですか。

A　この文書は Unit 11～13 で読んだバイエル社のコレステロール低下剤、バイコールの添付文書の一部です。ここでは、他の薬剤との相互作用について書かれた部分を抜粋しています。複数の薬剤を使用する場合には、ここをよく読んで相互作用の有無を確認し、必要に応じて適切な対応をしなければなりません。

Q2　この文書を読む際に注意すべき点はなんですか。

A　薬剤の相互作用について、本文では最初の項に薬剤名または薬剤群名が記載されています。しかし、実際に PK（pharmacokinetics）あるいは相互作用データのあるものは一部しかなく、問題となる相互作用が何かが分かりません。これは不適切な書き方だといえます。本来は、相互作用や有害事象の有無が分かりやすいように書いてあるのが一般的です。

CHECKPOINTS

- ☐ 多くの薬剤との併用による PK 相互作用
- ☐ ゲムフィブロジルとの併用による横紋筋融解症と腎障害
- ☐ シクロスポリンとの併用による本剤の血中濃度の増加

READING THE DOCUMENT

次の英文を、文書の形式や英語表現に注意して読み、内容を把握しましょう。

PRECAUTIONS

DRUG INTERACTIONS:

Immunosuppressive Drugs, Fibric Acid Derivatives, Niacin (Nicotinic Acid), Erythromycin, Azole Antifungals: see **WARNINGS: Skeletal Muscle**.

ANTACID (Magnesium-Aluminum Hydroxide): Cerivastatin plasma concentrations were not affected by co-administration of antacid.

CIMETIDINE: Cerivastatin plasma concentrations were not affected by co-administration of cimetidine.

CHOLESTYRAMINE: The influence of the bile-acid-sequestering agent cholestyramine on the pharmacokinetics of cerivastatin sodium was evaluated in 12 healthy males in 2 separate randomized crossover studies. In the first study, concomitant administration of 0.2 mg cerivastatin sodium and 12 g cholestyramine resulted in decreases of more than 22% for AUC and 40% for C_{max} when compared to dosing cerivastatin sodium alone. However, in the second study, administration of 12 g cholestyramine 1 hour before the evening meal and 0.3 mg cerivastatin sodium approximately 4 hours after the same evening meal resulted in a decrease in the cerivastatin AUC of less than 8%, and a decrease in C_{max} of about 30% when compared to dosing cerivastatin sodium alone. Therefore, it would be expected that a dosing schedule of cerivastatin sodium given at bedtime and cholestyramine given before the evening meal would not result in a significant decrease in the clinical effect of cerivastatin sodium.

DIGOXIN: Plasma digoxin levels and digoxin clearance at steady-state were not affected by co-administration of 0.2 mg cerivastatin sodium. Cerivastatin plasma concentrations were also not affected by co-administration of digoxin.

WARFARIN: Co-administration of warfarin and cerivastatin to healthy volunteers did not result in any changes in prothrombin time or clotting factor VII when compared to co-administration of warfarin and placebo. The AUC and C_{max} of both the (R) and (S) isomers of warfarin were unaffected by concurrent dosing of 0.3 mg cerivastatin sodium. Co-administration of warfarin and cerivastatin did not alter the pharmacokinetics of cerivastatin sodium.

語注

precaution: 安全上の注意／immunosuppressive drug: 免疫抑制剤／nicotinic acid: ニコチン酸／antacid: 制酸剤／magnesium hydroxide: 水酸化マグネシウム／aluminum hydroxide: 水酸化アルミニウム／co-administration: 併用、同時投与／cimetidine: シメチジン／cholestyramine: コレスチラミン／bile-acid-sequestering agent: 胆汁酸捕捉剤／randomized crossover study: ランダム化交差試験／digoxin: ジゴキシン／warfarin: ワルファリン／prothrombin time: プロトロンビン時間／clotting factor: 凝固因子／isomer: 異性体

ERYTHROMYCIN: In hypercholesterolemic patients, steady-state cerivastatin AUC and C_{max} increased approximately 50% and 24% respectively after 10 days with co-administration of erythromycin, a known inhibitor of cytochrome P450 3A4.

ITRACONAZOLE: In hypercholesterolemic patients, following a 0.3 mg dose of cerivastatin, steady-state cerivastatin AUC and C_{max} increased 38% and 12%, respectively after 10 days with co-administration of 200 mg itraconazole, a potent inhibitor of cytochrome P450 3A4. Cerivastatin half-life was approximately 5 hours (a 64% increase) following co-administration with itraconazole, which would not lead to accumulation of cerivastatin upon multiple dosing. The administration of 0.3 mg of cerivastatin concomitantly with itraconazole has no effect on itraconazole pharmacokinetics. In a single dose crossover study using 0.8 mg cerivastatin, the AUC and C_{max} of cerivastatin were increased 27% and 25% respectively during concomitant itraconazole treatment.

OMEPRAZOLE: There were no changes in the pharmacokinetic parameters of either cerivastatin or its major active metabolites, or of omeprazole in healthy young males given single 0.3 mg oral doses of cerivastatin alone or on the fifth day of a five-day omeprazole 20 mg daily pre-treatment.

GEMFIBROZIL: The potential for clinically relevant interaction between gemfibrozil and cerivastatin has not been assessed in clinical trials. However, during postmarketing surveillance, patients on cerivastatin who experienced rhabdomyolysis and associated renal failure, were in most cases also taking gemfibrozil. (See **CONTRAINDICATIONS** and **WARNINGS: Skeletal Muscle**).

CYCLOSPORINE: The single dose pharmacokinetics of 0.2 mg of cerivastatin in healthy subjects was compared to the pharmacokinetics of single and multiple doses in renal transplant patients who were at steady-state with respect to cyclosporine. Cyclosporine levels were unaffected by cerivastatin. Plasma concentrations of cerivastatin and its metabolites increased 3- to 5-fold with no change in its elimination. No cerivastatin accumulation occurred with multiple dosing.

http://www.fda.gov/cder/foi/label/2001/20740s19lbl.pdf

語注

multiple dosing: 反復投与／ single dose crossover study: 単回投与交差試験／ omeprazole: オメプラゾール／ pre-treatment: 前処置／ transplant: 移植

Vocabulary

本文中の重要な語句を確認しましょう。CD を利用して、聞き取りと発音の練習もしてみましょう。

Core Vocabulary

🎧31 最重要語彙 12 語を、チャンツで練習しましょう。

precaution 安全上の注意	**subject** 被験者	**accumulation** 蓄積
co-administration 併用	**isomer** 異性体	**affect** 〜に影響する
multiple dosing 反復投与	**transplant** 移植	**result in 〜** 〜をもたらす
antacid 制酸剤	**metabolite** 代謝物	**compared to 〜** 〜と比較して

Vocabulary Exercise

🎧32 本文に出てきた重要な語句を確認しましょう。

問題：下のそれぞれの語句の意味を日本語で書きなさい。

(1) randomized crossover study _____
(2) immunosuppressive drug _____
(3) bile-acid-sequestering agent _____
(4) prothrombin time _____
(5) clotting factor _____
(6) single dose crossover study _____
(7) respectively _____
(8) pre-treatment _____

KEY EXPRESSIONS

本文中で下線が引かれている重要な表現を確認しましょう。

ア　bile-acid-sequestering agent（胆汁酸捕捉剤）

　胆汁酸の排泄を促進する薬剤で、腸管内で胆汁酸と結合することによって胆汁酸の再吸収を抑制する機構で作用します。その結果、血中のコレステロールを下げることができます。コレスチラミンは胆汁酸捕捉剤のひとつです。

イ　randomized crossover study（ランダム化交差試験）

　交差（クロスオーバー）試験とは、同じ被験者に対して2種類の薬剤を休薬期間を挟んで投与して、その違いを比較するためのものです。薬の相互作用を見るためには、「被験薬のみ」と「被験薬＋併用薬」の2パターンで投与を行い、それを解析します。また、この試験におけるランダム化とは、2つの薬剤のうちいずれを投与するかをランダムに決めることによって試験の偏りを避けることです。

ウ　postmarketing surveillance（市販後調査）

　市販後の医薬品の使用実態や副作用の発現状況を調査することです。医薬品の安全性を監視するうえで、非常に重要な活動だといえます。

DOCUMENT STYLE

本文をよく観察(observe)し、その特徴を整理(classify)してみましょう。

長い文の主語と述語

長い文を読む際には、文の主語(S)と述語動詞(V)を素早く見つける必要があります。本文中の下線部②、③の文を読み、文の主語と動詞の見つけ方を考えましょう。

文頭に主語がある場合

> ② _S_ The influence (of the bile-acid-sequestering agent cholestyramine) (on the pharmacokinetics) (of cerivastatin sodium) _V_ was evaluated in 12 healthy males in 2 separate randomized crossover studies.

これは、主語と述語動詞が離れている英文ですね。

前置詞から次の名詞までは、ひとかたまりになって英文中で修飾語の働きをしています。長い英文を読むときには、前置詞から次の名詞までの意味のまとまりを、上のように(　)で囲んでみましょう。そして、(　)以外の部分から主語や述語を探せばよいのです。ただし、科学的な英文では、bile-acid-sequestering agent cholestyramine や cerivastatin sodium のように、名詞が連続してひとつの意味のまとまりになることがよくあります。この場合、前の名詞が後ろの名詞を修飾していますので、意味の切れ目にも注意する必要があります。

文頭に前置詞がある場合

> ③ (In the first study), _S_ concomitant administration (of 0.2 mg cerivastatin sodium and 12 g cholestyramine) _V_ resulted in decreases of more than 22% for AUC and 40% for C_{max} ...

先ほどと同じテクニックを使います。文頭に前置詞があるので、次の名詞 study までを(　)で囲みます。その次に出てくる concomitant administration という「名詞+名詞」が文の主語です。前の名詞が後ろの名詞を修飾して、「同時投与」という1つの名詞のかたまりになっています。主語の後にはまた of という前置詞があります。0.2 mg cerivastatin sodium and 12 g cholestyramine のように、and で結ばれて「AとB」という意味になっているものはこの途中で文が切れることはありませんので、of のかたまりは上記のように(　)で囲みます。こうすると、その直後にある resulted が述語動詞であることが分かります。

DRUG INTERACTIONS 読解のポイント

医薬品の添付文書に必ずある、DRUG INTERACTIONS の項を読解する際のポイントを見ていきましょう。ここは薬の相互作用の有無や、どんな作用が起こるかについて述べている部分ですから、「相互作用がある／ない」「〜が起こる」といった表現に注目する必要があります。

相互作用がない場合

> ① Cerivastatin plasma concentrations **were not affected by** co-administration of antacid.
> (血漿中セリバスタチン濃度は、制酸剤を同時に投与しても**影響を受けなかった**)

⑤ Co-administration of warfarin and cerivastatin to healthy volunteers **did not result in any changes** in prothrombin time or clotting factor VII...
（健康なボランティアにワルファリンとセリバスタチンを併用したところ、……プロトロンビン時間および凝固因子 VII に**何ら変化は見られなかった**）

⑥ Co-administration of warfarin and cerivastatin **did not alter** the pharmacokinetics of cerivastatin sodium.
（ワルファリンとセリバスタチンの同時投与は、セリバスタチンナトリウムの薬物動態に**変化をもたらさなかった**）

⑧ The administration of 0.3 mg of cerivastatin concomitantly with itraconazole **has no effect on** itraconazole pharmacokinetics.
（セリバスタチン 0.3 mg をイトラコナゾールと併用しても、イトラコナゾールの薬物動態には**影響を与えない**）

「影響を与えない」「変化しない」という表現に注目しましょう。

相互作用がある場合

③ In the first study, concomitant administration of 0.2 mg cerivastatin sodium and 12 g cholestyramine **resulted in** decreases of more than 22% for AUC and 40% for C_{max}...
（第 1 の試験では、セリバスタチンナトリウム 0.2 mg とコレスチラミン 12 g を併用投与した結果、……AUC が 22% 以上、C_{max} が 40% 以上減少する**という結果になった**）

⑦ ...steady-state cerivastatin AUC and C_{max} **increased** approximately 50% and 24% respectively after 10 days **with co-administration of** erythromycin,...
（……エリスロマイシンを 10 日間**同時投与**した結果、定常状態でのセリバスタチン AUC および C_{max} はそれぞれ約 50% および 24%**増加した**）

相互作用がある場合は、「影響がある」「変化がある」というだけでは不足で、どのような影響や変化があるのかを述べる必要があります。上記のように数値でその変化が示されることが多いので、正確に読み取れるようにしましょう。

その他の重要表現

⑨ The potential for clinically relevant interaction between gemfibrozil and cerivastatin **has not been assessed** in clinical trials.
（セリバスタチンとゲムフィブロジルが臨床的に関連する相互作用をもつ可能性に関して、臨床試験での**評価はまだ行われていない**）

④ ...**when compared to dosing** cerivastatin sodium **alone**.
（……セリバスタチンナトリウムを**単独投与した場合と比較して**）

⑨は、相互作用の有無を確認していない場合の表現です。④は比較の対象をはっきりと示すための表現で、医薬品の相互作用について述べる際には、被験薬を単独投与した場合と他の薬と併用した場合を比較するため、このような表現が使われます。

EXERCISES

このユニットの本文をもう一度読んで、以下の質問に答えましょう。

1 Observe

科学的な文は、多くの場合長いものです。このユニットの本文は、1文あたり平均20単語以上もあります。でも、それぞれの文の主語と述語動詞を見つけることができれば、文の意味を把握することはそれほど難しくありません。科学的な文章は情報を伝えるのが目的だからです。
以下の1～4の各文の主語と述語動詞に下線を引き、文の内容がA～Cのどれにあたるかを答えなさい。

1. In hypercholesterolemic patients, following a 0.3 mg dose of cerivastatin, steady-state cerivastatin AUC and C_{max} increased 38% and 12%, respectively after 10 days with co-administration of 200 mg itraconazole, a potent inhibitor of cytochrome P450 3A4. (　　)

2. Cerivastatin half-life was approximately 5 hours (a 64% increase) following co-administration with itraconazole, which would not lead to accumulation of cerivastatin upon multiple dosing. (　　)

3. The administration of 0.3 mg of cerivastatin concomitantly with itraconazole has no effect on itraconazole pharmacokinetics. (　　)

4. In a single dose crossover study using 0.8 mg cerivastatin, the AUC and C_{max} of cerivastatin were increased 27% and 25% respectively during concomitant itraconazole treatment. (　　)

　　A. 薬の投与の影響
　　B. セリバスタチンの濃度曲線下面積と最高血中濃度の変化
　　C. セリバスタチンの半減期の説明

2 Classify

本文のCholestyramineの項目を読み、次の表の空所を埋めて完成させましょう。

Results of _____ on interaction between cerivastatin and cholestyramine

被験者の数	投与方法	セリバスタチンの量	コレスチラミンの量	結果
		_____ mg	_____ g	_____ in AUC and 40% for C_{max}
	Not concomitant	_____ mg	_____ g	_____ in AUC and ～30% decrease in C_{max}

Conclusion: Patient should take _____ before _____ and _____ sodium at _____, or about _____ hours after the meal.

3 Hypothesize

本文では、薬の相互作用について報告されています。本文中で、下の表にある 1 ～ 10 の薬剤とセリバスタチンの相互作用の有無について書かれている文にマーカーなどで印をつけなさい。また、その内容にしたがって、相互作用があると書かれている場合は YES、相互作用がないと書かれている場合は NO を、下の表の空欄に記入しなさい。

	Drug	Interaction?
1	antacid	
2	cimetidine	
3	cholestyramine	
4	digoxin	
5	warfarin	
6	erythromycin	
7	itraconazole	
8	omeprazole	
9	gemfibrozil	
10	cyclosporine	

4 Apply

あなたがもっとよく知りたいと思う薬について、他の薬剤と併用した場合に起こる相互作用を表にまとめなさい。その薬を他の薬剤と併用すべきでないかどうか、という情報を含めるようにしましょう。

UNIT 15 患者向け添付文書
Patient Package Insert

Unit 11 から Unit 14 では、医療関係者向けの添付文書を読みました。今度は、同じ薬の患者向けの添付文書を見てみましょう。

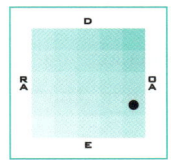

患者向けの添付文書
発信者 >> 製薬企業
対　象 >> 本剤を服用する患者

INTRODUCTION

Asking a discourse community expert

Q1 この文書の用途、目的はなんですか。

A この文書は、バイコールを服用する患者向けに、本剤の説明や用法・用量などの情報を伝えるためのものです。専門用語をなるべく使わず、平易に書かれているのが特徴です。Q＆A形式で書かれている部分と、解説が記述されている部分があります。

Q2 この文書を読む際に注意すべき点はなんですか。

A 一般の人向けとはいえ、日常会話表現などとは違う、説明書特有の表現が随所に見られます。また、この文書だけでバイコールに関するすべての情報を伝えることができるわけではありませんので、薬の使用について分からないことがあれば、担当医師や薬剤師に問い合わせるように患者に伝えることが重要です。

CheckPoints
- ☐ バイコールは何の薬で、服用の際にどのようなことに注意すべきか
- ☐ バイコールを服用してはならないのはどのような人か
- ☐ 処方薬の一般的な服用の仕方

READING THE DOCUMENT

次の英文を、文書の形式や英語表現に注意して読み、内容を把握しましょう。

Patient Information About:
BAYCOL®
(cerivastatin sodium tablets)

Read this information carefully before you start taking your medicine. Read the information you get with your medicine each time you refill your prescription. <u>There may be new information.</u>ア This information does not take the place of talking with your doctor.

What is Baycol®?
Baycol [BAY-call] is a prescription medicine that reduces the total amount of cholesterol that your body makes. It also lowers the level of your LDL (bad) cholesterol. Baycol is used by adults with high cholesterol, when diet and exercise have not lowered cholesterol enough. <u>You should follow a diet low in fat and cholesterol and exercise regularly when taking Baycol.</u>イ

Who should not take Baycol?
<u>Do not take Baycol if you</u>ウ
- Take Lopid (gemfibrozil).
- Take certain other medicines. Tell your doctor about other medicines and supplements. <u>You can get serious muscle problems that can lead to kidney failure if you take Baycol with some medicines.</u>エ One of these medicines is Lopid (gemfibrozil).
- Are pregnant or breast feeding or if you may become pregnant. Baycol may harm the baby.
- Have liver disease or possible liver problems.

<u>Tell your doctor if you had liver problems in the past</u>オ or if you drink a lot of alcohol (three (3) or more drinks per day). Your doctor may want to start you on the lower doses of Baycol and check you more often.

Tell your doctor if you will have major surgery, have been badly injured, have epilepsy, problems with your hormones or serious kidney problems. You may need to stop taking Baycol for a while. Children should not take Baycol.

語注
refill: 〜を補充する／take the place of 〜：〜に取って代わる／follow:（指示など）に従う、（ルールなど）を守る／Lopid: ロピッド［ゲムフィブロジルの商品名］／supplement: サプリメント、栄養補助食品

How should I take Baycol?

Take Baycol once a day in the evening, at about the same time each day. Swallow it whole with liquid. <u>You can take it with or without food.</u>_カ

If you are taking Baycol for the first time, your daily dose should be 0.4 mg or lower.

<u>If you miss your daily dose, do not take two doses the next day.</u>_キ Rather, skip the dose and go back to your regular schedule on the next day. Do not take 2 doses at one time.

Continue with your diet and exercise program while taking Baycol.

Your doctor may do blood tests to check for liver problems before you start taking Baycol, at 6 and 12 weeks after you start taking it, and then every 6 months. Your blood should also be checked if your dose is increased.

What should I avoid while taking Baycol?

Do not

- Take Lopid (gemfibrozil)
- Breast feed since Baycol can pass through the milk and may harm the baby.
- Take Baycol while you are pregnant. If you become pregnant while taking Baycol, stop taking it and tell your doctor right away.
- Take certain other medicines. Ask your doctor what medicines you should not take.

What are the possible side effects of Baycol?

The most common complaints from patients taking Baycol are headache, sore throat, runny nose, stuffy nose, joint and muscle pain, diarrhea, and rash. If you develop these or other symptoms that you think may be caused by Baycol, contact your doctor.

Muscle and kidney problems. If you experience any unexplained muscle pain, tenderness, or weakness at any time during treatment with Baycol, <u>you should notify your doctor immediately.</u>_ク Rarely, there is a risk of muscle breakdown resulting in kidney damage. The risk of this breakdown is greater in patients taking certain other drugs along with Baycol such as Lopid® (gemfibrozil) as well as cyclosporine, fibric acid derivatives, erythromycin, azole antifungals or lipid-lowering doses of niacin. If you are uncertain whether you are taking one of these medications, speak with your doctor. Because of these risks, your doctor should carefully monitor you for any muscle pain, tenderness or weakness, particularly during the initial months of treatment, if the dose of Baycol is increased, or if you are a woman over 65 years of age.

Tell your doctor right away if you get unexpected muscle pain, tenderness or weakness, especially if you also have a fever or feel sick. <u>These may be sign of a serious side effect.</u>_ケ

語注

miss: 〜し忘れる／ skip: 〜を飛ばす、省く／ complaint: 症状、病状／ sore throat: 喉の痛み／ runny nose: 鼻水／ stuffy nose: 鼻づまり／ joint: 関節／ rash: 湿疹／ muscle breakdown: 筋溶解／ monitor: 〜を観察する

Liver problems Some patients taking Baycol have blood tests that show possible liver problems. Your doctor will check your liver function with blood tests.

General advice about prescription medicines
Medicines are sometimes prescribed for conditions that are not described in patient information leaflets. This medicine is for your use only. Never give it to other people. Do not use Baycol for a condition for which it was not prescribed. Ask your doctor if you have any questions. You can ask your doctor or pharmacist for information about Baycol that was written for health care professionals.

This information does not take the place of discussions with your doctor or health care professional about your medical condition or your treatment. See your health care professional for full prescribing information.

http://www.fda.gov/cder/foi/label/2001/20740s19lbl.pdf

Vocabulary

本文中の重要な語句を確認しましょう。CD を利用して、聞き取りと発音の練習もしてみましょう。

Core Vocabulary

最重要語彙 12 語を、チャンツで練習しましょう。

sore throat 喉の痛み	**diarrhea** 下痢	**kidney** 腎臓
runny nose 鼻水	**pregnant** 妊娠した	**liver** 肝臓
stuffy nose 鼻づまり	**breast feed** 授乳する	**failure** 機能不全
rash 発疹	**complaint** 症状	**prescription** 処方箋

Vocabulary Exercise

本文に出てきた重要な語句を確認しましょう。

問題：それぞれの語句の意味を日本語で書きなさい。

(1) refill _____

(2) take the place of ～ _____

(3) follow _____

(4) harm _____

(5) swallow _____

(6) skip _____

(7) pass through ～ _____

(8) monitor _____

KEY EXPRESSIONS

本文中には助動詞が多く登場します。本文中の助動詞の意味と、その役割を考えましょう。

義務・命令（Obligation）

イ　You **should follow** a diet low in fat and cholesterol and **exercise** regularly when taking Baycol.（バイコルを服用しても、脂質やコレステロールの少ない食事と定期的な運動は**続けてください**）

ク　you **should notify** your doctor immediately　（すぐに担当医師に**知らせてください**）

　should は一般的には直訳して「〜すべき」とされることが多いですが、医薬品の添付文書では、患者に対して服用上の指示や注意をする場合に使われます。読み手である患者への呼びかけでもあるので、You should... は「……してください」という意味だと考えるのがいいでしょう。

可能性・推量（Probability）

ア　There **may be** new information.　（新しい情報が掲載されている**可能性があります**）

ケ　These **may be** sign of a serious side effect.　（これらは重大な副作用の兆候である**可能性があります**）

エ　You **can get** serious muscle problems that **can lead** to kidney failure if you take Baycol with some medicines.（バイコルと併用すると強い筋症を**引き起こして**腎不全に**至る可能性がある**薬があります）

　may も can も物事が起こる可能性を表し、「〜する可能性がある、〜かもしれない」と訳すことができますが、can の方が may よりも必然性の高い可能性を表します。ですから、エのようにその因果関係まで説明されている場合には、can を使うほうが適切です。

能力・可能（Possiblity）

カ　You **can take** it with or without food.　（食事とともに、あるいは食事とは別に**服用できます**）

コ　You **can ask** your doctor or pharmacist for information about Baycol（バイコルに関する情報について、担当医師や薬剤師に**尋ねることができます**）

　can には「能力・可能」を表して「〜できる」という意味があります。これは、人の能力や周囲の状況を考慮して、それが可能であるかどうかを表すものです。そのまま「〜できる」と訳すよりも、「〜してください」「〜してもよい」と訳すほうが日本語として自然な場合が多いので、注意しましょう。上のカ、キはわざと直訳してありますが、カは「（食事に関係なく）服用してよい」、キは「尋ねてください」とすると、より分かりやすくなります。

DOCUMENT STYLE

本文をよく観察（observe）し、その特徴を整理（classify）してみましょう。

医療関係者向け文書と患者向け文書の違い

　Unit 11 から Unit 14 までは、同じバイコールの医療関係者向けの添付文書を読みました。今回の文書は、専門知識のない患者向けのものです。両者は見た目も言葉遣いもずいぶん違うことが分かりますね。このように、専門的な内容を伝える際には、相手がどの程度の知識を持った人であるかを考慮して文章を書くことが重要です。ここでは、バイコールの処方対象者や効用の記述について、専門家向けと患者向けの文書を比較して、その違いを考えてみましょう。

医療関係者（専門家）向け　＜Unit 13 参照＞

> Baycol® (cerivastatin sodium tablets) is indicated as an adjunct to diet to reduce elevated Total-C, LDL-C, apo B, and TG and to increase HDL-C levels in patients with primary hypercholeserolemia and mixed dyslipidemia (Fredrickson Types IIa and IIb) when the response to dietary restriction of saturated fat and cholesterol and other non-pharmacological measures alone has been inadequate.
>
> バイコール®（セリバスタチンナトリウム錠）は、原発性高コレステロール血症および混合脂質異常症（フレデリクソン IIa および IIb 型）の患者に対し、飽和脂肪およびコレステロールの食事制限やその他の薬物治療以外の手段だけでは反応が不十分な場合に、食事の補助薬として適用で、総コレステロール、LDL コレステロール、アポ蛋白 B、トリグリセリドの上昇を下げ、HDL コレステロール値を上げる。

患者向け

> Baycol [BAY-call] is a prescription medicine that reduces the total amount of cholesterol that your body makes. It also lowers the level of your LDL (bad) cholesterol. Baycol is used by adults with high cholesterol, when diet and exercise have not lowered cholesterol enough. You should follow a diet low in fat and cholesterol and exercise regularly when taking Baycol.
>
> バイコールはあなたの体の総コレステロール値を下げる処方薬です。また LDL（悪玉）コレステロール値も低下させます。バイコールは高コレステロールの成人が、食事と運動ではコレステロールを十分に下げることのできない場合に使用します。バイコールを服用しても、脂質やコレステロールの少ない食事と定期的な運動は続けてください。

では、両者の違いを挙げていきましょう。

1　文の長さ
　専門家向けはこれ全体で 1 文という長い文になっていますが、患者向けは 4 文に分かれて読みやすくなっています。

2　専門用語の多さ
　専門家向けは、専門用語が多用され、さまざまな略語が説明なく使用されています。それに対して患者向けでは、専門用語を比較的平易な言葉に置き換え、略語には説明があります。

専門用語	一般用語
hypercholesterolemia	high cholesterol
Total-C	total amount of cholesterol that your body makes
LDL-C	LDL (bad) cholesterol

3　内容の詳しさ

　専門家向けの文書では、薬の効用について to reduce elevated Total-C, LDL-C, apo B, and TG and to increase HDL-C levels in patients with primary hypercholesterolemia and mixed dyslipidemia (Fredrickson Types IIa and IIb) と詳細に書かれていますが、患者向けでは **reduces the total amount of cholesterol that your body makes** と **lowers the level of your LDL (bad) cholesterol** と専門用語を避け、簡潔に述べるにとどまっています。この薬の対象となる患者、食事制限などについても、同様の傾向が見られます。

患者向け文書の特徴

　医薬品の説明書は、その内容の多くが服用に関する注意事項や指示です。「～してください」「～しないでください」「……の場合は～してください」といった表現がそのほとんどを占めます。ここでは、使用される表現のパターンを見ていきます。

You が主語の文

> イ　You should follow a diet low in fat and cholesterol and exercise regularly when taking Baycol.
> 　　（バイコールを服用しても、脂質やコレステロールの少ない食事と定期的な運動は続けてください）
> エ　You can get serious muscle problems…
> 　　（重篤な筋肉障害を起こす可能性がある）

　患者向けの添付文書に書かれている文の多くが、you（＝患者）を主語としています。薬を服用する主体は患者だからです。これは、Unit 14 までに読んだ専門家向けの文書とは全く異なる傾向ですね。

If you … ＋ 命令文

> ウ　Do not take Baycol if you take Lopid.
> 　　（ロピッドを服用している人はバイコールを服用しないこと）
> オ　Tell your doctor if you had liver problems in the past.
> 　　（過去に肝臓疾患があった人は、担当医師に伝えること）
> キ　If you miss your daily dose, do not take two doses the next day.
> 　　（1日分を飲み忘れた場合、翌日に2日分を服用しないこと）

　患者向けの添付文書では、この「……の場合は～すること」という、条件による命令文が多用されます。命令文の部分が、you should … の形になることもあります。

EXERCISES

このユニットの本文をもう一度読んで、以下の質問に答えましょう。

1 Observe

科学的な文章では、助動詞がよく使われます。本文中には、どんな助動詞が何回出てきますか。また、それらはどのような動詞と一緒に使われていますか。以下の表にまとめましょう。

助動詞	回数	一緒に使われている動詞
may		
might		
can		
could		
shall		
should		
will		
would		
must		
ought to		

2 Classify

以下の1～7では、左右のどちらの文の方が意味が強いか、例にならって中央の空所に不等号を記入しなさい。また、それぞれの文が能力・可能を表している場合にはPo (**Possibility**)、義務・命令を表している場合にはO (**Obligation**)、可能性・推量を表している場合にはPr (**Probability**) と右の空所内に記入しなさい。

例：X may harm the baby.	(<)	X will harm the baby.	(Pr)
1. This medicine can be purchased over the counter.	( )	This medicine may be available over the counter.	( )
2. You should consult a medical professional if the following symptoms occur.	( )	You must consult a medical professional if the following symptoms occur.	( )
3. You will need to stop taking the medicine.	( )	You may need to stop taking the medicine.	( )
4. You could have serious muscle problems.	( )	You may have serious muscle problems.	( )
5. Children should not use this drug.	( )	Children cannot use this drug.	( )
6. The doctor may want to check your data more often.	( )	The doctor would want to check your data more often.	( )
7. Pregnant women may not use this medicine.	( )	Pregnant women must not use this medicine.	( )

3 Hypothesize

以下の1〜5の各文中にある助動詞は、どのような意味を表しているか考えましょう。義務・命令を表す場合には obligation、可能性・推量を表す場合には probability、能力・可能を表す場合には possibility と、かっこに記入しなさい。

1. You should carefully follow the instructions when using this medicine.　　　　　　　　　　　　　　　　（　　　　　　　）

2. Allergic effects can occur in some individuals who are sensitive to some of the ingredients.　　　　　（　　　　　　　）

3. Using this medication with a diuretic should not cause adverse effects.　　　　　　　　　　　　　　　（　　　　　　　）

4. You can ask the pharmacist for further information about this drug.　　　　　　　　　　　　　　　　　（　　　　　　　）

5. This medicine should not be administered to those with liver problems.　　　　　　　　　　　　　　　（　　　　　　　）

4 Apply

あなたが関心を持っている薬について調べ、その使用方法を患者向けに説明する文章を書きなさい。このユニットで学んだ助動詞を使いましょう。

SECTION III

Establishing Guidelines
ガイドラインの策定

- UNIT 16　**ICH E15 Guideline** ……… 162
  ICH のガイドライン
- UNIT 17　**AGREE Instrument** ……… 172
  ガイドラインのチェックリスト
- UNIT 18　**CASP Appraisal Tool** ……… 184
  CASP チェックリスト

UNIT　ICHのガイドライン

16　ICH E15 Guideline

医薬品の世界には、さまざまな基準を定めたガイドラインが数多くあります。ここでは、用語を定義するガイドラインの抜粋を読みます。

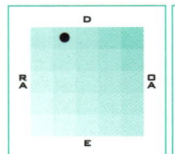

ゲノム薬理学に関する用語を定義したガイドライン
発信者 >> ICH（日米EU医薬品規制調和国際会議）
対　象 >> 新薬開発メーカー、臨床開発担当者

INTRODUCTION

Asking a discourse community expert

Q1　この文書の用途、目的はなんですか。

A　ICHとは、International Conference on Harmonisation of Technical Requirements for Registration of Pharmaceuticals for Human Use（日米EU医薬品規制調和国際会議）の略称です。日本とアメリカ、EUの医薬品規制当局と産業界の代表などによって構成されている団体で、これらの地域の新薬承認審査の基準を統一し、書類のフォーマットを標準化して、医薬品承認手順の効率化を図ることを目的として活動しています。今回読むのは、申請資料に用いられるPharmacogenomics（ゲノム薬理学）関連の専門用語を明確に定義するためのガイドラインです。用語を明確に定義し、申請資料の提出側と審査側の間で誤解が生じないようにすることを目的に制定されたものです。このガイドラインは、何度もドラフトを公開し、広く意見を求めてこの最終版となっています。

Q2　この文書を読む際に注意すべき点はなんですか。

A　用語を定義した文書なので、各用語が指し示す内容を正確に読み取る必要があります。そのためには、ある程度Pharmacogenomicsに関する背景知識が必要です。医薬品の臨床試験では被験者のデータを扱うため、個人情報保護の観点からデータ、サンプルを匿名化しておく必要があるということも理解しておきましょう。

CHECKPOINTS
- [ ] ガイドラインの目的、背景
- [ ] Pharmacogenomics（ゲノム薬理学）とPharmacogenetics（薬理遺伝学）の違い
- [ ] データ、サンプルの匿名化（コード化）の手順
- [ ] 連結不可能匿名化の手順

※このユニットの本文はイギリス英語で書かれているため、一部イギリス式のつづりが用いられています。語注にはアメリカ式のつづりを併記しています。また、Vocabulary (p.166) ではアメリカ式のつづりを用いています。

SECTION III　Establishing Guidelines／ガイドラインの策定

READING THE DOCUMENT

次の英文を、文書の形式や英語表現に注意して読み、内容を把握しましょう。

DEFINITIONS FOR GENOMIC BIOMARKERS, PHARMACOGENOMICS, PHARMACOGENETICS, GENOMIC DATA AND SAMPLE CODING CATEGORIES
E15
Current *Step 4* version
dated 1 November 2007

1. INTRODUCTION
1.1 Objective of the Guideline
In order to develop harmonised approaches to drug regulation, it is important to ensure that consistent definitions of terminology are being applied across all constituents of the International Conference on Harmonisation (ICH). An agreement on definitions will facilitate the integration of the discipline of pharmacogenomics and pharmacogenetics into global drug development and approval processes.

1.2 Background
Pharmacogenomics and pharmacogenetics have the potential to improve the discovery, development and use of medicines. Each of the ICH regions has published specific pharmacogenomic and pharmacogenetic guidelines, or concept papers, and is in the process of developing others. However, the lack of consistently applied definitions to commonly used terminology raises the potential for either conflicting use of terms in regulatory documentation and guidelines, or, inconsistent interpretation by regulatory authorities, ethics committees and sponsor companies.

1.3 Scope of the Guideline
This guideline contains definitions of key terms in the discipline of pharmacogenomics and pharmacogenetics, namely genomic biomarkers, pharmacogenomics, pharmacogenetics and genomic data and sample coding categories. ア<u>The validation and qualification processes for genomic biomarkers, evidence for their intended use and acceptance criteria across ICH regions are outside of the scope of this guideline.</u> As new scientific knowledge in the discipline of pharmacogenomics and pharmacogenetics emerges, the current guideline will be reviewed and expanded if appropriate.

語注
genomic: ゲノムの／biomarker: バイオマーカー／pharmacogenomics: ゲノム薬理学／pharmacogenetics: 薬理遺伝学／coding category: コード化分類／objective: 目的／harmonised (米 = harmonized): 調和した／drug regulatioin: 医薬品の規制／consistent: 一貫した／definition: 定義／terminology: 専門用語(集)／constituent: 構成員、参加者／ICH (International Conference on Harmonisation): 日米EU医薬品規制調和国際会議／facilitate: ～を容易にする／integration: 統一／discipline: 専門分野／region: 地域／concept paper: 概念論文、コンセプトペーパー／conflict: 対立する、衝突する／term: 用語／inconsistent: 一貫性のない／interpretation: 解釈／ethics committee: 倫理委員会／scope: 範囲／namely: すなわち／qualification: 的確性の確認／evidence: エビデンス、根拠／criteria: クライテリア、基準 [criterion の複数形]／emerge: 明らかになる

2. GUIDELINE

Definitions of a genomic biomarker, pharmacogenomics, pharmacogenetics, and genomic data and sample coding categories are detailed below. The definition of what constitutes a genomic biomarker is key to understanding the definitions of pharmacogenomics and pharmacogenetics and is therefore introduced in this guideline first. Additional information useful to an understanding of aspects covered by each of the definitions is also provided. Some of the principles described in this guideline might be applicable to proteomics, metabolomics and other related disciplines.

2.1 Genomic Biomarker

2.1.1 Definition

A genomic biomarker is defined as follows:

A measurable DNA and/or RNA characteristic that is an indicator of normal biologic processes, pathogenic processes, and/or response to therapeutic or other interventions.

2.2 Pharmacogenomics and Pharmacogenetics

2.2.1 Definitions

  2.2.1.1 Pharmacogenomics

  Pharmacogenomics (PGx) is defined as:

  The study of variations of DNA and RNA characteristics as related to drug response.

  2.2.1.2 Pharmacogenetics

  Pharmacogenetics (PGt) is a subset of pharmacogenomics (PGx) and is defined as:

  The study of variations in DNA sequence as related to drug response.

2.3 Categories for Genomic Data and Samples Coding

PGx and PGt research depends on the use of biological samples to generate data. A harmonised definition for the coding of these samples and their associated data will facilitate use in research and development of new medicines.

There are four general categories of coding: identified, coded, anonymised and anonymous. Coded data or samples can be single or double coded. The implications of using a specific data and sample coding category should be considered in the design of PGx and PGt research studies.

2.3.1 Identified Data and Samples

Identified data and samples are labelled with personal identifiers such as name or identification numbers (e.g., social security or national insurance number). As the samples and associated data are directly traceable back to the subject, it is possible to undertake actions such as sample withdrawal or

---

語注

constitute: 〜を構成する／ applicable: 適用できる／ proteomics: プロテオミクス／ metabolomics: メタボロミクス／ measurable: 測定可能な／ characteristic: 特性／ indicator: 指標／ biologic process: 生物学的過程／ pathogenic process: 発病過程／ subset: サブセット／ DNA sequence: DNA配列／ generate: 〜を発生させる／ identified: 識別可能な／ coded: コード化された／ anonymised (米 = anonymized) : 連結不可能匿名化された／ anonymous: 非連結匿名の／ implication: 意味／ personal identifier: 個人識別情報／ identification number: 識別番号／ social security number: 社会保障番号／ national insurance number: 国民保険番号／ traceable: 追跡可能な／ withdrawal: 引っ込めること／ in accordance with 〜 : 〜に従って

the return of individual results in accordance with the subject's request.

2.3.2 Coded Data and Samples

Coded data and samples are labelled with at least one specific code and do not carry any personal identifiers.

2.3.2.1 Single Coded Data and Samples

Single coded data and samples are usually labelled with a single specific code and do not carry any personal identifiers. It is possible to trace the data or samples back to a given individual with the use of a single coding key. In general, the clinical investigator is responsible for maintaining the coding key. As the samples and associated data are indirectly traceable back to the subject via the coding key, it is possible to undertake actions such as sample withdrawal, or the return of individual results in accordance with the subject's request.

2.3.2.2 Double Coded Data and Samples

Double coded data and samples are initially labelled with a single specific code and do not carry any personal identifiers. The data and samples are then relabelled with a second code, which is linked to the first code via a second coding key.

2.3.3 Anonymised Data and Samples

Anonymised data and samples are initially single or double coded but where the link between the subjects' identifiers and the unique code(s) is subsequently deleted. Once the link has been deleted it is no longer possible to trace the data and samples back to individual subjects through the coding key(s). Anonymisation is intended to prevent subject re-identification. As anonymised samples and associated data are not traceable back to the subject, it is not possible to undertake actions such as sample withdrawal, or the return of individual results, even at the subject's request.

2.3.4 Anonymous Data and Samples

Anonymous data and samples are never labelled with personal identifiers when originally collected, neither is a coding key generated. Therefore there is no potential to trace back genomic data and samples to individual subjects. In some instances only limited clinical data can be associated with anonymous samples (e.g., samples from subjects with diabetes, male, age 50-55, cholesterol>240 mg/dl). As anonymous samples and associated data are not traceable back to subjects, it is not possible to undertake actions such as sample withdrawal, or the return of individual results, even at the subject's request. The use of anonymous data and samples does not allow for clinical monitoring, subject follow-up, or the addition of new data.

Reprinted with kind permission from The ICH Secretariat.
※最新版の英文文書は、ICH の公式サイト http://www.ich,org/ で無料で提供しています

語注
clinical investigator: 治験責任医師／subsequently: 続けて、その後に／re-identification: 再び特定すること／clinical monitoring: 臨床モニタリング

Vocabulary

本文中の重要な語句を確認しましょう。CD を利用して、聞き取りと発音の練習もしてみましょう。

Core Vocabulary

最重要語彙 12 語を、チャンツで練習しましょう。

pharmacogenomics ゲノム薬理学	**indicator** 指標	**identified** 識別可能な
pharmacogenetics 薬理遺伝学	**evidence** 根拠	**consistent** 一貫した
biomarker バイオマーカー	**criteria** 基準	**objective** 目的
genomic ゲノムの	**definition** 定義	**applicable** 適用できる

Vocabulary Exercise

本文に出てきた重要な語句を確認しましょう。

問題：それぞれの語句の意味を日本語で書きなさい。

(1) ICH _____
(2) ethics committee _____
(3) DNA sequence _____
(4) coded _____
(5) anonymized _____
(6) anonymous _____
(7) personal identifier _____
(8) identification number _____
(9) social security number _____
(10) national insurance number _____

KEY EXPRESSIONS

本文中で下線が引かれている部分は、すべて定義を表します。それぞれの表現を見てみましょう。

ア　X and Y are outside the scope of this guideline.
（XおよびYは本ガイドラインの対象から除外する）

> The validation and qualification processes for genomic biomarkers, <u>evidence for their intended use</u>ₓ and <u>acceptance criteria across ICH regions</u>ᵧ **are outside of the scope of this guideline**.

X = evidence for their intended use
Y = acceptance criteria across ICH regions

例）Drugs for stage 2 hypertension **are outside of the scope of** treatment options for this patient.
　　（ステージ2の高血圧の薬は、この患者の治療の選択肢**から除外する**）

イ　X is defined as follows: Y that is Z.
（Xは次のように定義される：ZであるY）

> <u>A genomic biomarker</u>ₓ **is defined as follows**: <u>A measurable DNA and/or RNA characteristic</u>ᵧ **that is** <u>an indicator of normal biologic processes, pathogenic processes, and/or response to therapeutic or other interventions</u>Z.

X = a genomic biomarker
Y = a measurable DNA and/or RNA characteristic
Z = an indicator of normal biologic processes, pathogenic processes, and/or response to therapeutic or other interventions.

例）A neoplasm **is defined** as a mass of new tissue that has no purpose in the body.
　　（腫瘍**とは**、体内における無秩序な新しい組織の塊**だと定義される**）

ウ　X is a subset of Y and is defined as: The study of Z.
（XはYの一部であり、次のように定義される：Zに関する研究）

> <u>Pharmacogenetics (PGt)</u>ₓ **is a subset of** <u>pharmacogenomics (PGx)</u>ᵧ **and is defined as: The study of** <u>variations in DNA sequence as related to drug response</u>Z.

X = pharmacogenetics (PGt)
Y = pharmacogenomics (PGx)
Z = variations in DNA sequence as related to drug response.

例）Developmental biology **is a subset of** biology **and is defined as the study of** how organisms grow and develop.
　　（発生生物学**は**生物学**の一分野で**、生物の発生や成長**に関する研究であると定義される**）

エ　There are X categories of Y: A, B, C and D.
（YにはA、B、C、DのX種類ある）

> There are <u>four</u>(X) general **categories** of <u>coding</u>(Y): <u>identified</u>(A), <u>coded</u>(B), <u>anonymised</u>(C) **and** <u>anonymous</u>(D).

- **X** = four
- **Y** = coding
- **A** = identified
- **B** = coded
- **C** = anonymised
- **D** = anonymous.

例）**There are** four **categories of** drugs used to treat Stage 1 hypertension: beta blockers, angiotensin-converting enzyme (ACE) inhibitors, angiotension II receptor blockers **and** calcium channel blockers.
（ステージ1の高血圧の治療に使われる薬剤には、β遮断薬、アンジオテンシン変換酵素（ACE）阻害薬、アンジオテンシンII受容体拮抗薬、カルシウムチャンネル拮抗薬の4種類がある）

オ　X or Y can be A or B.
（XおよびYは、AおよびBのいずれかである可能性がある）

> <u>Coded data</u>(X) or <u>samples</u>(Y) **can be** <u>single</u>(A) **or** <u>double coded</u>(B).

- **X** = Coded data
- **Y** = (coded) samples
- **A** = single (coded)
- **B** = double coded

例）The medicine **can be** given as tablets **or** capsules.
（その薬剤は錠剤及びカプセルのいずれかで投与される）

カ　X are V-ed...
（XはVされる）

> <u>Identified data and samples</u> **are** <u>labelled</u> with personal identifiers such as name or identification numbers (e.g., social security or national insurance number).

- **X** = Identified data and samples
- **V** = labelled

例）The tablets **are labelled** with identification numbers.
（その錠剤には識別番号が表示されている）

DOCUMENT STYLE

本文をよく観察（observe）し、その特徴を整理（classify）してみましょう。

項目の階層

　この文書の見出しには、番号が振ってあります。この番号は、項目の数や順番を表すだけでなく、項目のレベルも表現しています。下のリストを見てみましょう。数字の個数が同じ項目、たとえば 1. INTRODUCTION と 2. GUIDELINE はレベルが同じである、と言います。同様に、2.2.1 Definitions と 2.3.4 Anonymous Data and Samples は同レベルの項目です。リストの左から始まっている項目ほどレベルが高く、右に行くほどレベルが低くなります。また、レベルが低い項目ほど、具体的な内容が書かれているのが一般的です。

1. INTRODUCTION
  1.1 Objective of the Guideline
  1.2 Background
  1.3 Scope of the Guideline
2. GUIDELINE
  2.1 Genomic Biomarker
    2.1.1 Definition
  2.2 Pharmacogenomics and Pharmacogenetics
    2.2.1 Definitions
      2.2.1.1 Pharmacogenomics
      2.2.1.2 Pharmacogenetics
  2.3 Categories for Genomic Data and Samples Coding
    2.3.1 Identified Data and Samples
    2.3.2 Coded Data and Samples
      2.3.2.1 Single Coded Data and Samples
      2.3.2.2 Double Coded Data and Samples
    2.3.3 Anonymised Data and Samples
    2.3.4 Anonymous Data and Samples

EXERCISES

このユニットの本文をもう一度読んで、以下の質問に答えましょう。

1 Observe

本文の見出しのレベルを観察しましょう。そして、次の1～6の2つの見出しのうち、左右どちらのほうがレベルが上かを考え、それを不等号で記入しなさい。

1. INTRODUCTION　　　　　　　　（　　）　GUIDELINE
2. Objective of the Guideline　　　（　　）　Scope of the Guideline
3. Genomic Biomarker　　　　　　（　　）　Definition
4. Pharmacogenomics　　　　　　（　　）　Pharmacogenetics
5. Identified Data and Samples　　（　　）　Categories for Genomic Data and Samples Coding
6. Double Coded Data and Samples （　　）　Anonymised Data and Samples

2 Classify

次の1～5の質問に対する答えを知るには、本文のどの項目を読むとよいでしょうか。該当する項目の見出しを抜き出し、質問に対する答えを日本語で書きなさい。

1. この定義はなんのために必要ですか。
   見出し＿＿＿＿＿＿＿＿＿＿＿＿＿＿＿＿＿＿＿＿＿＿＿＿＿＿＿＿＿＿＿＿＿＿＿＿＿＿
   答え＿＿＿＿＿＿＿＿＿＿＿＿＿＿＿＿＿＿＿＿＿＿＿＿＿＿＿＿＿＿＿＿＿＿＿＿＿＿＿
   ＿＿＿
   ＿＿＿

2. ゲノム薬理学（pharmacogenomics）と薬理遺伝学（pharmacogenetics）には違いがありますか。ある場合、それはどのような違いですか。
   見出し＿＿＿＿＿＿＿＿＿＿＿＿＿＿＿＿＿＿＿＿＿＿＿＿＿＿＿＿＿＿＿＿＿＿＿＿＿＿
   答え＿＿＿＿＿＿＿＿＿＿＿＿＿＿＿＿＿＿＿＿＿＿＿＿＿＿＿＿＿＿＿＿＿＿＿＿＿＿＿
   ＿＿＿
   ＿＿＿

3. ゲノム薬理学の研究に使われるデータはどのようなものですか。
   見出し＿＿＿＿＿＿＿＿＿＿＿＿＿＿＿＿＿＿＿＿＿＿＿＿＿＿＿＿＿＿＿＿＿＿＿＿＿＿
   答え＿＿＿＿＿＿＿＿＿＿＿＿＿＿＿＿＿＿＿＿＿＿＿＿＿＿＿＿＿＿＿＿＿＿＿＿＿＿＿
   ＿＿＿
   ＿＿＿

4. 試料やデータのコード化の定義を統一する目的はなんですか。

　　見出し＿＿＿＿＿＿＿＿＿＿＿＿＿＿＿＿＿＿＿＿＿＿＿＿＿＿＿＿＿＿＿＿＿＿＿＿＿＿＿

　　答え＿＿

　　＿＿

　　＿＿

5. データを連結不可能匿名化することのメリットとデメリットはそれぞれなんですか。

　　見出し＿＿＿＿＿＿＿＿＿＿＿＿＿＿＿＿＿＿＿＿＿＿＿＿＿＿＿＿＿＿＿＿＿＿＿＿＿＿＿

　　答え＿＿

　　＿＿

　　＿＿

3 Hypothesize

次の文章の空欄に、本文に出てくる単語や表現を入れて、文章を完成しなさい。

A guideline on definitions of (1)＿＿＿＿＿＿＿ is important to promote drug development and facilitate (2)＿＿＿＿＿＿＿. This guideline defines terms related to pharmacogenomics and (3)＿＿＿＿＿＿＿, which deal with the relationships of DNA and/or RNA characteristics and (4)＿＿＿＿＿＿＿. For example, a "(5)＿＿＿＿＿＿＿" is a characteristic of DNA and/or RNA that can be measured to examine biologic and pathogenic (6)＿＿＿＿＿＿＿ and/or responses to medical treatment. For this type of research, (7)＿＿＿＿＿＿＿ samples are needed. Also described in the (8)＿＿＿＿＿＿＿ is how to categorize the data obtained from individuals. There are four categories: identified, (9)＿＿＿＿＿＿＿, anonymised and anonymous. The first can be traced back to the (10)＿＿＿＿＿＿＿ and therefore can be withdrawn or returned if requested by the subject. The coded samples do not have personal identifiers but can be traced back to the subject using one or two (11)＿＿＿＿＿＿＿. The (12)＿＿＿＿＿＿＿ samples cannot be traced back to the subject. Care needs to be exercised when dealing with genetic materials.

---

4 Apply

あなたがいつか書きたいレポートのタイトルとアウトラインを、p.169 を参考に書いてみましょう。

UNIT 17 AGREE Instrument

ガイドラインのチェックリスト

診療ガイドラインの妥当性をチェックするためのガイドラインから、一部を抜粋したものです。これを読み、ガイドラインそのものについての理解を深めましょう。

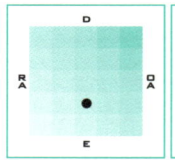

EBM に準拠した診療ガイドライン評価のためのチェックリスト
発信者 >> AGREE（Appraisal of Guidelines for Research & Evaluation）
対　象 >> ガイドライン使用者（主に、医師、薬剤師）

INTRODUCTION

Asking a discourse community expert

Q1　AGREE とはどういう団体ですか。

A　AGREE（Appraisal of Guidelines for Research & Evaluation）は、診療ガイドラインの質や有効性を向上させるために活動している、ヨーロッパで生まれた国際共同プロジェクトです。診療ガイドラインの評価のためのガイドライン（AGREE 文書）の策定と、その改善・更新、普及がその具体的な活動内容です。

Q2　この文書を使用する目的はなんですか。

A　この文書は、診療ガイドラインに用いられているエビデンスの利用法や推奨されている内容の質を、さまざまな点から評価し、そのガイドラインが目の前にいる患者の治療に役立つものであるかを判断するためのチェックリストです。

Q3　この文書を読む際に、注意しなければならないことはなんですか。

A　この文書で評価できるのは診療ガイドラインそのものであり、その結果行われる治療を評価するものではないということを念頭に置かなければなりません。既存の診療ガイドラインにそった治療が、すべての患者に当てはまるとは限りません。また、ガイドラインに記載されていない治療法があるかもしれません。重要なのは、目の前にいる患者に合う治療法を導き出せることであり、その見極めをするためにこのチェックリストがあるのです。

CheckPoints

☐ この文書を使って診療ガイドラインを正しく評価できるか
☐ その結果、患者に診療ガイドラインにのっとった治療ができるか

※ AGREE Instrument は他の文書を評価するためのチェックリストなので、ここでは AGREE Instrument を使ってできるようになるべきことをポイントとして挙げています

※このユニットの本文はイギリス英語で書かれているため、一部イギリス式のつづりが用いられています。語注にはアメリカ式のつづりを併記しています。

READING THE DOCUMENT

次の英文を、文書の形式や英語表現に注意して読み、内容を把握しましょう。

APPRAISAL OF GUIDELINES FOR RESEARCH & EVALUATION
(AGREE)
INSTRUMENT

The AGREE Collaboration
September 2001

INTRODUCTION
Purpose of the AGREE Instrument

The purpose of the Appraisal of Guidelines Research & Evaluation (AGREE) Instrument is to provide a framework for assessing the quality of clinical practice guidelines.

Clinical practice guidelines are "systematically developed statements to assist practitioner and patient decisions about appropriate health care for specific clinical circumstances"[1]. Their purpose is "to make explicit recommendations with a definite intent to influence what clinicians do"[2].

By quality of clinical practice guidelines we mean the confidence that the potential biases of guideline development have been addressed adequately and that the recommendations are both internally and externally valid, and are feasible for practice. This process involves taking into account the benefits, harms and costs of the recommendations, as well as the practical issues attached to them. Therefore the assessment includes judgements about the methods used for developing the guidelines, the content of the final recommendations, and the factors linked to their uptake.

---

[1] Lohr KN, Field MJ. A provisional instrument for assessing clinical practice guidelines. In: Field MJ, Lohr KN (eds). *Guidelines for clinical practice. From development to use.* Washington D.C. National Academy Press, 1992.
[2] Hayward RSA, Wilson MC, Tunis SR, Bass EB, Guyatt G, for the Evidence-Based Medicine Working Group. Users' guides to the Medical Literature. VIII. How to Use Clinical Practice Guidelines. A. Are the Recommendations Valid? *JAMA*, 1995;**274**, 570-574.

語注
framework: フレームワーク、枠組み／ systematically: 系統的に、体系的に／ statement: 指針／ practitioner: 臨床家／ explicit: 明確な／ recommendation: 推奨／ clinician: 臨床医／ confidence: 信頼、信用／ bias: バイアス、偏り／ internally: 内的に／ externally: 外的に／ feasible: 実行可能な／ assessment: 評価／ judgement: 判断／ uptake: 採用

STAKEHOLDER INVOLVEMENT

4. The guideline development group includes individuals from all the relevant professional groups.

Strongly Agree | 4 | 3 | 2 | 1 | Strongly Disagree

5. The patients' views and preferences have been sought.

Strongly Agree | 4 | 3 | 2 | 1 | Strongly Disagree

6. The target users of the guideline are clearly defined.

Strongly Agree | 4 | 3 | 2 | 1 | Strongly Disagree

7. The guideline has been piloted among target users.

Strongly Agree | 4 | 3 | 2 | 1 | Strongly Disagree

RIGOUR OF DEVELOPMENT

8. Systematic methods were used to search for evidence.

Strongly Agree | 4 | 3 | 2 | 1 | Strongly Disagree

9. The criteria for selecting the evidence are clearly described.

Strongly Agree | 4 | 3 | 2 | 1 | Strongly Disagree

13. The guideline has been externally reviewed by experts prior to its publication.

Strongly Agree | 4 | 3 | 2 | 1 | Strongly Disagree

14. A procedure for updating the guideline is provided.

Strongly Agree | 4 | 3 | 2 | 1 | Strongly Disagree

語注

stakeholder: 利害関係者／ involvement: 関与／ view: 視点、考え方／ preference: 好み、意向／ pilot: 〜を試行する、試す／ rigour（米＝rigor）: 厳密さ、厳しさ／ review: 〜を審査する、審査／ prior to 〜:〜の前に／ publication: 公開、公表／ procedure: 手続き、手順

EDITORIAL INDEPENDENCE

22. The guideline is editorially independent from the funding body.

Strongly Agree | 4 | 3 | 2 | 1 | Strongly Disagree

23. Conflicts of interest of guideline development members have been recorded.

Strongly Agree | 4 | 3 | 2 | 1 | Strongly Disagree

USER GUIDE

STAKEHOLDER INVOLVEMENT

4. This item refers to the professionals who were involved at some stage of the development process. This may include members of the steering group, the research team involved in selecting and reviewing / rating the evidence and individuals involved in formulating the final recommendations. This item excludes individuals who have externally reviewed the guideline (see Item 13). Information about the composition, discipline and relevant expertise of the guideline development group should be provided.

5. Information about patients' experiences and expectations of health care should inform the development of clinical guidelines. There are various methods for ensuring that patients' perspectives inform guideline development. For example, the development group could involve patients' representatives, information could be obtained from patient interviews, literature reviews of patients' experiences could be considered by the group. There should be evidence that this process has taken place.

6. The target users should be clearly defined in the guideline, so they can immediately determine if the guideline is relevant to them. For example, the target users for a guideline on low back pain may include general practitioners, neurologists, orthopaedic surgeons, rheumatologists and physiotherapists.

7. A guideline should have been pre-tested for further validation amongst its intended end users prior to publication. For example, a guideline may have been piloted in one or several primary care practices or hospitals. This process should be documented.

語注
editorially: 編集上／ independence: 独立（性）／ funding: 資金調達の／ item: 項目／ steering group: 運営グループ／ formulate: 〜を策定する、考案する／ exclude: 〜を除外する／ composition: 構成／ expertise: 専門家、専門知識／ perspective: 視点、考え方／ representative: 代表（者）／ general practitioner: 一般開業医／ neurologist: 神経科医／ orthopaedic surgeon（米 = orthopedic 〜）: 整形外科医／ rheumatologist: リウマチ専門医／ physiotherapist: 理学療法士

RIGOUR OF DEVELOPMENT

8. Details of the strategy used to search for evidence should be provided including search terms used, sources consulted and dates of the literature covered. Sources may include electronic databases (e.g. MEDLINE, EMBASE, CINAHL), databases of systematic reviews (e.g. the Cochrane Library, DARE), handsearching journals, reviewing conference proceedings and other guidelines (e.g. the US National Guideline Clearinghouse, the German Guidelines Clearinghouse).

9. Criteria for including / excluding evidence identified by the search should be provided. These criteria should be explicitly described and reasons for including and excluding evidence should be clearly stated. For example, guideline authors may decide to only include evidence from randomised clinical trials and to exclude articles not written in English.

13. A guideline should be reviewed externally before it is published. Reviewers should not have been involved in the development group and should include some experts in the clinical area and some methodological experts. Patients' representatives may also be included. A description of the methodology used to conduct the external review should be presented, which may include a list of the reviewers and their affiliation.

14. Guidelines need to reflect current research. There should be a clear statement about the procedure for updating the guideline. For example, a timescale has been given, or a standing panel receives regularly updated literature searches and makes changes as required.

語注
literature: 文献／ EMBASE:［医療情報データベースの名称］／ CINAHL:［看護関連情報データベースの名称］／ systematic review: システマティック・レビュー／ the Cochrane Library: コクラン・ライブラリー［EBMの考え方に基づく医療文献データベース］／ DARE（The Database of Abstracts of Reviews of Effectiveness）:［医療情報データベースの名称］／ conference: 学会、会議／ proceedings: 議事録／ National Guideline Clearinghouse:［医療情報データベースの名称］／ the German Guidelines Clearinghouse:［医療情報データベースの名称］／ methodological: 方法論の、方法論的な／ methodology: 方法論／ affiliation: 所属／ standing: 常設の／ panel: 委員会

EDITORIAL INDEPENDENCE

22. Some guidelines are developed with external funding (e.g. Government funding, charity organisations, pharmaceutical companies). Support may be in the form of financial contribution for the whole development, or for parts of it, e.g. printing of the guidelines. There should be an explicit statement that the views or interests of the funding body have not influenced the final recommendations.
   Please note: If it is stated that a guideline was developed without external funding, then you should answer 'Strongly Agree'.

23. There are circumstances when members of the development group may have conflicts of interests. For example, this would apply to a member of the development group whose research on the topic covered by the guideline is also funded by a pharmaceutical company. There should be an explicit statement that all group members have declared whether they have any conflict of interest.

Overall Assessment

Would you recommend these guidelines for use in practice?

Strongly recommend	
Recommend (with provisos or alterations)	
Would not recommend	
Unsure	

Reprinted with kind permission from The AGREE Research Trust www.agreetrust.org ©The AGREE Research Trust, March 2006.

語注
government funding: 政府による財政支援／ charity organisation（米＝〜 organization）: 慈善団体／ contribution: 貢献／ e.g.: たとえば［ラテン語 exempli gratia の略］ ／ proviso: 条件／ alteration: 変更、修正

Vocabulary

本文中の重要な語句を確認しましょう。CD を利用して、聞き取りと発音の練習もしてみましょう。

Core Vocabulary

最重要語彙 12 語を、チャンツで練習しましょう。

systematically 体系的に	**internally** 内的に	**involvement** 関与
statement 指針	**externally** 外的に	**procedure** 手順
recommendation 推奨	**appraisal** 吟味	**publication** 公表
stakeholder 利害関係者	**evaluation** 評価	**exclude** 〜を除外する

Vocabulary Exercise

本文に出てきた重要な語句を確認しましょう。

問題：下のそれぞれの語句の意味を日本語で書きなさい。

(1) framework _____
(2) assessment _____
(3) independence _____
(4) funding _____
(5) steering group _____
(6) clinician _____
(7) systematic review _____
(8) methodological _____

KEY EXPRESSIONS

本文中の注意すべき表現を確認しましょう。

チェックリストの時制

チェックリストの質問項目には、主に現在形と現在完了形（一部は過去形）が使われています。それぞれの時制が使われる理由を考えてみましょう。

現在形

> 4. The guideline development group **includes** individuals from all the relevant professional groups.
> 6. The target users of the guideline **are** clearly **defined**.
> 9. The criteria for selecting the evidence **are** clearly **described**.
> 14. A procedure for updating the guideline **is provided**.
> 22. The guideline **is** editorially independent from the funding body.

この文書を使って吟味するガイドライン自体に関する質問は、現在形で書かれています。4、22は、ガイドラインの周辺環境についての質問で、ずっと変わらない状況を尋ねているので現在形となります。6、9、14は、ガイドラインに書かれていることを尋ねる質問項目です。「～と書かれている、定義されている」という意味の be defined、be described、be provided、be presented といった表現がヒントになります。

現在完了形、過去形

> 5. The patient's views and preferences **have been sought**.
> 7. The guideline **has been piloted** among target users.
> 8. Systematic methods **were used** to search for evidence.
> 13. The guideline **has been** externally **reviewed** by experts prior to its publication.
> 23. Conflicts of interest of guideline development members **have been recorded**.

ガイドラインが策定されたときの状況や手順などに関する質問項目は、現在完了形、あるいは過去形で書かれています。現在完了形は、それが複数回行われたことを意味しています。もちろん、その当時の状況はガイドラインの利用者には分かりませんので、ガイドライン中にそれが分かるように記述されているかを確認して、判定することになります。

USER GUIDE の助動詞

USER GUIDE には、非常に強い強制を表す助動詞 should が合計18ヵ所に、それよりも弱い指示を表す may が9ヵ所に使われています。この2つの違いを見ていきましょう。

should
「～でなければならない」という強い表現で、ガイドラインのあるべき姿を定義しています。ガイドラインがこの定義に外れる場合、厳しい評価をつけることになります。

may
should などを用いて、良いガイドラインの定義を強い調子で述べた後、その具体例を述べる部分に may が多く使われています。「～かもしれない、～の可能性がある、～が考えられる」などと訳します。

DOCUMENT STYLE

本文をよく観察(observe)し、その特徴を整理(classify)してみましょう。

AGREE 文書の構成

　本文は AGREE 文書のうち、INTRODUCTION とチェックリストの一部を抜粋したものです。実際には、文書全体は以下のような構成になっています。文書の原文は、p.177 の最後に記載されている URL からダウンロードすることができますので、それを見て実際の内容を確認してみましょう。

INTRODUCTION （導入）
　　Purpose of the AGREE Instrument
　　Which guidelines can be appraised with the AGREE Instrument?
　　Who can use the AGREE Instrument?
　　Key references

　INTRODUCTION は、上記の4項目から成ります。一般的なガイドラインと同様に、この文書の目的や用途、対象者、参考文献が示されています。

INSTRUCTIONS FOR USE （使い方）
　　1. Structure and content of the AGREE Instrument
　　2. Documentation
　　3. Number of appraisers
　　4. Response scale
　　5. User Guide
　　6. Comments
　　7. Calculating domain scores
　　8. Overall assessment

　この文書の使い方を説明しています。文書中の各部分についての説明だけでなく、ガイドラインの吟味を行う理想的な人数（最低でも2人、理想的には4人）、Strongly Agree や Strongly Disagree にチェックを入れる際の判断基準、コメント欄に何を記入すべきか、スコアの計算方法などまで、詳細に述べられています。ガイドラインの吟味を始める前に、必ず目を通さなければなりません。

チェックリストと USER GUIDE（解説）

チェックリストのページは、実際には以下のようなレイアウトになっています。

左ページにチェックリスト、右ページにそのチェックリストの項目に対応する USER GUIDE が並んでいます。USER GUIDE には、チェックリストの質問に関する詳細な説明が書かれていますので、ここをよく読んでから4段階の判定をするようにしましょう。最後の Overall Assessment 以外の各項目には、自由記述式のコメント欄が設けられています。各項目について4段階の判定をした後、このコメント欄にその判定の理由を書くことになっています。

EXERCISES

このユニットの本文をもう一度読んで、以下の質問に答えましょう。

1 Observe

1～10の各文の空所に should と may のどちらか適当な方を記入しなさい。解答し終わったら、本文を見て答えを確認しましょう。

1. These criteria (　　　　) be explicitly described and reasons for including and excluding evidence (　　　　) be clearly stated.
2. A guideline (　　　　) be reviewed externally before it is published.
3. Support (　　　　) be in the form of financial contribution for the whole development, or for parts of it, e.g. printing of the guidelines.
4. For example, guideline authors (　　　　) decide to only include evidence from randomised clinical trials and to exclude articles not written in English.
5. A guideline (　　　　) have been pre-tested for further validation amongst its intended end users prior to publication.

2 Classify

以下の文章は、Exercises 1 で考えた should と may の意味の違いについて説明したものです。それぞれの空所に、以下の語句の中から適切なものを選んで入れなさい。2回以上使われる語句があります。

explicit / evidence / examples / may / should /
what is acceptable / what needs to be done / words or expressions

> The stronger "(1)_____" is used to state (2)_____ while the weaker "(3)_____" is used to describe examples of (4)_____. When "(5)_____" is used, words or expressions of being clearly stated or shown appear in the sentence, such as "(6)_____" or "(7)_____." When "(8)_____" is used, the sentence often includes (9)_____ that tell the reader that (10)_____ are being given.

3 Hypothesize

このガイドラインでは、専門家や患者など、さまざまな人々について言及されています。1〜8の語句がそれぞれA〜Hのどれにあたるかを考え、その記号を（　）に記入しなさい。また、英文a〜fの空所に入れるのに最も適切なものをA〜Hから選び、その記号を書き入れなさい。

1. general practitioners, neurologists, orthopaedic surgeons, rheumatologists and physiotherapists　（　　）
2. guideline development group　（　　）
3. individuals　（　　）
4. patients' representatives　（　　）
5. professionals　（　　）
6. research team　（　　）
7. steering group　（　　）
8. target users　（　　）

> A. 専門家　　B. ガイドライン制作グループ　　C. 運営グループ
> D. 一般開業医、神経科医、整形外科医、リウマチ専門医、理学療法士、物理療法士
> E. 目標利用者　　F. 患者の代表者　　G. 個人　　H. 研究チーム

a. This item refers to the (1)_____ who were involved at some stage of the development process.
b. This may include members of the (2)_____, the (3)_____ involved in selecting and reviewing / rating the evidence and (4)_____ involved in formulating the final recommendations.
c. Information about the composition, discipline and relevant expertise of the (5)_____ should be provided.
d. For example, the development group could involve (6)_____, information could be obtained from patient interviews, literature reviews of patients' experiences could be considered by the group.
e. The (7)_____ should be clearly defined in the guideline, so they can immediately determine if the guideline is relevant to them.
f. For example, the target users for a guideline on low back pain may include (8)_____.

4 Apply

A manuscript describing research の準備をするための項目に関する説明が含まれる、短いガイドラインを書いてみましょう。このユニットで学習した助動詞を、意味に注意して用いてください。

UNIT 18 CASP Appraisal Tool

CASP チェックリスト

ランダム化比較試験に関する論文を吟味するための文書を読んでみましょう。

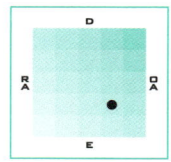

ランダム化比較試験を評価するためのチェックリスト
発信者 >> CASPセミナー（オックスフォード大学EBMセンターの市民向け講座）
対　象 >> 一般市民、医療関係者

INTRODUCTION

Asking a discourse community expert

Q1 この文書はどんなものですか。

A この文書は、医学論文がEBM（Evidence-based Medicine: 根拠に基づく医療）の観点から見て適切なものかをチェックするためのリストです。CASPでは、さまざまな形式の論文に対応したチェックリストを公開していますが、今回読むのはRCT（Randomised Controlled Trial: ランダム化比較試験）を対象としたものです。

Q2 この文書を使用する目的はなんですか。

A 医師や患者などが、数ある治療法の中から最適のものを選択するにあたっては、その判断の根拠が必要です。このチェックリストは、そうした根拠となる医学論文などを、批判的に吟味する方法を身につけるためのものです。ある論文が、目の前にいる患者の状況に合ったもので、それに基づいて判断を下すことができるかを、このリストを元に検討するのです。

Q3 このチェックリストを使用するにあたって、注意しなければならないことはなんですか。

A 医学論文の内容を目の前にいる患者に当てはめる際には、PECOの視点が必要です。PECOとは、どんな患者（Patient）にどのような治療をする（Exposure）と、何をした場合と比べて（Comparison）どんな結果（Outcome）が得られるか、という考え方です。最終的には患者の状況に当てはめることが目的ですから、同じ論文でも吟味する人の状況によって評価が異なる可能性が十分にあります。

CHECKPOINTS

- [ ] このチェックリストを使って臨床試験が適切に行われたかどうかを評価できるか
- [ ] その臨床試験の結果から目の前にいる患者に合う治療方針を導き出せるか

※この文書は他の文書を評価するためのチェックリストなので、ここではこの文書を使ってできるようになるべきことをポイントとして挙げています

※このユニットの本文はイギリス英語で書かれているため、一部イギリス式のつづりが用いられています。語注にはアメリカ式のつづりを併記しています。また、Vocabulary (p.189) ではアメリカ式のつづりを用いています。

READING THE DOCUMENT

次の英文を、文書の形式や英語表現に注意して読み、内容を把握しましょう。

Critical Appraisal Skills Programme (CASP)
making sense of evidence

10 questions to help you make sense of randomised controlled trials

How to use this appraisal tool
Three broad issues need to be considered when appraising the report of a randomised controlled trial:
- **Is the trial valid?**
- **What are the results?**
- **Will the results help locally?**

The 10 questions on the following pages are designed to help you think about these issues systematically.

The first two questions are screening questions and can be answered quickly. If the answer to both is "yes", it is worth proceeding with the remaining questions.

You are asked to record a "yes", "no" or "can't tell" to most of the questions. A number of italicised prompts are given after each question.

These are designed to remind you why the question is important. Record your reasons for your answers in the spaces provided.

The 10 questions are adapted from Guyatt GH, Sackett DL, and Cook DJ, Users' guides to the medical literature. II. How to use an article about therapy or prevention. *JAMA* 1993; 270 (21): 2598-2601 and *JAMA* 1994; 271(1): 59-63

© Public Health Resource Unit, England (2006). All rights reserved.

語注
critical: 批判的な／make sense of 〜: 〜を理解する／randomised controlled trials (米 = randomized 〜): ランダム化比較試験／locally: 局所的に [ここでは「それぞれの診療の現場で」という意味で使われている] ／ screening: ふるいにかけること、スクリーニング／proceed: 先に進む、続行する／italicised (米 = italicized): イタリック体の／prompt: 助言、ヒント

Screening Questions

1. Did the study ask a clearly-focused question? ☐ Yes ☐ Can't tell ☐ No

Consider if the question is 'focused' in terms of:
– the population studied
– the intervention given
– the outcomes considered

2. Was this a randomised controlled trial (RCT) and was it appropriately so? ☐ Yes ☐ Can't tell ☐ No

Consider:
– why this study was carried out as an RCT
– if this was the right research approach for the question being asked

Is it worth continuing?

Detailed Questions

3. Were participants appropriately allocated to intervention and control groups? ☐ Yes ☐ Can't tell ☐ No

Consider:
– how participants were allocated to intervention and control groups. Was the process truly random?
– whether the method of allocation was described. Was a method used to balance the randomization, e.g. stratification?
– how the randomization schedule was generated and how a participant was allocated to a study group
– if the groups were well balanced. Are any differences between the groups at entry to the trial reported?
– if there were differences reported that might have explained any outcome(s) (confounding)

語注
clearly-focused: 焦点の明確な／ appropriately: 適切に／ allocate: 〜を割り付ける、割り当てる／ intervention group: 介入群[試験の目的である投薬や治療を行う群]／ control group: 対照群[試験の目的である投薬や治療を行う群とは反対の群のこと]／ participant: 参加者、被験者／ random: ランダムな、無作為の／ stratification: 層別化／ confounding: 交絡

4. **Were participants, staff and study personnel 'blind' to participants' study group?** ☐ Yes ☐ Can't tell ☐ No

   Consider:
   – the fact that blinding is not always possible
   – if every effort was made to achieve blinding
   – if you think it matters in this study
   – the fact that we are looking for 'observer bias'
       ウ

5. **Were all of the participants who entered the trial accounted for at its conclusion?** ☐ Yes ☐ Can't tell ☐ No

   Consider:
   - if any intervention-group participants got a control-group option or vice versa
   - if all participants were followed up in each study group (was there loss-to-follow-up?)
   - if all the participants' outcomes were analysed by the groups to which they were originally allocated (intention-to-treat analysis)
   - what additional information would you liked to have seen to make you feel better about this

6. **Were the participants in all groups followed up and data collected in the same way?** ☐ Yes ☐ Can't tell ☐ No

   Consider:
   – if, for example, they were reviewed at the same time intervals and if they received the same amount of attention from researchers and health workers. Any differences may introduce performance bias.

7. **Did the study have enough participants to minimise the play of chance?** ☐ Yes ☐ Can't tell ☐ No

   Consider:
   – if there is a power calculation. This will estimate how many participants are needed
       エ
   to be reasonably sure of finding something important (if it really exists and for a given level of uncertainty about the final result).

語注
blind: 〜に目隠しをする／ observer bias: 観察者バイアス／ vice versa: 逆に［ラテン語］／ loss-to-follow-up: 追跡不能者／ intention-to-treat analysis: ITT 解析［治療の結果に関係なく、割り付けどおりに解析すること］／ researcher: 研究者／ health worker: 医療スタッフ／ performance bias: パフォーマンスバイアス／ minimise（米 = minimize）: 〜を最小限にする／ chance: 偶然／ power: 検出力、検定力／ estimate: 〜を見積もる、予想する

8. **How are the results presented and what is the main result?**

   Consider:
   – if, for example, the results are presented as a proportion of people experiencing an outcome, such as risks, or as a measurement, such as mean or median differences, or as survival curves and hazards
   – how large this size of result is and how meaningful it is
   – how you would sum up the bottom-line result of the trial in one sentence

9. **How precise are these results?**

   Consider:
   – if the result is precise enough to make a decision
   – if a <u>confidence interval</u>オ were reported. Would your decision about whether or not to use this intervention be the same at the upper confidence limit as at the lower confidence limit?
   – if a <u>p-value</u>カ is reported where confidence intervals are unavailable

10. **Were all important outcomes considered so the results can be applied?**   ☐ Yes ☐ Can't tell ☐ No

    Consider whether:
    – the people included in the trail could be different from your population in ways that would produce different results
    – your local setting differs much from that of the trial
    – you can provide the same treatment in your setting

    Consider outcomes from the point of view of the:
    – individual
    – policy maker and professionals
    – family/carers
    – wider community

    Consider whether:
    – any benefit reported outweighs any harm and/or cost. If this information is not reported can it be filled in from elsewhere?
    – policy or practice should change as a result of the evidence contained in this trial

Produced and provided by The Public Health Resource Unit, Oxford, UK.
©Public Health Resource Unit, England (2006)
http://www.phru.nhs.uk/

語注

proportion: 割合／ survival curve: 生存曲線／ hazard: ハザード、危険／ bottom-line result: 最終結果、実質的な結果／ precise: 正確な／ confidence interval: 信頼区間／ confidence limit: 信頼限界／ p-value: p値／ policy maker: 政策決定者／ professional: 専門家／ community: 地域社会、共同体／ outweigh: 〜に勝る、〜よりも優れている

Vocabulary

本文中の重要な語句を確認しましょう。CD に音声も収録されていますので、必ず音まで確認し、CD と同じように発音してみましょう。

Core Vocabulary

最重要語彙 12 語を、チャンツで練習しましょう。

participant 被験者	**blind** 〜に目隠しをする	**median** メジアン
intervention group 介入群	**appropriately** 適切に	**proportion** 割合
control group 対照群	**precise** 正確な	**hazard** 危険
allocate 〜を割り付ける	**estimate** 〜を予想する	**researcher** 研究者

Vocabulary Exercise

本文に出てきた重要な語句を確認しましょう。

問題：下のそれぞれの語句の意味を日本語で書きなさい。

(1) randomized controlled trial _____
(2) intention-to-treat analysis _____
(3) bias _____
(4) confidence interval _____
(5) confidence limit _____
(6) p-value _____
(7) power _____
(8) confounding _____
(9) survival curve _____
(10) bottom-line result _____

KEY EXPRESSIONS

本文中で下線が引かれている重要な表現を確認しましょう。

ア　randomization ／ランダム化

　臨床試験において、被験者を2つ以上のグループに無作為（ランダム）に割り付けること。1つはこれから調査する介入(治療)を受けるグループ(実験群)、もう1つは代わりの治療を受けるグループ(比較グループあるいはコントロールという）です。2つのグループは、結果・転帰の違いがないか追跡調査されます。ランダム化が完全に行われていれば、バイアスの混入を低減させることができるので、ランダム化の方法は、研究の信頼性を判断するのに役立ちます。

イ　confounding ／交絡（こうらく）

　2つの因子が関連して動き、一方の効果が他方の効果とまぎらわしかったり、歪曲されたりするとき起こるバイアスのこと。たとえば、タバコと癌の関係を調べるとき、被験者に酒を飲む人と飲まない人がいた場合、酒も癌にある程度作用するとすれば、「タバコと癌」の結果に「酒と癌」の結果も上乗せしてしまうことになります。このように、研究結果がどの因子によるものか判断できないケースを交絡といいます。

ウ　bias ／バイアス

　研究手法が原因となって起こる、「本当の結果」からのずれまたは偏り。およそ人間界に生起する事象に対して、バイアスを完全に排除することは困難であり、その定量も不可能ですが、バイアスを可能な限り小さくする努力は無意味ではありません。observer bias（観察バイアス）とは、観察するという行為によって生じるバイアスのことです。

エ　power ／検定力、検出力

　power of test ともいい、実験、調査に必要なサンプル数を決めるときに用います。サンプル数が多いと検定力は高くなりますが（すぐに有意差が出る）、治験ではサンプル数を好きなだけ増やすことは予算や時間の都合で不可能です。そのため、実験、調査の効果量を想定し、検定力を前もって決めて、必要なサンプル数を算出します。検定力は多くの場合 0.80 に設定します。

オ　confidence interval ／信頼区間、信頼限界

　真の値があると予測される範囲を示すのが信頼区間で、その範囲内に真の値がある確率を併記して、「95%の信頼区間（信頼限界）」などと表記します。この場合、その範囲内に 95%の確率で真の値を含んでいるだろうという予測を示しています。upper confidence limit、lower confidence limit は、信頼区間の両端の限界を示しています。この幅が狭いほど真の値が狭い範囲にあることになり、その研究成果の信頼度は増すことになります。

カ　p-value ／ p 値

　偶然によって差が生じる確率。医学における介入試験の場合、p 値は、薬あるいは治療法が無効であるという結果が現れる確率を表します。従って、p 値が小さければ小さいほど「有効に近い」と判断できます。通常は、p 値が 5% 未満であれば統計学的に意味のある差があり「有効」と見なされます。信頼区間と p 値はしばしばセットで示され、どちらも示されていない論文の信頼度は低いと判断できます。

DOCUMENT STYLE

本文をよく観察（observe）し、その特徴を整理（classify）してみましょう。

チェックリストの構成と書式

　この文書は appraisal tool（吟味ツール）であり、Unit 1 ～ 16 で読んできた文書とは違って、臨床試験を評価・判断するための「道具」として使用するものです。そのため、文書の構成や書式に「使いやすくする」ための工夫がされています。

項目のタイトルや見出し

10 questions to help you make sense of randomised controlled trials （ランダム化比較試験を理解するための 10 のチェックポイント）

　このサブタイトルを見るだけで、全部で 10 の質問項目があること、そして対象となるのが randomised controlled trials（ランダム化比較試験）に限定されていることが分かるようになっています。

How to use this appraisal tool　（この吟味ツールの使用法）

　「道具」なので、最初に使い方の説明があります。この見出しを見れば、実際に使う前に必ずここを読まなければならないことが分かります。

Screening Questions　（ふるい分けのための質問）

　中央寄せの見出しで、質問の目的を明示しています。ここには 2 つの質問があります。この質問で Yes にチェックが入らない研究は、ここでふるい落とされ、この先の質問に進むことはありません。最後の Is it worth continuing?（続けて先に進む価値はありますか）という一文でも、念を押しています。

Detailed Questions　（詳細な質問）

　中央寄せの見出しで、Detailed Questions（詳細な質問）とあります。ここからは、研究の細部について答えていくことが、この見出しで示されています。

箇条書き

> - **Is the trial valid?**（その臨床試験は信頼できるか）
> - **What are the results?**（結果は何か）
> - **Will the results help locally?**（その結果はそれぞれの現場で役立つか）

　本文の最初にあるのは、この文書の使い方の説明です。この文書を使って導き出さなければならないことを、文章の途中に箇条書きで並べています。英文の箇条書きには、bullet list といって、このように黒い点を行頭に打って書く形式があります。

> Consider if the question is 'focused' in terms of:
> - the population studied
> - the intervention given
> - the outcomes considered

　Questions の中に出てくる箇条書きのスタイルです。Consider if the question is 'focused' in terms of the population studied./Consider if the question is 'focused' in terms of the intervention given./Consider if the question is 'focused' in terms of the outcomes considered. という3つの文を箇条書きにしたいときに、繰り返される冒頭部分を1回だけ書き、それに続く部分だけを箇条書きにしています。このとき、冒頭部分の最後にはセミコロンを打ち、箇条書き部分は行頭にハイフンを入れます。

質問の分類

　研究の質を判断するために10の重要な質問が設けられており、それがさらに Screening Questions（ふるい分けのための質問）と Detailed Questions（詳細な質問）に分けられています。最初の2つの Screening Questions は研究の根本に関する質問で、ここで Yes にチェックが入らない場合には Detailed Questions に進む価値はないと判断し、そこでチェックを打ち切ることができます。Screening Questions で最低限の条件を満たした研究についてのみ、詳細な質問に答えてチェックをし、最終的な判断をします。これが明示してあることにより、利用者は効率的に作業を進めることができるのです。

ヒントとなる補助情報

　Questions の質問文は短く簡潔に書かれています。そのため、必要に応じてそれぞれの質問項目の下に Consider... で始まる補助情報が書かれています。これは、質問の意味を補足したり、具体的な条件付けをしたり、例を示したりして、利用者がより的確に質問に答えられることを目的としています。この補助情報は、質問に答える際のヒントにもなりますので、チェックの前に必ず目を通すようにしましょう。

EXERCISES

このユニットの本文をもう一度読んで、以下の質問に答えましょう。

1 Observe

リスト形式の文書では、同じ文法や構文を用いた表現のパターンが繰り返し使われます。以下の1、2について、太字の部分を参考にして、1はかっこ内に与えられた単語を適切な形に直し、2はかっこに適切な語句を入れなさい。答えは本文を見て確認しましょう。

1. Consider if the question is 'focused' in terms of the population **studied**
   the intervention (give)
   the outcomes (consider)
2. Consider **the fact that** blinding is not always possible
   if every effort was made to achieve blinding
   (   ) you think it matters in this study
   (   ) we are looking of 'observer bias'

2 Classify

基本的に、質問は2つの種類に分類することができます。1つはyes/noで答えるもの、もう1つは尋ねられたことについて説明して答えるものです。次の1〜5は、そのうちのどちらに分類できる質問でしょうか。Yes/No、Explanation の欄に○を記入して答えなさい。

	Yes/No	Explanation
1. How are the results presented?	( )	( )
2. Were all important outcomes considered?	( )	( )
3. Did the study have enough participants?	( )	( )
4. How precise are the results?	( )	( )
5. Why was this study carried out as an RCT?	( )	( )

3 Hypothesize

次の文章の空欄に、本文に出てくる単語や表現を適切な形にして入れ、文章を完成しなさい。

This document was prepared to help with the (1)_____ of a report pf a randomised controlled trial. A series of (2)_____ are presented to serve as a (3)_____ guide to thinking about the (4)_____ that need to be considered. The first two questions are used to (5)_____ the study to (6)_____ whether or not it worth serious consideration. (7)_____ are given after each question to raise awareness about the (8)_____ of the question.

4 Apply

このチェックリストを使って、実際の臨床試験の報告論文をチェックし、その研究を評価してみましょう。

COLUMN

フロリダ在住薬剤師 Mariko の
医療現場のコミュニケーション

日本の大学を卒業後、アメリカ・サンフランシスコで薬剤師として活躍する大野真理子さんが、医薬品業務の現場で日々使われる、「生の英語」を、患者さんとのかかわりを中心に紹介します。

大野真理子（おおの まりこ）
1997 年　武庫川女子大学女子大学薬学部卒、薬剤師免許取得
1997-2002 年　嘱託助手として武庫川女子大学薬学部薬化学研究室にて勤務
2002-2005 年　フロリダ大学薬学部 Pharm.D. 課程留学
2005 年 4 月　Pharm.D.（Doctor of Pharmacy 取得）
2005 年 5 月　米国薬局ウォルグリーンズへ Graduate Intern として入社
2005 年 8 月　フロリダ州薬剤師免許取得
現在、デイトナビーチ市の店舗の薬局長

処方箋の英語

医薬品の現場で交わされる書類の代表は、処方箋ですね。英語の処方箋は、どのような言葉で書かれているのでしょうか。その特徴と、注意すべき点について、表現例を挙げて紹介します。

さまざまな処方箋の形態

アメリカでは、従来の紙の処方箋の他に、電話、留守番電話のメッセージ、ファクス、事前に登録された prescriber（処方者）がＥメールで発行する e-prescribing など、あらゆる通信手段による処方箋が有効です。このような方法で作成された英語の処方箋を正しく処理するためには、数多く登場する専門用語や略語をきちんと理解するだけでなく、読み間違いや電話などでの聞き間違いに十分に注意をする必要があります。

略語の読み間違いに注意！

処方箋には、薬の用法を現す略語が頻繁に登場します。QD（1日1回）、BID（1日2回）、TID（1日3回）、QID（1日4回）、そしてHS（就寝時）などがその代表的なものですが、頓服を意味するPRNや、なくなるまで飲み続けることを表すTATなども、日常的に使用されています。いずれもシンプルな略語ですが、うっかり見落としたり、読み誤ったりすると、薬物治療が計画通りに進まなくなってしまいます。

たとえば、頓服で使用されるべき規制薬物（ジアゼパムなど）の場合、処方箋に記入されたPRNという略語を処方箋監査の際に薬剤師が見過ごすと、患者さんがその薬を常用することになってしまいます。これは、身体的・精神的依存性をもたらす、重大な医療エラーにつながる可能性があります。逆にオキシコンチンなど継続して使用されるべき薬の処方箋を、PRNであると読み誤れば、継続的な疼痛管理ができなくなってしまいます。またTATは、抗生物質など一定期間飲み続けなければならない薬の処方箋によく使用されます。

このように、英語で書かれた処方箋を扱うにあたっては、略語を正しく理解し、解読することが、処方箋を発行する側と受け取る側の両方にとって重要なのです。

まぎらわしい薬剤名

医薬品には、名前のつづりのよく似た（look-alike）薬剤、あるいは名前の音が似ている（sound-alike）薬剤があります。従来の紙の処方箋での見間違いに気をつけることはもちろんですが、電話や留守番電話のメッセージによる処方箋の場合には、聞き間違いにも細心の注意を払う必要があります。相手と直接話ができる電話であれば、処方者が言った内容を復唱し、処方箋の内容に間違いがないことを確認するとよいでしょう。類似した名前の医薬品がたくさんある薬の場合には特に間違いが起こりやすいので、薬剤名のつづりを電話のかけ手（caller）に言ってもらうべきです。英語を母語とする人でさえ、薬剤名のつづりや発音は難しいものです。

よく似た名前の薬剤には、抗高血圧薬の clonidine（クロニジン）と向精神薬の clonazepam（クロナゼパム）などがあります。また、聞いたときの音が似ている薬剤名としては、抗生物質の Ceclor（セクロ、一般名 cefaclor）と、同じく抗生物質の Cipro（シプロ、一般名 ciprofloxacin）、抗真菌剤の Lamisil（ラミシール、一般名 terbinafine）と、抗てんかん薬の Lamictal（ラミクタル、一般名 lamotrigine）などがあります。少しでも疑問を感じたら、医師に連絡して確認する

ことが重要です。

さらに、間違いを二重に防ぐために、患者さんに薬を受け渡したりカウンセリングをしたりする際に、"Is that for seizure?"（てんかん治療用ですね？）などと用法を確認するのもいいでしょう。

処方者が間違えることもある

薬剤師側の聞き間違いや読み間違いだけでなく、処方者側の書き間違いや言い間違いも、もちろん発生します。たとえば"1 TID TAT for 10 days number 30"（1日3回の薬を飲み終えるまで10日間服用、30錠）という一般的な処方箋であれば、「1日3回×10日間＝30錠」という数が処方内容とぴったり一致しているので、用法が適切であることが容易に確認できます。しかし、薬の中には少し変わった用法で、処方の誤りにすぐには気付きにくいものもあります。

たとえば、methotrexate（メトトレキセート）は、1週間に1回、同じ日に飲むというユニークな用法のある免疫抑制剤です。"4 TS PO QWK #28"（1週間に1回4錠服用、28錠）という処方は、この薬には一般的なものですが、普段はあまり見かけません。処方者がうっかり書き間違いや言い間違いをして、"1QWK"とすべきところを"1QD"としてしまっていても、なかなかその間違いに気付くのは難しいものです。

処方箋を受け取ったら、その内容を冷静に分析することも薬剤師の責任です。言い間違いや聞き落とし、聞き間違いは、英語が母語であろうとなかろうと発生します。患者さんの安全が最優先されるべきですから、何かおかしいと感じたときには、「処方者も忙しいかもしれない」「こんな質問をして恥ずかしい」などと考えずに、必ず疑義照会をしましょう。

ミニ会話レッスン

Prescriber（処方者），Pharmacist（薬剤師）

Prescriber : Hello, may I talk to a pharmacist?
Pharmacist : Hi, I am the pharmacist. How may I help you?
Prescriber : I'd like to call in a prescription for Mr. John Smith. His date of birth is March 21, 1951.
Pharmacist : Do you happen to have his phone number?
Prescriber : Sure. His phone number is 123-4567.
Pharmacist : Thank you. So what does he need today?
Prescriber : He needs amoxicillin 500, 1 PO TID TAT for 10 days, number 30 and no refill.
Pharmacist : OK. For Mr. John Smith, DOB March 21, 1951. Amoxicillin 500, 1 PO TID TAT for 10 days, number 30 and no refill.
Prescriber : You've got it!
Pharmacist : Thank you and have a nice day!

2 患者さんとの会話

患者さんの訴えを聞き、アドバイスをしたり、適切な薬を選んだりすることは、薬剤師の重要な仕事です。患者さんとのコミュニケーションに際しての注意点とはなんでしょうか。

できるだけ日常的な表現を使いましょう

先ほどの処方箋の話には、専門用語や略語が登場しました。こうした言葉は、専門家同士でコミュニケーションをするには必要不可欠なものです。しかし、みなさんが薬学英語を勉強して、難しい専門用語を完璧に操れるようになったとしても、それは専門知識のない一般の人には理解できません。患者さんに薬のことを説明するときには、こうした専門用語を患者さんの分かる言葉に置き換えて話さなければなりません。

たとえば、hypertensionは「高血圧」という意味の医学用語ですが、患者さんとの会話にはほとんど使われません。一般の人には、high blood pressureという表現が好んで使われています。簡単な言葉をつなげた言い方なので、この方が分かりやすいのです。同様に、糖尿病もdiabetesではなく、high blood sugarと表現します。stomatitis（口内炎）は口の中の荒れを表すsoreや炎症を表すinflammationで言い換えられますし、vertigo（ふらつき）はdizzinessで十分です。

主役は患者さんです。常に患者さんの立場に立ってコミュニケーションがとれるのが理想的ですね。

相手に合わせて表現を変える工夫を

専門家と患者さんとで言葉を使い分けることはもちろんですが、同じ患者さんに対しても、相手の年齢や症状に合わせて気をつけなければいけない表現がたくさんあります。

たとえば、大人と子どもの違いを考えてみましょう。大人の患者さんは一般に、胃痛をstomach painと言います。でも、小さな子どもは"My tummy hurts!"（ポンポン痛い！）などと言います。ほかにも、buttock（お尻・臀部）をtushと言ったりしますね。

さらに、症状や病気の部位によっては、患者さんは直接的な表現を好まない傾向もあります。便のことをNo. 2というスラングで表現したり、bowel movement（お通じ）という間接的な言い方をしたりするのがその代表的な例です。また、性器の付近にかゆみを伴う真菌の感染は、医学用語ではtinea crurisと言いますが、一般の人たちはJock itchと言います。とはいえ、Jock itchの治療のためにOTC（Over the Counter＝市販の）薬を買い求めに来る人たちは、それさえもはっきりとは言ってくれません。「私の"プライベートな部分"のあたりにかゆみがある（itching around my private area）のですが、どんな薬を使うといいかアドバイスしてくれませんか」というようなアプローチでやってくるのです。こんなとき、薬剤師が状況を察して素早く治療薬を出してあげることができれば、きっと喜ばれることでしょう。

その他、薬に関しても、antidepressant（抗うつ剤）やantipsychotics（向精神薬）などは、medicine to improve mood（気分を良くするための薬）という表現の方が患者さんには好まれます。

患者さんによって違う表現

アメリカには、refillといって医師の再診を受けずに慢性疾患などの薬を受け取ることができるシステムがあります。私の患者さんの中には、"I don't want to hear complicated drug names. Let me order what I need using my own word."（難しい薬の名前なんか覚えてないけど、何が何に効くか分かっているから、私の言葉で説明する。私に必要な薬をくださいな）という調子で、毎月薬局にrefillの注文の電話をかけてくる人がいます。そして、diuretics（利尿剤）はwater pill、analgesic（鎮痛剤）はpain pillと、患者さん自身が理解できる言葉で必要な薬をオーダーし、受け取っていきます。

患者さんにとって一番大切なのは、自身の病状をよく理解し、自ら進んで薬物治療に参加する姿勢であって、難しい専門用語や薬の名前を覚えることではないのです。

専門用語と一般用語

	専門用語	患者さんの使う言葉
疾患・状態	hypertension（高血圧）	high blood pressure, pressure
	hyperglycemia（高血糖）	high blood sugar, sugar
	insomnia（不眠症）	trouble sleeping
	dysuria（排尿困難）	painful urination, painful pee
	stomatitis（口内炎）	pain in the mouth（口の中の痛み）
	muscle cramps（筋肉痛）	cold in my back, pulled muscle
	hemorrhoids（痔・痔核）	piles
薬の適応症	antidepressant（抗不安剤）	mood medicine（気分の薬）
	antipsychotic medicine（向精神薬）	
	anti hyperlipidemia drug（抗高脂血症薬）	cholesterol medicine（コレステロールの薬）
	anti coagulants（抗凝血薬）	blood thinner（血を薄める薬）
	analgesic（鎮痛剤）	pain pill, pain killer
	diuretics（利尿剤）	water pill（水の薬）
	anticonvulsant（抗痙攣薬）	seizure medicine（発作の薬）

3 アメリカにおける ヘルス・リテラシーの実際

患者さんが医療従事者との会話をどの程度理解できているかを解明するため、health literacy（ヘルス・リテラシー）に関する多くの研究がなされています。

health literacyと患者さんの読み書きレベル

health literacy（ヘルス・リテラシー）とは、「健康に関する適切な意思決定をする際に必要な、基本的な情報やサービスを入手し、それを理解、遂行するための個人の能力の程度」と定義されます[※1]。しかし一方で、2002年の全米教育統計センターの発表によると、アメリカの成人1億9100万人のうち、ほぼ4分の1にあたる4000万人から4400万人が、読み書きのレベルが5段階のうち最も低いレベル1に属するとされています[※2]。

医療従事者が服薬指導やカウンセリングを行う場合、すべての患者さんがその内容を理解できなければなりません。そのためには、話をする際の用語だけでなく、患者向けのパンフレットの語彙や表現にも配慮をする必要があります。アメリカでは最近、健康に関する情報は10～11歳（小学5年生）が理解できる内容で提供すべきである、という認識が一般的になってきています。

まずは現場での会話に慣れること

アメリカの大学の薬学部は6年制で、最初の2年間で基礎教育、残りの4年間で薬学教育を受けます。薬学教育が始まると同時に学生たちは近辺の薬局へ出向き、患者さんの血圧測定をしたり薬の説明をしたりする課外実習に参加します。私の勤める薬局にも学生が実習にやってきますが、彼らを見ていると、授業で習った言葉が患者さんに通じず、戸惑う場面がたびたびあるようです。

アメリカにはOTCのemergency contraceptive（緊急経口避妊薬）がありますが、ほとんどの患者さんは「morning after pillをください」と店にやってきます。morning、after、pill、いずれも簡単な単語ですが、これが合わさって緊急経口避妊薬を意味するということは、やはり実際に町の薬局に立ってみないと知る機会はないものです。

大学の授業では、学生はロールプレイを通して患者さんとの話し方を学びます。また最終学年の実務実習では、現役の薬剤師の監督の下で、服薬指導や薬物治療設計、その他薬剤師業務全般について、実務を体験しながら学ぶ機会を得ます。彼らは、このように学生時代からの段階的な実務実習を経てコミュニケーションスキルを磨いていくのです。

コミュニケーションの技術は、マニュアルを読んですぐに習得できるものではなく、トレーニングを受け、場数を踏んで上達していくものです。晴れて薬剤師になった後も、彼らは勉強会へ出向くなどして学び続けています。

医療技術の進歩は目覚しく、新しい治療方法や薬が毎日のように誕生しています。しかし、忘れてはいけないのは、主役はいつも患者さんであるということです。医療従事者は、新しい医療情報をキャッチし、新しい専門用語や技術を身につけると同時に、それを患者さんに分かるように伝える努力を怠ってはならないのです。

※1　http://nnlm.gov/outreach/consumer/hlthlit.html#A1
※2　National Center for Education Statistics（全米教育統計センター）
　　　Adult Literacy in America http://nces.ed.gov/pubs93/93275.pdf
（アクセス確認 2008年8月）

APPENDIX

付録

日本語訳 202

Exercises 解答 220

INDEX 226

日本語訳

Unit 1からUnit 18の本文の日本語訳を掲載しています。日本語として読みやすい文章にするため、多少意訳されている場合があります。学習の際の参考としてお使いください。

UNIT 1
FDA Approval Letter
P.014

保健社会福祉省

公衆衛生総局
食品医薬品局
メリーランド州ロックビル 20857

新薬申請 20-740/S-019

コネチカット州ウエストヘブン 06516-4175
モルガンレーン 400
バイエル製薬事業部
薬事担当副ディレクター
フレデリック・K・サンダーマンあて

サンダーマン様

連邦食品・医薬品・化粧品法、505（b）の項目に基づき提出された、バイコール（セリバスタチンナトリウム）錠に関する 2001 年 4 月 30 日付の貴社新薬追加申請書（2001 年 5 月 3 日受領）についてご連絡いたします。

当局では 2001 年 5 月 7 日、14 日および 17 日付の貴社提出書類を受領したことを確認しております。

この新薬一部変更追加申請では、添付文書および患者用添付文書の**警告－骨格筋、用量および投与、バイコールに関する患者向け情報**の各項目への見直しが行われ、バイコールの開始用量は 0.4mg であることが強調されています。具体的な変更は以下のとおりです。

警告、骨格筋の項目には以下の文が追加されています。
　0.4mg を上回る開始用量で治療を始めると、筋障害および横紋筋融解症のリスクが高まる。

用量および投与の項目には以下の段落が追加されています。
　それまでの脂質低下療法のいかんにかかわらず、バイコールの開始用量は毎晩 1 回 0.4mg である。セリバスタチンナトリウムの最大効果は 4 週以内にあらわれるので、脂質測定をその時期に行い、患者の反応に基づいて用量を調節すること。さらに脂質調整が必要な患者にのみ 0.8mg まで増加すること。用量の範囲は 0.2mg から 0.8mg である。重大な腎臓障害（クレアチニンクリアランス＜ 60mL/min/1.73m2）をもつ患者の場合は、用量を少なくすることを推奨する。

バイコールに関する患者向け情報の項目には以下の文が追加されています。
　バイコールを初めて服用する場合には、1 日 0.4mg 以下にしてください。

この追加申請書を修正されたとおりに検討した結果、十分な情報が提示されており、承認を受けたラベル表示文書が推奨するとおりに使用すれば当該医薬品は安全かつ効果のあることが明らかになっているという結論に達しました。したがって、本承認書の日付をもって、追加申請は承認されたものといたします。

最終の印刷されたラベル表示（FPL）は、提出されたラベル表示案（2001 年 5 月 14 日提出の添付文書および 2001 年 5 月 14 日提出の患者用添付文書）と同一でなければなりません。

「電子フォーマットによる薬事申請（新薬申請）」（1999 年 1 月）という業界ガイダンスにしたがって、最終の印刷されたラベル表示（FPL）のコピーを電子的方法で提出してください。あるいは、最終の印刷されたラベル表示のコピー 20 部を入手次第（ただし、印刷後 30 日以内）、提出していただいても構いません。コピー 10 部ずつを厚紙、あるいはそれに相当する素材に貼付してください。管理の都合上、これを「承認済み新薬追加申請 20-740/S-019 の最終の印刷されたラベル表示」と呼ぶものとします。ラベル表示を使用するのに、食品医薬品局によるこの提出に対する承認は必要ありません。

この医薬品に関する重要な情報を通知する書面（医療専門家あてのレターなど）を、医師やその他患者の治療にあたる者あてに出す場合、貴社はその書面のコピーをこの新薬申請担当に 1 部、次の住所あてに 1 部提出してください。

　20857 メリーランド州ロックビル
　フィッシャーズレーン 5600 食品医薬品局
　HF-2、MEDWATCH

連邦規則集第 21 編 314.80 条および 314.81 条に定められている、承認済みの新薬申請に関する要件を、貴社は満たす必要があることに注意してください。

お問い合わせは、審査官、登録薬剤師、マーガレット・シモノー電話（301）827-6418 までお願いします。

敬具
医薬品評価研究センター
医薬品評価第 II 局
代謝および内分泌医薬品部
ディレクター
医学博士デーヴィッド・オルロフ

〈以下電子署名〉

UNIT 2
Facsimile Transmission
P.025

保健社会福祉省

公衆衛生局
食品医薬品局
20857 メリーランド州ロックビル

1999 年 10 月 25 日

ファクス送信

06516 コネチカット州ウエストヘブン
モルガンレーン 400
バイエル社
薬事担当副ディレクター
キャロル・シーヴァー様

件名：新薬申請 20-740
　　　バイコール（セリバスタチンナトリウム）
　　　MACMIS ID#8238

シーヴァー様

医薬品マーケティング・広告・コミュニケーション部（DDMAC）は、その日常的監視プログラムの一環として、バイコール（セリバスタチンナトリウム）の宣伝文書に不正確で、均衡を失し、場合によっては誤解を招きかねないものがあることを認めました。すなわち、Form FDA 2253 として提出されたものの中の販促資料（QO, 1068）のことです。バイエル社（バイエル）および（あるいは）その代理店によるこの資料の配布は、連邦食品・医薬品・化粧品法および同施行規則に違反します。DDMAC は上記の資料および同様の、あるいはそれに準じた違反を含む資料の使用をただちに中止するよう求めます。DDMAC の異議は、具体的には以下のとおりです。

販促資料

バイコール　成功への科学

この見出しの表現は誤解を招きかねません。確かな証拠がないのに、バイコールがその合成特性ゆえに他の HMG-CoA 還元酵素阻害薬（HMGs）より優れていることを暗示しているためです。すなわち、「バイコールは HMG-CoA 還元酵素の完全合成阻害薬です」という表現が、「合成純エナンチオマー（バイコール、リピトール）」と「菌から抽出」されている「他のスタチン系薬剤（プラバコール、ゾコール、メバコール、レスコール）」を比較する図と並置され、バイコールが「他のスタチン系薬剤」に対して臨床的に優位であることが暗示されていますが、それは立証されていません。「臨床的重要性を示す比較ではありません」と小さく但し書きがありますが、誤解を招きかねない表現を正すのには不十分です。

強力な酵素阻害効果

この見出しの表現も誤解を招きかねません。バイコールが他のHMGs より優れていることを、HMGs の酵素特性に関する非臨床（インビトロ）データに基づいて暗示しているためです。すなわち、「バイコールは低濃度にもかかわらず、インビトロでコレステロール合成酵素を他のどのスタチン系薬剤より完全に阻害します」という表現が、「動物肝組織内の膜結合型 HMG-CoA 還元酵素に対するスタチン系薬剤の阻害効果」と題した図と並置され、バイコールの他の HMGs に対する臨床的な重要性と優越性が、非臨床データを用いて暗示されています。グラフの下に、「インビトロデータは臨床的重要性を意味するものではありません」と小さく但し書きがありますが、誤解を招きかねない表現を正すのには不十分です。

主要な脂質パラメータすべてにおける劇的効果

この見出しのついた HDL コレステロールの効能についての情報の表現は誤解を招きかねません。バイコールの効能を過大に表現しているためです。すなわち、「バイコールは HDL コレステロールを平均 10％ も増加させます」という表現は、「疫学の研究によると HDL コレステロールが 1mg/dl 増加するごとに冠状動脈性心臓病のリスクが 4.4％ 減少します」という表現とともに、バイコールの確証されていない効果を暗示しています。この表現は、バイコールを用いた薬剤治療とそれによる HDL コレステロール値の上昇が、心血管疾患の罹病率および死亡率に関してよい影響を与えるだろうということを示唆するものです。しかしながら、罹病率および死亡率に関するこの効果は実証されておらず、それは、バイコールの承認済み製品ラベル表示に「HDL コレステロール増加、あるいはトリグリセリド減少が心血管疾患の罹病率および死亡率のリスクに与える独立効果については確立していません」と述べられているとおりです。誤解を招きかねない HDL コレステロールに関する記述に続いて、「バイコールの心血管疾患の罹病率および死亡率に与える効果」と脚注に、非常に小さく但し書きがありますが、誤解を招きかねない表現を正すのには不十分です。

プラバコールより明らかに優れているバイコール

この見出しの表現は誤解を招きかねません。確かな証拠もなく、バイコールがプラバコールより優れていることを暗示しているためです。すなわち、LDL コレステロールの低減—バイコール 0.3mg（31％）対プラバコール 20mg（26％）という表現は、「19％ 優れた効果……P<.0001」というまぎらわしい表現とともに、十分な確証もなく優秀性を暗示しています。バイコールのプラバコールに対する優秀性を証明するためにバイエルが使用した研究は不十分なものです。例えば、1つ目の研究では、バイコール 0.3mg（当時ラベル表示されていた最高投与量）をプラバコール 20mg（中位の……投与量）と比較しています。さらに 2つ目の研究では、バイコール 0.3mg とプラバコール 40mg（ラベル表示されている最高投与量）の間に差は見られませんでした（ともに LDL コレステロールは 30％ 低減）。したがって、上記の理由により、優秀性という表現は誤解を招きかねません。「バイコールとプラバコールの間の LDL コレステロール低減に見られる差異から生じる臨床的転帰については確立していません」という但し書きがありますが、確証もなく優秀性を暗示していることを正すのには不十分です。

均衡の欠如

この販促資料におけるリスク情報の表現は均衡を欠いています。副作用や禁忌に関する情報が、効能情報の表現と比較して十分目立つ場所に読みやすい形で販促資料に提示されていないなら、そうした資料は均衡を欠くか、場合によっては誤解を招きかねません。この販促資料で、バイエルは多くのページを割き、さまざまな色を使い、図、グラフなどを用いて効能情報を際立たせています。しかしながら、リスク情報の提示に割かれていると考えられるページは「バイコールの安全性には定評があります」と題され、内容のほとんどはバイコールのもたらす付加的なベネフィット（安全性）についてであり、リスク情報はごくわずかです。実際、バイエルは最も重要なリスク情報（筋疾患、横紋筋融解症などのリスク）を販促資料の中ほどに、効能情報と比較するとほとんど目立たない形で載せているだけです。

この販促資料および同様の、あるいはそれに準じる違反を含むバイコールの販促資料すべての使用を、バイエルは直ちに中止してください。バイエルは、上記に応じる旨および行動計画を内容とする文書による返答を、1999 年 11 月 8 日までに、DDMAC あてに提出してください。この DDMAC あて文書に、バイエルは使用中止となった販促資料すべてのリストと、中止となった日付を記載してください。

返信の際は、下記署名者あてにファクシミリで (301) 594-6771 まで、あるいはメリーランド州ロックビル 20857、フィッシャーズレーン 5600、17B-20 室、HFD-42、医薬品マーケティング・広告・コミュニケーション部あてに文書郵送でお願いします。DDMAC は文書によるものしか正式なものと認めませんのでご注意ください。

今後、この件に関して連絡を取る場合には必ず MACMIS#8238 および NDA20-740 と申し出てください。

医薬品マーケティング・広告・コミュニケーション部
薬事評価局
登録薬剤師、法学博士
ミカエル・A・ミソッキー

UNIT 3
JAMA — Review

P.036

レビュー（総説）
**医薬品副作用が疑われる場合の評価の
利害相反についての可能性**

セリバスタチン（cerivastatin）の使用と横紋筋融解症のリスク
Bruce M. Psaty, MD, PhD, Curt D. Fruberg, MD, PhD, Wayne A. Ray, PhD, Noel S. Weiss, MD, DrPH: *J AM Med Assoc, 2004; 292; 2622-2631.*

　1970年代に英国で承認されたβ遮断薬プラクトロールは、間もなく硬化性腹膜炎の症例報告が話題となり、米国市場に登場する前の1976年に英国市場から撤退した。これは、サリドマイドにおける初期の経緯と類似している。つい最近では、米国で初めて使用される新規分子成分の割合は、1980年代初期には2％から3％程度だったものが、1998年には60％まで拡大している。有効性の高い薬剤については、迅速な承認は、新薬の治療効果をいち早くもたらすことになる。米国の患者にとっては、他の国に先駆けて新薬の適用を受ける機会がますます増えることになる反面、後にそれら新薬の中に重篤な副作用があることが発見されることにもなる。結果的に、副作用の早期発見の挑戦が、米国の薬品市販後システムによりますます生まれることになる。

　ヨーロッパと米国でほぼ同時期に承認を受けたセリバスタチンナトリウム、つまり3-hydroxy-3-methygutaryl coenzyme A（HMG-CoA）還元酵素阻害剤（スタチン系）は、1998年初期に米国で市販された。当初承認された0.2g および0.3g の用量では、セリバスタチン使用による低比重リポ蛋白質コレステロールの低下作用は、他の入手可能なスタチン系薬剤と比較して明らかに低かった。事実、当初承認されたセリバスタチンの最高用量は、低比重リポ蛋白質コレステロール低下においての、他のスタチン系薬剤であるアトルバスタチンカルシウムの最小用量とほぼ同等に過ぎなかった。同等のコレステロール低下を達成するために、当該製薬企業は、0.4mg および0.8mg 用量への一変申請を進めた。黄紋筋融解症は骨格筋細胞の崩壊が疼痛、脱力感さらには場合によっては腎不全および死亡をもたらす珍しい病気であるが、市販直後からその症例が自発報告により確認された。すべてではないが多くの症例は、ゲムフィブロジルを併用しているセリバスタチン服用者に出現した。数回に及ぶラベル表示の変更、研究（試験）および医療専門家あてのレターの後に、当該薬剤は2001年の8月に当該製薬会社によって市場から撤退した。

　本レビューは、セリバスタチンが市場から撤退するに至った状況を記載したものである。本レポートは、2003年までにわたるすべてのレビューならびにMEDLINEの検索をもとにした横紋筋融解症のリスクに関して公表された研究（試験）から明らかとなったことおよび、現在ではすでに公記録となっているが、未発表であった製薬会社の内部文書からの科学情報についても記載している。（第一級裁判所、訴訟番号 02-60165-2、テキサス州ニュエセス郡にて、Hollis N. Haltom とバイエル他との間の裁判でニュエセス郡書記官より要請があり、受領された証拠物件）本レビューの目的は、単に一定期間国民の健康を適切に保護できなかった医薬品市販後調査システムの運用を再検討するだけではなく、現行のシステムでは製薬会社に、自分たちが販売している製品の副作用を確認し、対応処置を講ずることを課しており、それが難しい利益相反の中にあることがこの失策の原因であることに注意喚起することでもある。

後に訴訟の際に裁判の証拠物件に使用されて公表に至った、未発表であった当該製薬会社の「セリバスタチンとゲムフィブロジルの併用」に関する横紋筋融解症の内部データ

　販売開始後のおよそ100日以内に、当該製薬会社は、セリバスタチンを使用して横紋筋融解症を発症、あるいはクレアチンキナーゼ（CK）値の上昇を示す7症例の報告を受けていた。7名のうち6名の患者は、明らかに米国からのものであり、6名のうち5名の米国人患者はまた、ゲムフィブロジルを併用していた。CK値、投与期間、症状および合併症などのその他の情報は、診断の妥当性を評価するには適切なものであった。ロバスタチンの場合は、ゲムフィブロジル併用による横紋筋融解症の7症例の報告まで、市販後丸1年かかっている。

　横紋筋融解症の症例におけるセリバスタチンとゲムフィブロジル併用患者の比率の高さは、薬物相互作用を強く示唆するものであった。仮にセリバスタチン使用者全体の1.5％がゲムフィブロジルを併用したとすると、米国の6症例のうち5例がゲムフィブロジルを併用していた場合の確率は、可能性としては、およそ2億2000万人に1人となる。あるいは、横紋筋融解症の発現率を10万観察人年あたり5.3とし、セリバスタチン使用者の1.5％がゲムフィブロジルも併用しているとし、さらにセリバスタチン使用者すべてが、1998年5月28日以前に3カ月以上使用していたとするならば、セリバスタチンとゲムフィブロジル併用患者に5例の横紋筋融解症が発症するためにはおよそ2500万人のセリバスタチン使用者が米国で必要となる。米国市場にセリバスタチンを市販した最初の4週間で、本剤の処方数はおよそ3100であった。

　本剤のラベル表示は、横紋筋融解症とゲムフィブロジルの関係に言及したものに変更されたが、公開文書記録には、前述の重篤な副作用をさらなる調査・研究に値する警告と見なしたエビデンスの記述は見られない。「フィブラート系薬剤とセリバスタチン間の臨床的に関連する相互作用の可能性」については、2000年に製薬会社の研究者により公表されたレビューには記載されていたが、記載の中に薬物動態試験の実施計画の記述は見られなかった。1988年から2000年の間に発表された、スタチンとフィブラート治療の併用の有効性および安全性を研究した36の臨床試験のレビューには、セリバスタチンの評価の記述は一切見られなかった。

　1998年5月以降、セリバスタチンとゲムフィブロジルを併用していた横紋筋融解症患者の割合は依然高いものであった。1999年3月のSafety Assurance Monthly Highlightsによると、「圧倒的多数の症例報告は、ゲムフィブロジルとの併用であった」。1999年10月19日の電子メールでは、「本症例におけるゲムフィブロジル併用の頻度は約60％である」と指摘されている。当初の米国の6症例報告から18カ月後の1999年12月に、当該薬品会社の医療専門家へのレターで、ゲムフィブロジルとの併用処方を禁忌とする、セリバスタチンのラベル表示への変更が初めて公表された。

1999年12月14日に開かれた当該薬品会社の有害事象に関する対策委員会（APZ）の議事録によると、「各種のスタチン系薬剤とゲムフィブロジルを比較する薬理学的実験で、薬物動態学的かつ薬力学的相互作用を研究・調査すべきである」ことが奨励された。さらにおよそ17カ月後、すでに初めて米国で6症例が報告されてから約3年経過した2001年4月4日のAPZ議事録では、決して公表されることはなかったが、薬物動態試験の結果は「曲線下面積（AUC）では2倍から7倍の増加および同様の範囲での排泄時間の延長を示した」が、これはBackmanらの3日間の薬物動態試験と同様の結果であることが記載されている。

　1999年12月のラベル表示変更および他の製薬会社による患者や医師への情報提供の努力は、ゲムフィブロジルとの併用処方に関してはあまり効果がなかった。1999年3月から8月までの間に確認されたすべてのセリバスタチンとゲムフィブロジルを併用している横紋筋融解症患者の割合は、63%（32中20症例）であった。併用禁忌が発表された期間である1999年の9月から2000年2月までの間は発症の割合がわずかに増加して70%（130中91症例）となり、その後2000年の3月から7月の間にはわずかに減少して62%（55中34症例）となった。他の証拠、たとえば、シサプリドの研究は、ラベル表示の変更が最適に達していない処方実施を変更する方法としては効果的でないことを示している。

UNIT 4
FDA Talk Paper
P.046

米国食品医薬品局
FDA Talk Paper

米国食品医薬品局（FDA）のTalk Paperは、現在一般国民が関心を寄せている問題への疑問に、プレスオフィスが作成しているものです。Talk Paperは、より詳細な情報が入り次第変更されることがあります。

T01-34　　　　　　　　　　　プリントメディア：301-827-6242
2001年8月8日　　　　　　消費者問い合わせ：888-INFO-FDA

バイエル社、「バイコール」を自主回収

　FDAは本日、バイエル社製薬部門が、コレステロール低下薬（高脂血症治療薬）であるバイコール（一般名セリバスタチン）を米国市場から自主的に市場撤退することを発表しました。これは、バイコール服用により、重篤な筋肉への副作用で、死亡に至ることもある横紋筋融解症を引き起こした症例報告を受けての決定です。FDAはこの決定に同意し、支持を表明します。

　バイコール（一般名セリバスタチン）は、1997年に米国で承認され、一般的にはスタチン系薬剤と呼ばれているコレステロール低下薬の部類の一つです。スタチン系薬剤は、コレステロール合成に関与する体内の特定の酵素を阻害することで、コレステロール値を低下させる働きをします。すべてのスタチン系薬剤は、横紋筋融解症の非常にまれな報告に関連しているものの、バイコールは承認されている他のスタチン系薬剤よりも顕著に致死的な横紋筋融解症の症例が多く報告されています。

　これまでに、バイコール服用に関する致死的な横紋筋融解症の最も顕著な症例は、高用量の服用、高齢患者への投与、また特に他の高脂血症治療薬であるゲムフィブロジル（商品名：ロピッドおよびそのジェネリック医薬品）と併用した場合であることが報告されています。FDAは、バイコール使用に関連した重篤な横紋筋融解症に起因する31の死亡例を受けており、そのうちの12症例においてゲムフィブロジルが併用されていました。

　横紋筋融解症とは筋肉細胞が崩壊し、その成分が血液中へ流出した病態のことです。横紋筋融解症の症状としては、筋肉痛、脱力感、圧痛、倦怠感、発熱、赤褐色尿、吐き気、嘔吐などがあります。疼痛は、特定部位の筋肉に発症するか、または全身性のものになる可能性があります。

　非常に多くの場合、発症する筋肉部位はふくらはぎおよび腰背部ですが、患者によっては筋障害の症状が全く見られない症例もあります。まれな症例では、筋障害があまりに重篤で腎不全および他の臓器不全を併発し、このような症例では死に至ることもあります。

　バイエル社製薬部門は、バイコールの市場撤退は薬局レベルにまで及ぶと発表しました。薬局は、商品代金と引き換えに、医薬製造企業に薬剤を返品するよう指導を受けることになります。

　バイコールを服用している患者は、コレステロール値をコントロールする代替薬への切り替えを担当の医師に相談しなくてはなりません。バイコールを服用していて筋肉痛がある場合、またはゲムフィブロジルを併用している場合には、直ちにバイコールの服用を中止し担当医に助言を求めなければなりません。

　米国の市場内には、バイコールの代替と見なされる他のスタチン系薬剤が5種類あります。これらは、ロバスタチン（商品名メバコール）、プラバスタチン（商品名プラバコール）、シンバスタチン（商品名ゾコール）、フルバスタチン（商品名レスコール）、アトルバスタチン（商品名リピトール）です。

　バイコールの市場撤退に関する詳細な情報に関しては、患者および医師はバイエル社カスタマーサービス・電話番号 1-800-758-9794 まで、またはFDAの医薬品情報局・電話番号 301-827-4573、もしくは電話番号 1-888-INFO-FDA にご連絡いただくか、またはFDAのウェブサイト"Baycol Information"にアクセス可能です。

UNIT 5
THE LANCET EDITORIAL
P.055

THE LANCET
Volume 362, Number 9393

スタチン戦争：アストラゼネカが撤退すべき理由

　Tom McKillop氏はアストラゼネカ社の最高経営責任者である。医薬品業界では広く知られている人物である。英国医学アカデミーは2002年にTom McKillop氏をアカデミーのフェローシップとして選出し、また同年彼はナイト爵位も受けている。しかしながら今、これらの華々しい成功に影が差している。コレステロール低下薬であるロスバスタチン（商品名：クレストール）の市場に対するアストラゼネカの販売戦術に関して、いかに新薬が臨床（診療）の場に持ち込まれるか、および不適切に研究開発された医薬品から患者を守るためにどういった方策があるのかという憂慮すべき問題が指摘されている。

スタチン市場は巨大である。世界でもっともよく売れている薬であるファイザー社のアトルバスタチンは、2002年、80億米ドルの売り上げがあった。アストラゼネカは、この世界市場の20％のシェア獲得を予測している。これは達成しなくてはならないものだ。本年度第2四半期の税引前利益が17％の落ち込みを記録したのである。安全性の問題で大きく遅れていたが、ロスバスタチンは2003年8月にようやく米国FDAから承認を得て先月発売となり、発売からたった3週間で2％のシェアを獲得した。McKillop氏は、初年度およそ10億ドルの販売促進キャンペーンを手始めに、どのようなことをしても医師たちを説得してロスバスタチンを処方させると誓っている。「勢いをつけていかなくてはならない」と最近開催された投資家の会合で述べた。さらに、「皆様は、素晴らしい新薬を市場に売り込んでいくチャンスを手にしているのです。これこそまさにわれわれのチャンスなのです」と述べている。

ロスバスタチンの販売戦略は、ギャラクシー（銀河）プログラムに基づいている。ギャラクシープログラムとは、各種の臨床条件でロスバスタチンの有効性を検討するよう意図した、少なくとも16の広範囲な品質の臨床試験に対する、巧妙かつ包括的な名前である。ギャラクシープログラムの臨床試験は、アストラゼネカの大規模に販売する意図に合致した、マーキュリー（水星）、ステラ（星の、恒星の）、オービタル（軌道）、アステロイド（小惑星）、メテオ（流星、隕石）、ジュピター（木星）などの名前がついている。アストラゼネカは、臨床的エンドポイントの試験が完了していない状態で、無謀な統計を拡大解釈した巧みな三段論法を展開して、ロスバスタチンを市販する決定を下した。論拠はよく知られたもので、説得力があるように思えるものであった。前提1：アテローム脂質プロファイルによってアテローム硬化症が発症する。前提2：アテローム硬化症によって心疾患が発症する。結論：アテロームプロファイルを正常に戻せば、心疾患のリスクを低下させることができる。しかし、アストラゼネカは、ギャラクシー（プログラム）を天文学の理論ではなく占星術の領域へと押し進めた。

一つ例を挙げてみよう。ステラ試験では、2268人の原発性高コレストロール血症の被験者に6週間に及ぶ、非盲検の用量比較試験を行った。結果は、最近 Current Medical Research and Opinions 誌に掲載された（2003；19：P1-P10）。ロスバスタチンを、アトルバスタチン、シンバスタチンおよびプラバスタチンと比較するものであった。アストラゼネカの薬剤は、同じ投与量で、競合他社の薬剤より効果的に、国のガイドラインの脂質濃度目標値を達成させた。これらの不確かかつ代替的な所見に基づき、ステラ試験の研究者の1人である Peter Jones 氏は、次のようにコメントしている。「もしより低い投与量で目標を達成する選択肢があったら、それを選択するだろう」。こういった注釈は、論理的な解釈の役には立たず、まして不十分なデータの批判的な評価には当然、何の役にも立たない。

同様の統計学的な曲解が、販売促進を補完するものとして、James Blasetto 氏と共同研究者によって今年の3月、American Journal of Cardiology 誌に掲載された。Blasetto 氏は、米国デラウエア州ウィルミントンのアストラゼネカ社に勤務しているが、5つの小規模な12週間に及ぶ臨床試験から不確かなエンドポイントのデータを組み合わせ、驚くべき確信を持って、「ロスバスタチンは十分評価できる」と結論付けている。研究と見せかけたあからさまな販売手段が、評価の高い、論文審査のある医学雑誌に掲載可能なのか理解に苦しむ。

なぜスタチン系薬剤の品質に対する議論が必要なのか。まず、安全性が確定していないためだ。2001年8月、予想外の致死的な横紋筋融解症の発症で、バイエル社がセリバスタチンを市場から回収した。ロスバスタチンの80mg製剤については、安全性の懸念からアストラゼネカは撤退した。40mgの製剤に対しても懸念を表明している批評家がいる。ロスバスタチン使用と関連したタンパク尿および顕微鏡的血尿の発現は、さらなる懸念でもある。第二に、ここでスタチンの有効性を述べることは、最も懸念する心不全における大規模臨床試験の実施を冒涜することになる。第三に、他のスタチン系薬剤で総死亡率の低下の効果が確認されている状況で、いかなる臨床的な正当な理由によって、証明されていないスタチン剤に認可を与えることができるのであろう？

有効性および安全性について信頼できるデータがなく、さらにアストラゼネカがロスバスタチンを非常に激しく市場へ売り込まなくてはいけないという商業的圧力を抱えているのであれば、医師は本薬剤の処方を行う前に（いったん止まって）、自分の患者にロスバスタチンについての真実、つまり安全性に関しては他の競合するスタチン系薬剤より証拠となるデータが乏しいということを伝えなければならない。アストラゼネカはあまりにも激しく、早急に市場に参入してしまった。McKillop 氏はこの露骨なキャンペーンを中止すべきである。

The Lancet

UNIT 6　Lancet — Correspondence

CORRESPONDENCE（書簡）

correspondence@lancet.com への e-mail 投稿

スタチン戦争

担当編集委員様—10月25日付の貴誌のエディトリアルで、「医師は、担当の患者にクレストール（一般名ロスバスタチン）について真実を語らねばならない」と述べておられる。The Lancet 誌の読者は、まさに編集者から真実を知る権利がある。

貴誌の読者は、以下に述べる事実を知るべきであろう。クレストールは、大規模な臨床研究を実施した忍容性に優れた薬剤であり、他の市販されているスタチン系薬剤と同様の安全性プロファイルを示し、他のどの薬剤の単一投与の場合よりもコレステロールの目標値において患者に良好な結果をもたらす。80％以上の患者は、初期投与量の1日10mgで低密度リポ蛋白コレステロール（LDLコレステロール）の低下目標値に達し、HDLコレステロールも有意に増加させ、競合薬剤に並ぶものがない良好なプロファイルを示した。

アストラゼネカは、1万人以上の患者を対象に行った臨床試験でスタチン投与に関しては最大規模の臨床データベースを作成し、規制当局に承認申請した。8つの主要なクレストールのデータは、*American Heart Journal*、*American Journal of Cardiology* および *Journal of Cardiovascular Risk* などの、権威ある論文審査のある学術雑誌に掲載された。

クレストールに関する安全性および有効性のデータは、世界各国の規制当局に徹底的に審査されることとなり、その結果、規制当局はリスクベネフィットプロファイルを評価し、非常に厳しい規制環境の中で本薬剤を承認したのである。たとえば、完全なデータベースは、米国食品医薬品局（FDA）諮問委員会の会合で公に精査され、9人のメンバー全員が満場一致で長期的な脂質コントロール薬剤として、1日5mgから40mgの範囲でクレストールの承認を推奨することを支持した。

現在までに、世界各国で30以上の規制当局がクレストールを承認しており、さらなる承認が現在進行中である。世界中で20

万人以上の患者が、現在クレストールを使って治療中である。市販後調査によって、クレストールの安全性プロファイルが、他の市販されているスタチン系薬剤の安全性プロファイルと同様の結果を示していることが確認された。

新薬の場合、予後のデータは販売開始直後の時点では通常ほとんど入手困難であり、現在のところ、コレステロール低下剤ならびに高血圧薬の場合は入手不可能である。承認前の医薬品に義務づけられた予後のデータは、医薬品分野での革新を抑制し、新しい治療法の進歩を必要以上に遅らせることにもなりかねない。海外の臨床のオピニオンリーダーが、クレストールの臨床試験データに非常に強い印象を受けたため、アストラゼネカは承認前に包括的な予後プログラムの実施を行った。しかしながら、心不全の臨床試験をはじめとしたこれらの臨床研究は、長期的に行われるものであり、十分な結果を得るまでには数年を要することになる。

脂質に関する代替エンドポイントは必須であり、広く受け入れられていると同時に臨床的意思決定の基本ともなっている。大規模臨床試験によって、増加した LDL コレステロール濃度が、アテローム性動脈硬化発症のリスクファクターであることが立証されている。同様にアテローム性動脈硬化は、心疾患の罹患率および死亡率の主な原因となる。クレストールは、これら代替エンドポイントにおいて優れた再現性および信頼性のある効果を示し、このエビデンスこそが、クレストールのギャラクシー（銀河）プログラムの基礎となっている。

何百万もの人々が、未治療、あるいは現在一般的な脂質低下療法の効果が不十分なために、心疾患のリスクにさらされている。このような切実な医学的ニーズがある状況で、本薬剤をさらに広く医師および患者に提供するための努力を中断することは到底考えられないことである。

アストラゼネカのみならず、規制当局者、医師および患者は、貴誌の欠陥のある不正確なエディトリアル記事によって不利益をこうむることとなった。The Lancet 誌のような立派な学術雑誌が、本格的に広範にわたって臨床研究がなされた重要な医薬品に対して、理不尽な批判をなされることを遺憾に思う。

Tom McKillop
アストラゼネカ PLC 最高責任者

UNIT 7
EPAR summary for the public

欧州医薬品審査庁（EMEA）
EMEA/H/C/771
欧州公開医薬品審査報告書（EPAR）
ガルバス
一般向け EPAR 概要報告

本文書は、欧州公開医薬品審査報告書（EPAR）の概要報告です。ヒト用医薬品委員会（CHMP）が、当該薬剤の使用を推奨するにあたって実施された臨床試験をどのように評価したかについて説明するものです。
ご自身の症状または治療に関して詳細が必要な場合は、添付文書（EPAR の報告書の一部）をお読みいただくか、あるいは担当医または担当の薬剤師にお問い合わせください。ヒト用医薬品委員会の推奨に基づいたさらなる情報をご希望の場合は、科学的考察（EPAR の報告書の一部）をお読みください。

ガルバスとは？
ガルバスは、活性物質ビルダグリプチンを含有する薬剤です。円い、淡黄色の錠剤として販売されています。

ガルバスはどのような状況で使用されるのか。
ガルバスは、2型糖尿病（インスリン非依存性糖尿病）の治療薬です。ガルバスは、患者の糖尿病が、一種類の抗糖尿病薬剤服用だけでは十分にコントロールできない場合、これら抗糖尿病薬剤（「併用治療」として）と併用されます。メトホルミン、チアゾリジンジオンあるいはスルホニル尿素と併用可能ですが、メトホルミンが服用できない患者に対しては、スルホニル尿素だけを併用します。
当該薬剤は処方箋のみでの使用となります。

ガルバスの用法・用量は？
成人の場合、ガルバスの推奨用量は以下のとおりです。
・メトホルミンあるいはチアゾリジンジオン併用の場合は、朝・夕にそれぞれ1錠服用します。
・スルホニル尿素と併用の場合は、朝1錠服用します。
1日量は2錠（100mg）を超えてはいけません。食事とともに、あるいは別にでも服用可能です。
ガルバスは、末期腎疾患の血液透析（血清浄化技術）を含む中等度、あるいは重篤な腎疾患の患者には推奨できません。ガルバスは重篤な肝臓障害の患者にも推奨できません。75歳以上の患者への投与は慎重に行ってください。

ガルバスはどのように作用するのか。
2型糖尿病は、膵臓が血糖値をコントロールするのに十分なインスリンを分泌できない、あるいは身体が効率的にインスリンを働かせることができない病気です。ガルバスの活性物質ビルダグリプチンは、ジペプチジルペプチダーゼ4（DPP-4）阻害薬です。ガルバスは、体内の「インクレチン」ホルモンの破壊をブロックすることにより作用します。インクレチンは食後に分泌され、インスリンを分泌するよう膵臓に刺激を与えます。血中のインクレチンホルモン値を上昇させることで、血糖値が高いと、ビルダグリプチンは膵臓をさらに刺激してインスリン分泌を促します。ビルダグリプチンは、血糖値が低いと作用しません。ビルダグリプチンはまた、インスリン値を上昇させ、さらにはグルカゴンホルモン値を下げることにより、肝臓で作られるグルコース（ブドウ糖）の量を減少させます。同時に、これらのプロセスは、血糖値を下げて2型糖尿病をコントロールするのを助けます。

ガルバスの臨床試験はどのように実施されたか。
ガルバスの効果は、ヒトの症例で試験される前にまず実験モデルで試験されました。ガルバスは、2型糖尿病および血糖値コントロールが不十分な計4000人以上の患者が参加した、7つの主要な臨床研究によって研究されました。
そのうち3つの臨床研究は、プラセボ（疑似治療）、メトホルミンあるいはロシグリタゾン（チアゾリジンジオン）を投与した群と比較して、以前に糖尿病の治療を受けたことのない計2198人の患者にガルバスだけを投与して、その効果を調査するものでした。
その他の4つの臨床試験は、すでにメトホルミン（554人）、ピオグリタゾン（チアゾリジンジオン、463人）、グリメピリド（スルホニル尿素、515人）、あるいはインスリン（296人）治療を受けている患者に、併用して1日に50mg、または100mgのガルバスを24週間経口投与し、それぞれの群について同量のプラセボ投与を行った群と比較して、ガルバスの併用効果を調査しました。すべての臨床試験において主に、いかに血糖値が有効にコントロールされているかを示す値として、グリコシル化ヘモグロ

ビン（HbA1c）の血中濃度の変化を主な有効性の指標としました。

臨床試験では、どのようなガルバスの有効性が示されたか。
ガルバスはすべての臨床試験でグリコシル化ヘモグロビン（HbA1c）値を減少させました。単独投与では、24週間後、開始時点の8％前後の値から約1％のHbA1c値の減少が見られましたが、メトホルミンまたはロシグリタゾンほどの効果は見られませんでした。
2型糖尿病の治療を受けている患者への併用投与では、プラセボ投与群と比較して、ガルバスはHbA1c値をより効果的に減少させました。メトホルミンおよびピオグリタゾンとの併用では、HbA1c値を0.8％から1.0％の間に減少させ、1日100mg投与のほうが50mg投与よりも有効でした。グリメピリドとの併用では、1日50mgおよび100mgの投与ともに約0.6％のHbA1c値の減少をもたらしました。対照的に、従来の治療にプラセボ投与を行った患者は、0.3％の減少から0.2％の上昇までの数値を示し、HbA1c値の変化はより小さいものでした。
インスリン療法を受けている患者へのガルバス投与は、プラセボ投与に比較するとより大きなHbA1c値の減少をもたらしましたが、患者にとって有効性があると判断するにはあまりにも小さな効果でした。
当該製薬会社は、薬剤審査中にガルバス単独使用およびインスリン併用の申請を取り下げました。

ガルバス使用にあたってのリスクは？
ガルバス使用にあたって最も一般的な副作用はめまいです（100人に1人から10人の患者に発現）。ガルバス服用において見られたすべての副作用の完全リストは、添付文書をご参照ください。
ビルダグリプチンもしくはその他の成分に過敏（アレルギー性）である可能性のある患者には、ガルバスを投与するべきではありません。心疾患の患者への投与は、軽症の病態に限定するべきです。ビルダグリプチンは肝障害を引き起こす場合があるとされているため、ガルバスで治療を受ける患者は、事前ならびに治療中に定期的な肝機能検査を受けるべきです。

ガルバスが承認された理由は？
ヒト用医薬品委員会（CHMP）は、メトホルミン、スルホニル尿素、あるいはチアゾリジンジオンとの組み合わせによる併用経口療法として使用されたとき、2型糖尿病治療におけるガルバスの有効性は、発現するリスクよりも大きいと結論づけました。委員会はガルバスに販売認可を与えることを推奨しました。

ガルバスに関するその他の情報：
欧州委員会は、2007年9月26日ノバルティス社にEU全域で有効なガルバスに対する販売認可を与えました。

ガルバスに関する欧州公開医薬品審査報告書（EPAR）の完全版はここから入手可能です。

本要約は2008年2月に最終更新されました。

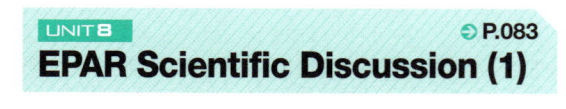

UNIT 8　P.083
EPAR Scientific Discussion (1)

科学的考察

1．序論

2型糖尿病（T2DM）の病態の特徴は、β細胞不全から二次的に発生するインスリン分泌低下に起因するインスリン活動不全、および（あるいは）末梢標的組織におけるインスリン作用の減退（インスリン抵抗）である。この異常代謝状態は、肝臓での過剰なグルコース生産と蛋白質および脂質の代謝変調で悪化し、高血糖症をともなって微小血管および大血管合併症を引き起こす。
欧州連合（EU）などの先進地域では、T2DMが糖尿病症例の約85％から95％を占める。年齢と体重がT2DMの確立されたリスクファクターである。T2DM患者の大多数が過体重あるいは肥満である。食事の改善と運動がT2DMの一次治療である。単一の経口糖尿病治療薬（OAD）による薬剤治療が、通常その次に採られる治療である。OADによる単剤療法を3〜9年行うと、患者には通常、追加的な治療が必要となる。推奨される一次治療はメトホルミンで、これは肝臓でのグルコース生産を抑制し、末梢インスリン抵抗を低下させる。スルホニルウレアはインスリン分泌促進剤であるが、メトホルミンに耐性のない患者への代替治療、あるいはメトホルミンへの追加治療として使用することができる。二次経口代替治療には他にもα-グルコシダーゼ阻害薬、メグリチニド、チアゾリジンジオンなどがある。高血糖症を減衰させる効果はあるが、こうした代替治療にはすべて程度の差こそあれ重大な副作用があり、代謝上あるいはその他の副作用のない効果的な治療薬の開発が望まれる。

ビルダグリプチンは新しいクラスの経口糖尿病治療薬で、選択的および可逆的なジペプチジルペプチダーゼ4（DPP-4）阻害薬である。DPP-4という酵素は、インクレチンホルモン、グルカゴン様ペプチド1（GLP-1）、グルコース依存性インスリン分泌刺激ポリペプチド（GIP）といったグルコース恒常性の維持に重要な役割を果たすホルモンを不活性化する酵素である。

治療指標として認められているものは次のとおり。すなわち、2型糖尿病の治療における二重経口治療として、
・メトホルミンとの併用。ただし、最大許容用量によるメトホルミン単剤治療でも、血糖コントロールが不十分な患者に対して。
・スルホニルウレアとの併用。ただし、最大許容用量によるスルホニルウレア単剤治療でも血糖コントロールが不十分で、禁忌あるいは不耐性のためメトホルミン治療が不適切な患者に対して。
・チアゾリジンジオンとの併用。ただし、血糖コントロールが不十分で、チアゾリジンジオンの使用が適切な患者に対して。

推奨用量は1日100mgを1回、あるいは50mgに分けて朝晩に2回。ただし、スルホニルウレアとの併用の場合、推奨用量は朝50mgである。

2．品質について

はじめに

即放性製剤ガルバスは、ビルダグリプチンを活性物質として50mgおよび100mg含む錠剤で提供されている。その他に、微結晶性セルロース、無水乳糖、デンプングリコール酸ナトリウム、ステアリン酸マグネシウムを成分として含む。

フィルムコートを施した錠剤が、アルミあるいはアルミ（PA/Al/PVC//Al）ブリスターで包装されて販売されている。

活性物質

活性物質はビルダグリプチンである。IUPAC 命名法による化学名は (S)-1-[2-(3-Hydroxyadamantan-1-ylamino) acetyl] pyrrolidine-2-carbonitrile である。
ビルダグリプチンは白色からやや黄色ないしやや灰色を帯びた結晶性粉末で、多形および溶媒和合物は今のところ同定されていない。ビルダグリプチンは非吸湿性で水および極性有機溶媒への溶解性が非常に高い。上記の活性物質にはキラル中心が1つあり、単一の（S）-エナンチオマーとして用いられている。

・製造

ビルダグリプチンは二段階の反応で合成され、その後精製（再結晶）される。ビルダグリプチンの製造過程は適切に記述された。重要なパラメータが特定されており、適切な工程内管理も含まれている。出発物質、反応物、溶剤の規格も示されている。重要な段階や中間生成物の適切な管理も示されている。
構造解明は、元素分析、紫外線分光法、赤外吸収分光法、^{1}H-NMR 分光法、^{13}C-NMR 分光法、質量分光法によって行われている。分子量は元素分析によって測定され、それは予想分子量と一致している。提示された分子構造は、X 線粉末回折および X 線単結晶構造解析によって確認された。

・規格

ビルダグリプチンの規格には次の試験を含む。すなわち、外観（黄色味あるいは灰色味をおびた粉末）、粒径（レーザー光線回折による）、同定（IR-KBr、IR-ATR、X 線回折による）、関連物質（HPLCとIC）、ビルダグリプチンのR-エナンチオマー（HPLC）、残留溶媒（ヘッドスペース GC）、乾燥減量（熱重量法）、硫酸塩灰分、重金属、溶液の透明度、溶液の色、（HPLC法による）定量法と微生物限度試験である。
どの規格も活性物質の関連品質特性を示していることが立証された。分析方法は、通常管理において使用されたものであり、説明も十分で、そのバリデーションは関連する ICH ガイドラインに基づいている。
不純物の説明もなされており、製造工程関連の不純物および想定される分解産物に分類されてあり、適格とされた。残留溶媒は活性物質内で、関連する ICH の要件に準じて十分に管理されていた。活性物質に関する証明分析は提供されており、バッチ分析の結果はすべて規格どおりで、バッチごとの良質な均一性を示している。

・安定性

ICH ガイドラインに基づいて実施された長期試験、加速試験、過酷試験から得た安定性に関わる検査結果は、活性物質に十分な安定性があることを証明した。光線や外気温にさらされても、その影響を受けて活性物質が劣化しやすくなることはない。長期試験および加速試験の結果は提示された規格を満たしており、したがって、提示されたリテスト期間も適切である。

UNIT 9
EPAR Scientific Discussion (2)

毒性

・単回投与毒性

ビルダグリプチンの急性毒性は低い。マウスおよびラットの場合、2000 mg/kg の単回経口投与で毒性の兆候は認められなかった。

・反復投与毒性（トキシコキネティックスを含む）

反復投与毒性試験は、ラット（26 週間）およびイヌ（52 週間）で実施された。ビルダグリプチンの薬理作用には種特異性がなく、ラットおよびイヌの代謝はヒトの代謝に類似していることから、これらの動物モデルは試験に適切であると考えられる。

ラットに見られた主な毒性は、泡沫肺胞マクロファージ集団が肺に蓄積することであった。類似の所見がマウスでも観察された。この所見は、ラットにおける過剰な DPP－4 阻害作用の結果であると考えられた。ラットの肺において見られた所見の臨床的重要性は完全には排除できない。十分な安全域（無毒性投与量でのAUC がヒト AUC の5倍）があることから、この所見の重要性は限定的であると考えられる。

イヌにおいて最も一貫した毒性所見は胃腸症状の発現、特に軟便、粘液様便、下痢、さらに高用量では血便であった。こうした兆候は比較的低い全身曝露において観察された（ヒトの臨床用量AUC の2倍に相当する最低用量で常に観察された）。胃腸所見は他の動物種では全く観察されず、申請者によれば、臨床試験において胃腸障害は観察されていない。ヒト用医薬品委員会（CHMP）の意見では、こうした所見は臨床的に重要性をもつとは考えにくいということである。

・遺伝毒性

複数の標準的遺伝毒性試験でビルダグリプチンを使って実施した遺伝毒性試験のデータは遺伝毒性の可能性を示していない。

・癌原性

マウスおよびラットで生涯癌原性試験が実施された。ラットでは発癌の可能性に関する証拠は認められなかった。最高用量で血管肉腫の発生率が増加することが雌ラットで認められたが、雄ラットでは同発生率はわずかに低下した。後述のマウスでの試験結果を考えれば、投与との関連性を完全には排除できない。マウスでは血管肉腫および乳癌の発生率が増加した。マウスで血管肉腫の発生率増加は、マウスでこの腫瘍が比較的共通して自然発生する器官（肝臓、脾臓、子宮など）においてのみ認められた。これはビルダグリプチンが腫瘍発生率の増加を起こすには、腫瘍の発生した部位に血管肉腫が自然発生するための素因が必要であることを示唆している。マウスでの試験では、ビルダグリプチンは血管内皮成長因子（VEGF）に誘導される血管形成を阻害することが示された。申請者は、これらの機序データに基づいて、VEGF に誘導される血管形成の長期にわたる阻害が、VEGF には依存しないで増殖する内皮細胞に選択的に刺激を与えることで、内皮の腫瘍性増殖の可能性を高めるという機序を提案している。250 mg/kg/ 日以上を投与された雄マウスの肝臓には血管肉腫の不均衡な増加があった。同時に、雄マウスでは肝細胞癌発生率は低下した。申請者の仮説によれば、血管肉腫は初期の肝細胞腫瘍あるいは前癌性病変の発生に続いて肝細胞腫瘍が消滅し、より活動的な血管肉腫に取って代わったものである。安全域は十分である（無毒性量での曝露マージンの16倍）。ビルダグリプチンはマウスによく見られる型の腫瘍発生を促進するように作用する可能性が高く、データはこの型の腫瘍があまり見られないヒトにおいては、血管

肉腫発生のリスクが高いことを示唆していないと考えられた。他の一般的な自然発生腫瘍の発生率がビルダグリプチン処置によって増加しなかったという事実は、より一般的な腫瘍促進作用がビルダグリプチンにあるとは考えにくいという見方を支持している。申請者はマウスの肝臓における腫瘍発生の機序をさらに研究する予定であるが、これまでの試験結果をCHMPは、ヒトに対する有意なリスクを示すものではないと考えている。

乳腺癌に関しては、申請者は、マウス癌原性試験で明らかになった腫瘍はヒトとは関連性が低いと考えられる脳下垂体-性腺軸への影響の結果であると提言している。53週間のビルダグリプチン処置をしたマウスの乳腺組織にはβ-カゼイン、γ-カゼイン、ラクトアルブミンなど乳汁産生関連の遺伝子の劇的な増加作用が見られることから、ビルダグリプチン処置をしたマウスの乳腺においてホルモンに由来する変化が生じていることを示唆している。CHMPの意見では、こうした影響はヒトに関連性があるとは考えにくいということである。

・生殖毒性

ラットにおける受胎能、生殖行動、あるいは初期の胚発生へのビルダグリプチンの影響は見られなかった。ラットおよびウサギで胚・胎児毒性の評価が行われた。ラットでは、225 mg/kg/日以上の投与量で、母体重の減少と相関して波状肋骨の発生率の増加が観察された。これは奇形として分類されるが、文献ではラットの波状肋骨は可逆的であることが示唆されている。ウサギでは、発生遅延の指標である胎児体重の減少と骨格変異が重度の母毒性(死亡を含む)の生じる150 mg/kg/日で認められた。ビルダグリプチンには選択的胎児毒性はなく、催奇形性能もないと結論づけられる。ラットの出生前および出生後毒性試験においては、母毒性が全ての用量で観察された。150 mg/kg/日以上の投与量群で、一時的なF1世代の体重減少およびオープンフィールド自発運動試験においてビーム遮断回数の減少(活動低下)が観察された。

・局所刺激性

ビルダグリプチンの局所刺激性は静脈内投与による毒性の一環として検討された。いずれの種においても、ビルダグリプチンによる局所作用は観察されなかった。ウサギで実施された皮膚刺激性試験では、いかなる皮膚刺激性も示されなかった。

UNIT 10
EPAR Scientific Discussion (3)   P.103

薬物動態
約1014人の被験者が参加した合計38の臨床薬理学試験がビルダグリプチンについて実施され、薬物動態、用量反応、薬物動態/薬力学の関連性、作用様式、薬物相互作用の可能性を評価した。

血漿と尿の中のビルダグリプチンは、個別のLC-MS法によって分析された。分析方法は、ヒトの体液中に含まれるビルダグリプチン(LAF237)およびその主要な不活性代謝物LAY151の精密測定に適している。

・吸収

バイオアベイラビリティー:ビルダグリプチンは吸収が速く、経口投与後、t_{max}(最高血中濃度到達時間)の中央値が約1.5時間で、平均絶対経口アベイラビリティーは85%である。しかしながら、Caco-2細胞単層膜を用いたインビトロ研究によると、ビルダグリプチンは親和性は低いがP糖蛋白の基質である可能性がある。

ビルダグリプチンの最終市販錠剤製剤を高脂肪食物とともに服用すると、吸収率は低下する。また、吸収の程度もわずかに低下し、それは、t_{max}が空腹時の1.75時間から高脂肪食後の2.5時間へ増加し、C_{max}(最高血中濃度)は19%減少し、AUC(血中濃度曲線下面積)は10%減少する。こうした影響は臨床的には意味がないと考えられる。ガルバスは食事と関係なく服用可能である。(「製品概要4.2」の項に記載)。

生物学的同等性:初期の試験で使用された剤形は、それぞれ液状製剤および試行カプセル製剤であった。その後の第I相および第II相臨床試験では、錠剤(市販製剤:MF)が使用された。カプセルは第II相試験のMF錠剤と同様のバイオアベイラビリティーを示した。続く中軸的な第III相試験では、最終市販様製剤(FMI)が採用され、同剤はその後の薬物動態、薬物動態/薬力学、機序の試験でも使用された。第II相のMF錠剤とFMIは生物学的に同等性であることが示されている。

治療用量の投与を受けた2型糖尿病患者の平均AUC(2160±520 ng·hr/mL, N = 71)は、健康な被験者(2275±459 ng·hr/mL, N = 150)と同等であった。

・分布

ヒトの血漿におけるビルダグリプチンの蛋白結合は低い(9.3%)。ビルダグリプチンは血漿と赤血球の間に均等に分布する。分布容積(V_{ss})は70.7 ± 16.1 Lで、脈管外組織部分への分布があることを示している。蛋白との結合解離と関連する薬物間相互作用は想定されていない。

・排泄

ビルダグリプチンは主として代謝とそれに続く代謝物の尿中排泄によって消失する。14C-ビルダグリプチン100 mgの経口液剤投与後、その85.4±4.4%は尿中に、14.8±3.5%は糞中に排泄された。静脈内投与後は、用量の約33%が未変化のビルダグリプチンとして尿中に排泄された。25mg静脈内投与後に測定した平均総血漿クリアランス(CL)は40.6±8.97 L/hr、腎クリアランス(CL_R)は13.0±2.35 L/hr (>216 ml/min)であった。したがって、ビルダグリプチンの排泄には、能動輸送蛋白による尿細管分泌がある程度かかわっている。経口投与ビルダグリプチンの血漿排泄半減期($t_{1/2}$)の平均は、投与量50〜100mgで約2〜3時間であった。

ビルダグリプチンの代謝は十分に解析されてきた。投与量の3分の1だけしか未変化体として回収されないため、ビルダグリプチンの大半は代謝される。化合物M20.7あるいはLAY151は主要な不活性代謝物で、血漿中濃度はビルダグリプチンの3倍である。グルクロン酸抱合は初期投与量の5%以下と副次的な代謝経路に過ぎず、酸化は投与量のわずか1.6%である。複数組織ではビルダグリプチンを代謝物LAY151に加水分解することができる。CYP450イソ酵素のビルダグリプチン代謝への関わりはわずかである。このように、ビルダグリプチンの代謝における相互作用の可能性は非常に少ない。ビルダグリプチンはS-エナンチオマーである。入手可能なデータの示すところによれば、D-エナンチオマーへの生体内相互転換の可能性は低い。

・用量比例性と時間依存性

用量と時間依存性

ビルダグリプチンの薬物動態はほぼ用量に比例している。25〜600mgの単独投与および25〜400mgの反復投与についてのデータは、AUCおよびC_{max}が投与量に比例してわずかに増加していることを示しているが、線形性からの偏差は軽微で、投与量が2倍になるのに対してAUCは2.2倍の増加である。

10日間、25mgから200mgの用量で1日1回投与した結果、ビルダグリプチンの蓄積は観察されなかった。このことはクリアランスが時間依存性ではないことを示唆している。

ばらつき

健康なボランティアが1回分の経口量を服用した後における被験者間の血漿AUC変動係数は15〜20%の範囲で、C_{max}は約25%である。母集団薬物動態解析で、全身クリアランス（CL/F）における個体間変動は42%であった。

対象集団

申請者は、糖尿病患者におけるビルダグリプチンの薬物動態が、健康な被験者と比較して同様であることを示すに足る文書を提出している。

・特殊集団

腎機能および肝機能、性別、年齢、体重、人種がビルダグリプチンの薬物動態に及ぼす影響の評価は、特殊な試験および母集団薬物動態解析の双方で実施された。母集団薬物動態解析によって、腎機能と性別が全身クリアランスに、除脂肪体重が分布容積（V/F）に、影響を与える重要な共変量として特定された。こうした共変量が薬物動態に与える影響は極めて低く、臨床的な重要性はないと考えられた。母集団解析にはいくつかの欠陥があり、解析の強靱性と結果の信頼性に限界があった。特殊集団における薬物動態の評価は主として他の試験から得たデータに基づいている。

ビルダグリプチンの全身および腎クリアランスは腎機能障害の患者において低下する。ビルダグリプチンAUCは、軽度、中度、重度の腎機能障害患者および末期腎疾患患者（ESRD）において、それぞれ101%、32%、134%、42%増加した。腎機能（クレアチニンクリアランスにより測定）とビルダグリプチンの全身クリアランスは関係があるとはいえず、ビルダグリプチンの腎クリアランスのほうが腎機能との相関関係が強い。ビルダグリプチンは腎臓における濾過、尿細管分泌、代謝（加水分解）によって排泄され、糸球体濾過値（GFR）はビルダグリプチンの腎臓代謝を予測するには不十分だという申請者の説明は妥当である。
LAY151曝露量は何倍にも増加し、腎機能と密接な関連にあった。主要代謝物（LAY151）のAUC_{0-24h}は軽度、中度、重度の腎機能障害患者および末期腎疾患患者において、それぞれ1.6、2.4、5.4、6.7倍であった。$AUC_{0-\infty}$の推定値によれば、軽度、中度、重度の腎機能障害患者および末期腎疾患患者において、それぞれの曝露量が1.7、3.1、13、17倍になると考えられる。中度、重度の腎機能障害患者および末期腎疾患患者への使用は推奨しない（「製品概要4.2、4.4、5.2」の項に記載）。
申請者は追加試験を実施して、中度、重度の腎機能障害患者における薬物動態、効能、安全性の評価を行う予定である。

肝障害はビルダグリプチンの薬物動態にあまり影響を与えない。軽度、中度肝機能障害による影響はなく、重度の肝機能障害患者の場合でも、ビルダグリプチンAUCの増加はわずか22%である。

LAY151のAUCは肝機能が低下すると増加した。LAY151曝露量は重度の肝機能障害患者の場合では2倍増加した。軽度あるいは中度の肝疾患患者の場合は投与量の調整の必要はないが、重度の肝機能障害患者の場合は、使用歴がないため、使用は推奨されないということで合意が成立している。性別、年齢、体重、人種はビルダグリプチン曝露には臨床的に有意な影響を与えない。小児および未成年者については、ビルダグリプチンの薬物動態評価は行われていない。

UNIT 11 → P.114
Package Insert (1)

バイコール®
（セリバスタチンナトリウム錠）

薬剤特性

セリバスタチンナトリウムの化学名（IUPAC名）は、sodium [S-[R*,S*-(E)]]-7[4-(4-fluorophenyl)-5-methoxymethyl-2,6 bis(1-methylethyl)-3-pyridinyl]-3,5-dihydroxy-6-hehtenoateである。セリバスタチンナトリウムの実験式（化学式）は$C_{26}H_{33}FNO_5Na$で、分子量は481.5である。セリバスタチンは、白からオフホワイトの吸湿性の無定形粉末で、水、メタノールおよびエタノールに溶解し、アセトンにはわずかに溶解する。セバスタチンナトリウムは、還元酵素の完全合成の、鏡像異性体として純粋な3-hydroxy-3-methylglutarylcoenzyme A（HNG-CoA）阻害剤である。HMG-CoA還元酵素は、HMG-CoAをメバロン酸に変換する反応を触媒し、この反応がコレステロール生合成の初期および律速段階である。バイコール®（セリバスタチンナトリウム錠）は、0.2、0.3、0.4または0.8mgのセリバスタチンナトリウムを含有する経口投与の錠剤として提供されている。活性成分：セリバスタチンナトリウム　不活性成分：マンニトール、ステアリン酸マグネシウム、水酸化ナトリウム、クロスポビドン、ポビドン、酸化鉄（黄）、メチルヒドロキシプロピルセルロース、ポリエチレングリコールおよび二酸化チタン

臨床薬理学

コレステロールおよびトリグリセリド（中性脂肪）は、リポ蛋白複合体となって血流中を循環する。これらの複合体は、超遠心分離法で高比重リポ蛋白（HDL）、中間比重リポ蛋白（IDL）、低比重リポ蛋白（LDL）、超低比重リポ蛋白（VLDL）の分画に分離される。コレステロールとトリグリセリド(TG)は、肝臓で生成され、VLDLと結合して、末梢組織に輸送されるために血漿中に放出される。さまざまな臨床研究で、総コレステロール値、LDLコレステロール値およびアポリポ蛋白B（apo-B、LDLコレステロールを構成する複合体）値の上昇が、ヒトのアテローム性動脈硬化の発症を促進することが立証されている。同様にHDLコレステロール（およびHDLコレステロールの輸送複合体である、アポリポ蛋白A）値の減少が、アテローム性動脈硬化と関係していることが立証されている。疫学研究により、心血管系疾患の罹患率および死亡率が、総コレステロール値およびLDLコレステロール値によって、また逆にHDLコレステロール値によっても、直接影響を受けて変動することが立証されている。LDLと同様に、コレステロールおよびトリグリセリドを多く含有するVLDL、IDLおよびレムナントなどのリポ蛋白も、アテローム性動脈硬化の発症を促進する。血漿トリグリセリドの上昇は、HDLコレステロールの低値および小型LDL粒子とともに三徴候として頻繁に見いだされ、さらにこの変化は冠動脈心疾患の非脂質性代謝リスクファクターとも関連する。総血漿トリグリセリド自体が、一

貫して冠動脈心疾患の独立したリスクファクターとして立証されたわけではない。さらに、HDLの増加あるいはトリグリセリドの減少が、冠動脈および心血管系疾患の罹患率および死亡率のリスクに独立した影響を与えると特定されているわけでもない。高コレステロール血症の患者においては、バイコール®（セリバスタチンナトリウム錠）は、血漿中の総コレステロール、LDLコレステロール値およびアポリポ蛋白B値を減少させる効果を示した。さらに本剤は、VLDLコレステロールおよび血漿トリグリセリドを減少させ、血漿中のHDLコレステロールおよびアポリポ蛋白A-1を増加させる作用もある。本剤は、血漿中のリゾホスファチジン酸については、確実な効果はもたない。バイコール®の心血管系疾患の罹患率および死亡率における効果は、まだ特定されていない。

作用機序：セリバスタチンは、HNG-CoA還元酵素の競合的阻害剤であり、3-hydroxy-3-methylglutarylcoenzyme A（HNG-CoA）がコレステロールを含むステロールの前駆体であるメバロン酸へ変換することに関与する。セリバスタチンの作用によるコレステロール生合成の阻害は、肝細胞のコレステロール値を減少させ、それがLDL受容体の合成を刺激し、それによって細胞内からのLDL粒子の取り込みを増加させる。これらの生化学過程の最終結果が、血漿コレステロール濃度の低下である。

UNIT 12
Package Insert (2) → P.123

薬物動態：

吸収作用：バイコール®（セリバスタチンナトリウム錠）は、活性型で経口投与される。セリバスタチン 0.2 mg 錠を経口投与した後の絶対バイオアベイラビリティー（生物学的利用率）の平均は、60%（範囲：39〜101%）である。通常、全身曝露（血中濃度時間曲線下面積：AUC）および C_{max}（最高血中濃度）双方の変動係数（被験者間の差異に基づく）は、20%から40%の範囲である。セリバスタチンナトリウム錠のバイオアベイラビリティーは、セリバスタチンナトリウム溶液の場合と等しい。セリバスタチン未変化体は、糞中にはまったく排出されない。1日用量 0.2〜0.8 mg の範囲では、セリバスタチンの動態は線形性が認められた。定常状態の男性および女性患者では、セリバスタチン錠を夜 0.2、0.3、0.4 および 0.8 mg 投与後、平均最高血中濃度（C_{max}）は、それぞれ 2.8、5.1、6.2、および 12.7 µg/L である。さらに、AUC 値は本用量範囲で用量に比例し、平均最高血中濃度到達時間（t_{max}）は、すべての用量で概ね2時間である。経口投与後、セリバスタチンの最終排出過程半減期（$t_{1/2}$）は、2時間から4時間である。1日 0.8 mg までの投与で、定常状態の血漿中濃度からセリバスタチンには蓄積性のないことが示された。夕食時あるいは夕食後4時間経過時にセリバスタチンを単回投与した後、終夜にわたる薬物動態評価の結果は、夕食時のセリバスタチン投与と夕食4時間経過後の投与との比較では、AUCまたは C_{max} の有意差は認められなかった。セリバスタチン 0.2 mg を1日1回4週間連続投与された患者においては、夕食時または就寝時に、セリバスタチンの脂質低下に効果の差は認められなかった。0.2 mg を1日1回の夕食時または就寝時に投与する投薬計画は、0.1 mg を1日2回投与した場合よりもわずかに有効性が認められた。

分布：分布量（VD_{ss}）は 0.3 L/kg と算出される。循環薬剤の99%以上は血漿蛋白と結合している（80%はアルブジン）。結合は可逆的で、100 mg/L までは薬剤濃度に依存しない。

代謝：ヒトにおけるセリバスタチンの生体内変換経路は以下を含む。M1 を形成するピリジン環側鎖のメチル基の脱メチル化および M23 を形成する 6'-イソプロピル基の水酸化。この2つの反応から代謝物である M24 が形成される。主な循環血液中の成分は、セリバスタチンおよび薬理作用を有する M1 および M23 代謝物である。代謝物 M1 および M23 の相対効力は、親化合物の効力に匹敵するが、それを上回るものではない。男性および女性患者へのセリバスタチン 0.8 mg 投与後、セリバスタチン、M1 および M23 の平均定常状態 C_{max} 値は、それぞれ 12.7、0.55、1.4 µg/L であった。したがって、コレステロール低下効果は、主に親化合物である、セリバスタチンによるものである。インビトロ研究では、肝シトクロム P450（CYP）酵素系が、セリバスタチン生体内変換反応を触媒することを示している。特に2つの P450 酵素のサブクラスが関与している。（サブクラスの）1つ目は CYP 2C8 で、主要な活性代謝物 M23 を優先的に生成し、より少ない程度で別の活性代謝物 M1 を生成する。2つ目は CYP3A4 で、主に少ないほうの代謝物 M1 の生成に寄与する。また、CYP3A4 酵素サブクラスは、相当数の普通薬の代謝にも関与する。セリバスタチンにおける肝代謝の二重経路の効果は、周知の強力な CYP3A4 阻害剤であるエリスロマイシンおよびイトラコナゾールの効果を試験した臨床研究で示されている。これらの相互作用研究において、CYP3A4 酵素サブクラスの特異的阻害剤のエリスロマイシンまたはイトラコナゾールとの併用投与後、セリバスタチン血漿値は 1.4 倍から 1.5 倍の平均増加という結果であったが、これは代替 CYP 2C8 経路による代謝によるものであろう。

排泄：セリバスタチン自体は、尿中からも糞中からも検出されない。M1 および M23 はこれらの経路によって排出される主要な代謝物である。健常者への ^{14}C セリバスタチン 0.4 mg 経口投与後、放射能の排泄は尿中で約 24%、糞中で約 70% である。親化合物であるセリバスタチンは総放射能排泄の 2% 以下である。ヒトにおける静脈内投与後のセリバスタチンの血漿クリアランスは、1時間当たり 12 から 13 リットルである。

特殊集団

高齢者：健康男性高齢被験者（65歳を超える）におけるセリバスタチンの血漿中濃度は、男性若年被験者（40歳未満）と類似している。

性別：女性被験者のセリバスタチンの血漿中濃度は、男性の被験者よりわずかに高い（C_{max} では約 12%、AUC では約 16% 高い）。

小児：小児患者におけるセリバスタチン薬物動態の試験はなされなかった。

人種：セリバスタチン薬物動態は、白人、日本人、黒人の被験者における臨床試験が比較された。AUC、C_{max}、t_{max} および $t_{1/2}$ では、有意差は全く認められなかった。

腎臓：セリバスタチンの定常状態血漿濃度は、健常者（クレアチニンクリアランス > 90 mL/min/1.73m^2）と軽度の腎機能障害（クレアチニンクリアランス 61〜90 mL/min/1.73m^2）では類似している。中等度の腎機能障害（クレアチニンクリアランス 31〜60 mL/min/1.73m^2）または重篤な腎機能障害（クレアチニンクリアランス ≤ 30 mL/min/1.73m^2）の患者では、正常な腎機能の被験者に比較して、AUC で最大 60%、C_{max} は最大 23% 高く、$t_{1/2}$ では最大 47% 長くなる。

血液透析：末期の腎不全患者への試験は実施されなかったが、本剤は強く血漿蛋白と結合するため、血液透析がセリバスタチンのクリアランスを有意に促進させることは期待できない。

肝臓：活動性肝疾患の患者には、セリバスタチンの臨床試験は実施していない（「禁忌」の項参照）。バイコール®（セリバスタチンナトリウム錠）を肝疾患の既往歴のある、または大量にアルコールを摂取した患者に投与するときは、慎重に投与すること（「警告」

の項参照)。

臨床試験: バイコール®(セリバスタチンナトリウム錠)は、北米、ヨーロッパ、イスラエルおよび南アフリカで管理された治験で研究され、ヘテロ接合体性家族性および非家族性高コレステロール血症、および混合型脂質異常症の患者では、血漿中の総コレステロール、LDLコレステロール、VLDLコレステロール、アポ蛋白Bおよびトリグリセリドを減少させる効果、さらにはHLDコレステロールおよびアポ蛋白A1を増加させる効果を示している。5000人以上のⅡa型およびⅡb型の高コレステロール血症の患者が、4週間から104週間の期間、治験で投薬された。男性ならびに女性、ドリグリセリドの上昇があった/なかった患者、およびに高齢者において、バイコール®の血漿コレステロール減少効果が見られた。原発性高コレステロール症の患者に、8週間にわたって連続1日1回バイコール®の単一投与を実施した4つの大規模な多施設のプラセボを対照とした用量反応性試験で、総コレステロール、LDLコレステロール、アポ蛋白B、トリグリセリド、HDLコレステロールに対する総コレステロール比(TC／HDL)およびHDLコレステロールに対するLDL比(LDL／HDL)は有意に減少した。HDLコレステロールの有意な増加もまた観察された。バイコール0.2、0.3、0.4および0.8 mgのHDLコレステロール平均変化率(25パーセンタイルおよび75パーセンタイル値)は、それぞれ+8 (+1、+15)、+8 (+1、+14)、+7 (0、+14)および+9 (+2、+16)を示した。平均総コレステロールおよびLDLコレステロールの有意な減少は、4週間後をピークに、1週間後には明白なものとなり、治験期間中、減少は持続していた。

UNIT 13
Package Insert (3) ➔ P.132

適用および用法

バイコール®(セリバスタチンナトリウム錠)は、原発性高コレステロール血症および混合型脂質異常症(フレデリクソンⅡaおよびⅡb型)の患者においては、飽和脂肪およびコレステロールの食事制限やその他の薬物治療以外の手段だけでは反応が不十分な場合に、食事の補助薬として適用で、総コレステロール、LDLコレステロール、アポ蛋白B、トリグリセリド(TG)の上昇を下げ、HDLコレステロール値を上げる。高コレステロール血症によるアテローム性動脈硬化症性血管障害のリスクが有意に高い患者の場合、脂質低下薬による治療を複数のリスクファクター除去の一つとすべきである。脂質低下薬による治療を検討する前に、高コレステロール血症の二次的原因、すなわち、血糖コントロールが良好でない糖尿病、甲状腺機能低下症、ネフローゼ症候群、蛋白異常血症、閉塞性肝疾患、他の薬物療法、アルコール中毒症などは排除しておくべきであり、血中脂質検査を実施して総コレステロール、HDLコレステロール、トリグリセリドを測定しておくべきである。トリグリセリドが400mg/dL以下の患者については、次の式を使ってLDLコレステロールを推定できる。

LDLC = [Total-C] minus [HDL-C + TG/5]

トリグリセリド値が400mg/dLより高い場合、この式の精度は低くなるので、超遠心分離により直接LDLコレステロール濃度を測定すべきである。高トリグリセリド血症の患者の多くは、総コレステロールが上昇するにもかかわらず、LDLコレステロールは低下あるいは正常である。そのような場合には、バイコール®(セリバスタチンナトリウム錠)の適用はない。脂質測定は少なくとも4週間おきには実施すべきである。

急性冠状動脈事象で入院するとき、LDLコレステロール値が130mg/dLと同じかそれより高いならば、退院の際に薬物療法の開始を検討できる (NCEP-ATP Ⅱ:米国コレステロール教育プログラム成人治療委員会Ⅱ)。

治療目標はLDLコレステロールを低下させることであるため、米国コレステロール教育プログラムは、LDLコレステロール値を治療反応の開始と評価に使用するよう推奨している。LDLコレステロール値が入手できない場合に限って、総コレステロールを治療の観察に使用すべきである。

高コレステロール血症が主たる異常(Ⅱb型高リポ蛋白血症)で高コレステロール血症と高トリグリセリド血症を併発している患者において、LDLコレステロールの上昇を下げるのにバイコール®は有効であるが、主たる異常がカイロミクロン、超低比重リポ蛋白、あるいは中間比重リポ蛋白(すなわちⅠ、Ⅲ、Ⅳ、あるいはⅤ型)の上昇という状況での試験は行われていない。

禁忌

活動性肝疾患あるいは原因不明の持続性血清トランスアミナーゼの上昇(「警告」の項参照)。
ゲムフィブロジルとの併用治療:横紋筋融解症のリスクによる(「警告:骨格筋」の項参照)。

妊娠および授乳:アテローム性硬化症は慢性的なプロセスであり、妊娠中に脂質低下薬を中断すると、原発性高コレステロール血症の長期治療の転帰への効果はほとんどなくなる。さらに、コレステロールおよびその他のコレステロール生合成経路の産物は、ステロイドや細胞膜の合成といった胎児の発達には不可欠な成分である。HMG-CoA還元酵素阻害薬はコレステロール合成を低下させ、コレステロール由来の他の生物学的活性物質の合成をもおそらく低下させるため、妊娠中の女性に投与すると胎児に害を及ぼす可能性がある。したがって、HMG-CoA還元酵素阻害薬は、妊娠期間および授乳中の母親には禁忌である。**セリバスタチンナトリウムを出産適齢期の女性に投与するときは、その患者が妊娠している可能性が非常に低く、かつその患者に想定される薬害を告知した場合に限るべきである。**この薬を服用中に患者が妊娠した場合には、セリバスタチンナトリウムの投与を中止し、胎児にとって想定される薬害を患者はに通告するべきである。
本剤の成分のいずれかに対する過敏性。

警告

肝臓酵素: HMG-CoA還元酵素阻害薬は、肝機能の生化学的異常と関係があるとされている。アメリカで平均11ヵ月間にわたってセリバスタチンナトリウムによる治療を受けている患者の0.5%に、血清トランスアミナーゼ(ALT:アラニンアミノ基転移酵素、AST:アスパラギン酸アミノ基転移酵素)値が持続的に上昇し、正常値上限の3倍を超える(ベースライン状態にもかかわらず2回以上連続して起こる)ことが報告されている。この異常な発生率はバイコール®0.2、0.3、0.4、0.8 mgに対してそれぞれ0.1%、0.4%、0.9%、0.6%であった。こうした異常は通常、治療を始めてから6ヵ月以内に発生しており、通常、薬の投与を中止すれば正常に戻り、胆汁うっ滞との関係はなかった。ほとんどの症例において、これらの生化学的異常は無症候性であった。
肝機能検査を、治療開始前、治療開始後あるいは用量増後6〜12週間、およびその後定期的(たとえば半年に1回)に実施することを推奨する。トランスアミナーゼ濃度の増加を示す患者は結果を確認するために再度肝臓機能の評価を実施して観察し、その後も異常が正常に戻るまで頻繁に検査を続けるべきである。正常値上限の3倍以上のASTあるいはALTの上昇が持続する場合は、セリバスタチンナトリウムによる治療の中止を推奨する。
活動性肝疾患あるいは原因不明のトランスアミナーゼの上昇は、バイコール®(セリバスタチンナトリウム錠)使用の禁忌である(「**禁忌**」の項参照)。肝疾患患者あるいは大量アルコール摂取歴のある患者にセリバスタチンナトリウムを投与する場合は注意する

べきである（「臨床薬理学：薬物動態／代謝」の項参照）。そのような患者の場合は、推奨用量範囲の下限から始めて、つぶさに観察すべきである。

骨格筋：横紋筋融解症（ミオグロビン尿症にともなう急性腎不全を併発する場合もある）の症例が、セリバスタチンおよび同クラスの他の薬剤について報告されている。0.4 mg を上回る開始用量で治療を始めると、筋症および横紋筋融解症のリスクが高まる。筋症は、筋肉痛あるいは脱力感が特徴であり、正常値の上限の10倍以上の血漿クレアチンキナーゼ（CK）の上昇をともない、アメリカのセリバスタチン臨床試験において患者の0.4％に見られた。ある臨床試験では開始用量 0.8 mg でバイコールを使用したが、65歳以上の女性、とりわけ体重の軽い患者において、筋障害（ミオパシー）および横紋筋融解症のリスクが高まることが観察された。広範な筋肉痛、筋肉圧痛あるいは脱力感、および（あるいは）顕著なクレアチンキナーゼの上昇の見られる患者すべてについて、筋障害を検討すべきである。原因不明の筋肉痛、筋肉圧痛、あるいは脱力感については、特に倦怠感または発熱をともなう場合、直ちに報告するよう患者にアドバイスすべきである。顕著なクレアチンキナーゼの上昇が発生、または筋症と診断されるかその疑いがある場合には、バイコール®（セリバスタチンナトリウム錠）治療は中止すべきである。**横紋筋融解症にともなう腎不全の発症素因となる、急性あるいは重篤な状態（敗血症、低血圧症、大きな外科手術、外傷、重篤な代謝、内分泌あるいは電解質障害、コントロール不良のてんかんなど）にあるすべての患者について、バイコール®（セリバスタチンナトリウム錠）の使用を一時的に控えるべきである。** HMG-CoA 還元酵素阻害薬による治療期間中に、シクロスポリン、フィブリン酸誘導体、エリスロマイシン、アゾール系抗真菌薬、あるいは脂質低下用量のナイアシンを併用すると筋障害のリスクが高まる。

一般的に HMG-CoA 還元酵素阻害薬とフィブラート系薬剤の併用は避けるべきである。フィブラート系薬剤は単独で使用しても、横紋筋融解症などの筋障害および腎不全に関係する可能性がある。**横紋筋融解症のリスクがあるためゲムフィブロジルとの併用は禁忌となっている（「禁忌」の項参照）。**

UNIT 14
Package Insert (4)
→ P.142

使用上の注意

薬物相互作用：

免疫抑制剤、フィブリン酸誘導体、ナイアシン（ニコチン酸）、エリスロマイシン、アゾール系抗真菌薬：「警告：骨格筋」の参照。

制酸剤（水酸化マグネシウム、水酸化アルミニウム）：血漿中セリバスタチン濃度は制酸剤を同時に投与しても影響を受けなかった。

シメチジン：血漿中セリバスタチン濃度はシメチジンを同時に投与しても影響を受けなかった。

コレスチラミン：胆汁酸捕捉剤のコレスチラミンがセリバスタチンナトリウムの薬物動態に与える影響は、2つの別個のランダム化交差試験において健康な男性12人を対象に評価された。第一の試験では、セリバスタチンナトリウム 0.2 mg とコレスチラミン 12 g を併用投与した結果、セリバスタチンナトリウムを単独投与したときと比較して AUC（血中濃度曲線下面積）が22％以上、C_{max}（最高血中濃度）が40％以上減少した。しかしながら、第二の試験でコレスチラミン 12 g を夕食1時間前に投与し、同じ夕食の約4時間後にセリバスタチンナトリウムを 0.3 mg 投与した結果、セリバスタチンナトリウムを単独投与したときと比較してセリバスタチン AUC の減少は8％以下、C_{max} の減少は約30％であった。したがって、セリバスタチンナトリウムを就寝時に、コレスチラミンを夕食前に投与するという投薬計画であれば、セリバスタチンナトリウムの臨床効果における有意な減少は見られないと予想された。

ジゴキシン：定常状態での血漿におけるジゴキシンレベルおよびジゴキシンクリアランスは、セリバスタチンナトリウム 0.2 mg の併用によって影響を受けなかった。血漿中セリバスタチン濃度もジゴキシンとの併用によって影響を受けなかった。

ワルファリン：健康なボランティアにワルファリンとセリバスタチンを併用したところ、ワルファリンとプラセボの併用と比較して、プロトロンビン時間および凝固因子Ⅶに何ら変化は見られなかった。ワルファリンの (R) と (S) 異性体の AUC および C_{max} は、セリバスタチンナトリウム 0.3 mg との併用の影響を受けなかった。ワルファリンとセリバスタチンの同時投与は、セリバスタチンナトリウムの薬物動態に変化をもたらさなかった。

エリスロマイシン：高コレステロール血症患者に、シトクロム P450 3A4 の阻害薬として知られるエリスロマイシンを10日間併用した結果、定常状態でのセリバスタチン AUC および C_{max} はそれぞれ約50％および24％増加した。

イトラコナゾール：高コレステロール血症患者に、セリバスタチン 0.3 mg を投与した後、シトクロム P450 3A4 の強力な阻害薬であるイトラコナゾール 200 mg を10日間併用した結果、定常状態でのセリバスタチン AUC および C_{max} はそれぞれ38％、12％増加した。イトラコナゾールとの併用により、セリバスタチンの半減期はほぼ5時間（64％の増加）であったが、イトラコナゾールの反復投与によってもセリバスタチンの蓄積はないであろう。セリバスタチン 0.3 mg をイトラコナゾールと併用しても、イトラコナゾールの薬物動態には影響を与えない。セリバスタチン 0.8 mg による単回投与交差試験において、イトラコナゾールとの併用でセリバスタチンの AUC および C_{max} はそれぞれ27％、25％増加した。

オメプラゾール：健康な若い男性において、セリバスタチン 0.3 mg を単独経口投与した場合も、毎日の前処置としてオメプラゾール 20 mg を5日間投与した5日目の場合も、セリバスタチンまたはその主要活性代謝物の、あるいはオメプラゾールのいずれの薬物動態パラメータにも変化はなかった。

ゲムフィブロジル：セリバスタチンとゲムフィブロジルが臨床的に関連する相互作用を持つ可能性に関して、臨床試験での評価はまだ行われていない。しかしながら、市販後調査の間、セリバスタチンの投与を受けていて横紋筋融解症およびそれにともなう腎不全の発症が認められた患者は、ほとんどの場合においてゲムフィブロジルも服用していた（「禁忌」および「警告：骨格筋」の項参照）。

シクロスポリン：健康な被験者にセリバスタチン 0.2 mg を単回投与した場合の薬物動態を、シクロスポリンが定常状態にある腎臓移植患者にセリバスタチンを単回および反復投与した場合の薬物動態と比較した。シクロスポリン値はセリバスタチンの影響を受けなかった。セリバスタチンおよびその代謝物の血漿中濃度は3〜5倍に増加したが、排泄には変化がなかった。反復投与を行ってもセリバスタチンの蓄積は生じなかった。

UNIT 15
Patient Package Insert
→ P.151

バイコール®
（セリバスタチンナトリウム錠）
に関する患者向け情報

服用を始める前にこの文書をよくお読みください。また、処方を

してもらうたびに文書を読むようにしてください。情報が新しくなっているかもしれません。この文書は医師との相談に代わるものではありません。

バイコール®とは？
バイコールはあなたの身体の総コレステロール値を低下させる処方箋薬です。また、LDL（悪玉）コレステロール値も低下させます。バイコールは高コレステロールの成人が、食事と運動ではコレステロールを十分に低下させることができない場合に使用します。バイコールを服用しても、脂質やコレステロールの少ない食事と定期的な運動は続けてください。

このような方はバイコールを服用しないこと
次のような方はバイコールを服用しないでください。
- ロピッド（ゲムフィブロジル）を服用している方。
- 他の特定の薬を服用している方。他に薬やサプリメントを服用している方は医師にご相談ください。バイコールと併用すると重篤な筋肉障害を引き起こし、腎不全に至る可能性のある薬もあります。ロピッド（ゲムフィブロジル）はそうした薬の一つです。
- 妊娠中の方、授乳中の方、あるいは妊娠の可能性のある方。バイコールは胎児や乳児に害を及ぼす可能性があります。
- 肝臓に疾患がある方、あるいは肝臓に問題がある可能性のある方。これまでに肝臓に問題のあった方、あるいはお酒をたくさん飲む方（1日に3杯以上）は医師に相談してください。医師の判断によっては、バイコールによる治療を少なめの用量で始め、より慎重に経過を見ることになるかもしれません。

大きな外科手術を受ける予定のある方、重傷を負ったことのある方、てんかんがある方、ホルモンに問題がある方、腎臓に重大な問題がある方は医師にご相談ください。バイコールの服用を一時中止する必要があるかもしれません。子どもはバイコールを服用できません。

バイコールの服用方法
バイコールは毎晩1回、ほぼ同じ時間に服用してください。全量を水と一緒に飲んでください。食事と関係なく服用できます。

バイコールを初めて服用する場合には、1日 0.4mg 以下にしてください。

1日分を飲み忘れた場合、翌日に2日分を飲まないようにしてください。1回飛ばして、翌日は定められたとおりに服用してください。一度に2回分服用してはいけません。

バイコールを服用していても食事療法や運動療法は続けてください。

肝臓に問題がないかどうか調べるために、バイコール服用開始前、開始後6週および12週、その後6カ月ごとに医師による血液検査が実施されることがあります。用量が増えた場合も血液検査が実施されます。

バイコール服用中にしてはいけないこと
- ロピッド（ゲムフィブロジル）は服用しないでください。
- 授乳はしないでください。バイコールは母乳を通して乳児に害を及ぼす可能性があります。
- 妊娠中はバイコールを服用しないでください。バイコール服用中に妊娠した場合は、服用を中止して直ちに医師に相談してください。
- 他の特定の薬を服用しないでください。服用できない薬につい ては医師にお尋ねください。

バイコールの副作用について
バイコールを服用している患者からよく訴えが寄せられるのは、頭痛、のどの痛み、鼻水、鼻づまり、関節や筋肉の痛み、下痢、発疹です。こうした症状または他の症状があらわれてバイコールが原因かもしれないと思ったら、医師に相談してください。

筋肉および腎臓に関する問題　バイコールによる治療中に、原因不明の筋肉の痛み、圧痛、あるいは脱力感を感じた場合は必ず、直ちに医師に知らせてください。まれに、筋融解によって腎臓に損傷が生じる危険性があります。次に挙げるような他の特定の薬をバイコールと併用している場合、この融解の危険性が高まります。すなわち、ロピッド®（ゲムフィブロジル）、シクロスポリン、フィブリン酸誘導体、エリスロマイシン、アゾール抗真菌薬、あるいは脂質低下用量のナイアシンなどです。こうした薬のいずれかを服用しているかどうかはっきりしないときは医師に相談してください。このような危険性があるため、筋肉痛、筋圧痛、あるいは脱力感が少しでも見られないか医師は注意深く見守ることになっています。治療が始まって最初の数カ月間、バイコールの用量が増えたとき、あるいは65歳以上の女性の場合は特に注意が必要です。

原因不明の筋肉痛、筋圧痛、あるいは脱力感を突然感じたとき、特に発熱や吐き気をともなう場合は、直ちに医師に相談してください。これらは重篤な副作用の兆候である可能性があります。

肝臓に関する問題　バイコールを服用している患者に血液検査を実施したとき、肝臓に問題がある可能性を示す結果が出場合があります。医師は血液検査によって肝機能を調べることになっています。

処方箋薬に関する一般的注意
薬によっては、患者向け説明書に記載されていない症状でも処方されることがあります。この薬はご本人のみご使用できます。他人には決して譲渡しないでください。処方された以外の症状にバイコールを使用しないでください。疑問がある場合は医師にお尋ねください。医療専門家向けの文書に記載されたバイコールの情報について、医師あるいは薬剤師に尋ねることができます。

この文書は、あなたの病状や治療についての、医師あるいは医療専門家との相談に代えられるものではありません。十分な処方情報については、医療専門家にご相談ください。

UNIT 16　　→ P.162

ICH E15 Guideline

ゲノムバイオマーカー、ゲノム薬理学、
薬理遺伝学、ゲノムデータ及び資料のコード化分類の定義
E15
現行ステップ4版
2007年11月1日

1. 緒言
1.1　ガイドラインの目的
医薬品の規制調和への取り組みを発展させるためには、日米EU医薬品規制調和国際会議（ICH）を構成する全ての地域において、一貫した用語の定義が確実に適用されていることが重要である。用語の定義が合意されることにより、ゲノム薬理学（pharmacogenomics）及び薬理遺伝学（pharmacogenetics）分野の研究成果を世界規模の医薬品開発及び承認過程にとりいれ易くなるであろう。

1.2　背景

ゲノム薬理学及び薬理遺伝学には、創薬、医薬品の開発及び使用をより適切なものとする可能性がある。ICH の各地域は、ゲノム薬理学及び薬理遺伝学に関する独自の指針またはコンセプトペーパーを公表しており、その他の文章も作成中である。しかし、共通して用いられる用語に一貫して適用される定義がないことから、規制文書や指針における用語使用の矛盾、もしくは規制当局や倫理委員会、製薬企業による解釈の不一致が生じる可能性がある。

1.3　ガイドラインの適用範囲

本ガイドラインには、ゲノムバイオマーカー（genomic biomarker）、ゲノム薬理学及び薬理遺伝学という、ゲノム薬理学と薬理遺伝学の分野における重要な用語の定義、ゲノムデータ及び試料のコード化分類を記載している。ゲノムバイオマーカーの妥当性及び適格性確認の過程、それらの使用根拠、ICH 各地域での受け入れ基準については本ガイドラインの対象から除外する。今後、ゲノム薬理学及び薬理遺伝学の分野で新たな科学的知見が得られた場合は、本ガイドラインは必要に応じて見直し、拡充される。

2.　ガイドライン

ゲノムバイオマーカー、ゲノム薬理学、薬理遺伝学という用語の定義、ゲノムデータ及び試料のコード分類を以下に示す。ゲノムバイオマーカーの属性の定義はゲノム薬理学と薬理遺伝学の定義を理解する上での要点となるため、本ガイドラインの最初に記載している。また、それぞれの定義の理解に役立つ補足情報も記載した。本ガイドラインで述べた原則の幾つかは、プロテオミクス、メタボロミクス、その他関連の研究分野にも適用できる可能性がある。

2.1　ゲノムバイオマーカー（GENOMIC BIOMARKER）
2.1.1　定義
ゲノムバイオマーカーは、次のように定義される：
正常な生物学的過程、発病過程、及び／または治療的介入等への反応を示す指標となる、DNA もしくは RNA の測定可能な特性

2.2　ゲノム薬理学と薬理遺伝学
2.2.1　定義
2.2.1.1　ゲノム薬理学
ゲノム薬理学（Pharmacogenomics: PGx）は次のように定義される：
薬物応答と関連する DNA 及び RNA の特性の変異に関する研究

2.2.1.2　薬理遺伝学
薬理遺伝学 (Pharmacogenetics: PGt) はゲノム薬理学（PGx）の一部であり、次のように定義される：
薬物応答と関連する DNA 配列の変異に関する研究

2.3　ゲノムデータ及び試料のコード化分類

ゲノム薬理学及び薬理遺伝学の研究は、データを得るために如何に生物学的試料を用いるかによるところが大きい。これら試料とそのデータのコード化に関する定義を調和することで、新薬の研究や開発においてそれらの利用が促進されるであろう。コード化は、識別可能（identified）、コード化（coded）、連結不可能匿名化（anonymised）、非連結匿名（anonymous）の大きく 4 種類に分類される。コード化されたデータ及び試料は、シングルコード化またはダブルコード化されたもののいずれかである。特定のコード化分類を用いることの意味については、ゲノム薬理学や薬理遺伝学の研究デザインにおいて検討されるべきである。

2.3.1　識別可能なデータ及び試料（Identified Data and Samples）
識別可能なデータ及び試料には、氏名あるいは識別番号（例えば、社会保障番号（social security number）、国民保険番号（national insurance number））といった個人識別情報が付与される。このような試料や関連データからは被験者を直接特定できるため、被験者からの要求に応じて試料を廃棄、または結果を本人に開示することができる。

2.3.2　コード化されたデータ及び試料（Coded Data and Samples）
コード化されたデータ及び試料には、少なくとも 1 つの固有のコードが付与されるが、個人識別情報は一切付与されない。

2.3.2.1　シングルコード化されたデータ及び試料（Single Coded and Samples）
シングルコード化されたデータ及び試料には 1 つの固有のコードが付与されるが、個人識別情報は一切付与されない。そのデータや試料からは、1 つのコードキーを用いることで被験者個人の特定が可能である。一般に、治験責任医師がコードキーの管理について責任を負う。試料及び関連データからは、コードキーを介して間接的に被験者を特定できるため、被験者からの要求に応じて試料を破棄、または結果を本人に開示することができる。

2.3.2.2　ダブルコード化されたデータ及び試料（Double-Coded Data and Samples）
ダブルコード化されるデータ及び試料には、最初に 1 つの固有のコードが付与されるが、個人識別情報は一切付与されない。次に、そのデータ及び試料には 2 番目のコードが付与される。2 番目のコードは、2 つ目のコードキーを介して最初のコードと連結される。

2.3.3　連結不可能匿名化されたデータ及び試料（Anonymised Data and Samples）
連結不可能匿名化されたデータ及び試料とは、最初にシングルコード化またはダブルコード化された後、被験者の識別情報と固有のコードとの間の連結が削除されたものである。一度連結が削除されると、データ及び試料からコードキーを介して被験者個人を特定することは不可能である。連結不可能匿名化の目的は、被験者が再び特定されないようにすることである。連続不可能匿名化された試料及び関連データからは被験者を特定できないため、被験者からの要求があっても試料を廃棄、また結果を本人に開示することは不可能である。

2.3.4　非連結匿名データ及び試料（Anonymous Data and Samples）
非連結匿名データ及び試料には最初の収集段階から、個人識別情報が付与されることもなければ、コードキーが作成されることもない。従ってゲノムデータ及び試料から被験者個人が特定される可能性はない。限られた臨床データのみが非連結匿名試料と関連づけられる場合もあり得る（例：糖尿病、男性、年齢 50 〜 55、コレステロール値＞ 24mg/dl の被験者）。非連結匿名試料及び関連データからは被験者を特定できないため、被験者からの要求があっても試料を廃棄、または結果を本人に開示することは不可能である。非連結匿名データ及び試料を用いる場合、臨床モニタリングや被験者の追跡調査、新規データの追加は不可能である。

※独立行政法人医薬品医療機器総合機構作成の日本語訳「ゲノム薬理学における用語集」(http://www.pmda.go.jp/ich/e/e15_08_01_09.pdf) より引用

UNIT 17
AGREE Instrument

ガイドラインの研究と評価のための評価チェックリスト

AGREE 共同計画

2001 年 9 月

序文
AGREE チェックリストの目的
AGREE Instrument（ガイドラインの研究と評価のための評価チェックリスト）の目的は、診療ガイドラインの質を評価する際の枠組みを提示することにある。

診療ガイドラインとは、「実際の診療の場で、適切な医療方針を決められるよう、臨床家と患者を支援するために系統的に作成された指針」[1]である。その目的は、「医師の治療方針決定に際して有用かつ明確な推奨を行うこと」[2]である。

ここで述べる診療ガイドラインの質とは、ガイドライン作成に際して生じる潜在的なバイアスについて適切な考慮がなされており、推奨が内的にも外的にも妥当で、かつ実際の診療に適用しやすいということを意味する。ガイドライン評価の過程においては、実施にともなう問題と並行して、推奨にかかわる利益、害およびコストも考慮に入れる。したがって、評価には、ガイドライン作成の際に用いられた方法についての判断、最終的な推奨の内容および推奨採用に関連する項目が含まれる。

[1] Lohr KN, Field MJ. A provisional instrument for assessing clinical practice guidelines. In: Field MJ, Lohr KN (eds). Guidelines for clinical practice. From development to use. Washington D.C. National Academy Press, 1992.
[2] Hayward RSA, Wilson MC, Tunis SR, Bass EB, Guyatt G, for the Evidence-Based Medicine Working Group. Users' guides to the Medical Literature. VIII. How to Use Clinical Practice Guidelines. A. Are the Recommendations Valid? JAMA, 1995;274, 570-574

利害関係者の関与

4. ガイドライン作成グループに、関連するすべての分野の専門家が含まれている。
   強く当てはまる 4 3 2 1 全く当てはまらない

5. 患者の価値観および意向が十分考慮されている。
   強く当てはまる 4 3 2 1 全く当てはまらない

6. ガイドライン利用者の対象が明確に定義されている。
   強く当てはまる 4 3 2 1 全く当てはまらない

7. 対象となる利用者の間でガイドラインが試行されたことがある。
   強く当てはまる 4 3 2 1 全く当てはまらない

作成の厳密さ

8. エビデンスの検索に系統的な方法が用いられている。
   強く当てはまる 4 3 2 1 全く当てはまらない

9. エビデンスの選択基準が明確に述べられている。
   強く当てはまる 4 3 2 1 全く当てはまらない

13. ガイドライン公表に先立って専門家による外部審査がなされている。
    強く当てはまる 4 3 2 1 全く当てはまらない

14. ガイドライン更新のための手続きがあらかじめ決められている。
    強く当てはまる 4 3 2 1 全く当てはまらない

編集の独立性

22. ガイドライン作成は資金援助団体から独立して行われている。
    強く当てはまる 4 3 2 1 全く当てはまらない

23. ガイドライン作成メンバーの利害の衝突が示されている。
    強く当てはまる 4 3 2 1 全く当てはまらない

利用者ガイド

利害関係者の関与

4. 本項目は、ガイドライン作成のいずれかの過程に関与した専門家に関するものである。ここで述べる専門家には、運営グループ、エビデンスの選択および審査／評価に関与した調査チームならびに最終的な推奨の策定に関与した個人メンバーが含まれる。ただし、ガイドラインの外部審査を行った専門家は除外されている（項目 13 参照）。ガイドライン作成グループの構成、専門分野および関連する専門知識に関しての情報は、ガイドラインに記載されていなければならない。

5. 患者の経験および医療に対する期待といった情報は、臨床ガイドライン作成に反映されなければならない。患者の視点を確実にガイドラインに反映させる方法はさまざまである。たとえば、患者の代表をガイドライン作成グループに参加させる、患者への面接から情報を得る、患者の経験に関する文献的レビューがガイドライン作成グループによってなされていることなどが挙げられる。このプロセスが実施されたことは、ガイドラインに明示されなければならない。

6. 利用者が自分の仕事に関するガイドラインであることがただちに分かるように、利用者の対象範囲が明確に定義されていなければならない。たとえば、腰痛ガイドラインであれば、対象となる利用者は、一般開業医、神経内科医、整形外科医、リウマチ専門医および理学療法士などが考えられる。

7. ガイドラインの公表に先立って、対象となる最終利用者による検証のための予備試験を実施しておくべきである。例えば、一つまたは複数の、プライマリケアの診療所や病院で試行することができる。このプロセスは、ガイドラインにも記載する。

作成の厳密さ

8. 用いられた検索用語、参考にした情報源および取り上げられた文献の日付など、エビデンス検索に使用された方法の詳細を明記する。情報源としては、電子データベース（MEDLINE、EMBASE、CINAHL など）、システマティック・レビューのデー

タベース（Cochrane Library、DARE など）、ハンドサーチした医学雑誌、検討した学会の議事録およびその他のガイドライン（米国の US National Guideline Clearinghouse、ドイツの German Guideline Clearinghouse など）が含まれる。

9. 検索で確認されたエビデンスを採用するかしないかの基準が記されていなければならない。これらの基準がはっきりと示されており、エビデンスの採用または除外の理由についても明確に述べられるものとする。たとえば、ガイドラインの作成者が、ランダム化臨床試験によるエビデンスのみを採用し、英語以外で書かれた文献を除外すると決めることもあるかもしれない。

13. ガイドラインは、公表に先立って、外部審査を受けるべきである。外部審査員が作成グループに関与することがあってはならず、審査員には（ガイドラインで扱う）臨床分野の専門家および（ガイドライン作成の）方法論の専門家が含まれていなければならない。さらに患者の代表をメンバーに加えることもできる。外部審査実施の際に用いた手法は、審査員の氏名および所属の一覧とともに明記されなければならない。

14. ガイドラインは、最新の研究を反映したものでなければならない。ガイドラインの更新手続きに関して、明確に記述しておく必要がある。たとえば、更新のためのスケジュールがあらかじめ示されている、あるいは常設の委員会が定期的に最新の文献検索結果を受け取って、必要に応じて変更を加える、などが考えられる。

編集の独立性

22. 外部からの援助資金（政府の財政支援、慈善団体からの資金提供、製薬会社からの援助など）によって作成されるガイドラインもある。作成のプロセス全般にわたる財政援助、あるいはガイドライン印刷などの一部に限った財政援助などがある。その際、資金援助団体の意向または利益が、最終的な推奨に影響を及ぼしていないことが、明確に記述されていなければならない。
注：ガイドライン作成が外部からの資金援助なしで行われた場合は、編集の独立性に対する評価は「強く当てはまる」を選択する。

23. ガイドライン作成グループのメンバーに、利害の衝突が起こる状況も考えられる。たとえば、作成グループのメンバーの1人が行っている研究が、ガイドラインで扱われているテーマであり、かつある特定の製薬会社から資金援助を受けている場合などが当てはまる。すべての作成メンバーは、自身の利害関係の有無を明確にしておき、またその事実を明示する必要がある。

全体評価

当該ガイドラインを、実際の診療に利用することを推奨しますか？

強く推奨する ☐

推奨する（条件付きまたは修正のうえで）☐

推奨しない ☐

判断できない ☐

UNIT 18
CASP Appraisal Tool
→ P.184

批判的吟味能力向上プログラム
エビデンスを理解する

ランダム化比較試験を理解するための10のチェックポイント

この吟味ツールの使用法
ランダム化比較試験の報告を吟味する際には、次の3つの要点を押さえる必要があります。
・その臨床試験は信頼できるか
・結果は何か
・その結果はそれぞれの現場で役立つか
以下のページにある10のチェックポイントに答えることで、こうした要点を系統立てて考えることができるようになっています。

最初の二つのチェックポイントはふるいにかけるためのもので、すぐに答えることができます。この2つの答えが「はい」ならば、残りのチェックポイントに進んでください。

チェックポイントのほとんどは「はい」「いいえ」「どちらとも言えない」で答えるようになっています。各チェックポイントの次にイタリック体でヒントが挙げてあります。

これらのヒントはチェックポイントの重要性を確認してもらうためのものです。答えの理由を空欄に書き留めておいてください。

10のチェックポイントは Guyatt GH, Sackett DL, and Cook DJ, Users' guides to the medical literature. II. How to use an article about therapy or prevention. JAMA 1993; 270 (21): 2598-2601 and JAMA 1994; 271(1): 59-63 を参考にして作成したものです。

© Public Health Resource Unit, England (2006). All rights reserved.

ふるい分けのためのチェックポイント

1. 試験課題の焦点は明確であったか。
☐はい　☐どちらとも言えない　☐いいえ
課題は以下の点に関して焦点が絞られていたか考慮しよう：
―試験対象集団
―実施された介入
―検討された転帰

2. ランダム化比較試験（RCT）として適切に実施されたか。
☐はい　☐どちらとも言えない　☐いいえ
以下を考慮しよう：
―この試験をランダム化比較試験として実施したのはなぜか。
―試験課題への研究アプローチとして正しかったか。

（チェックを）続けて先に進む価値はありますか。

詳しいチェックポイント

3. 被験者は介入群と対照群に適切に割り付けられたか。
□はい　　□どちらとも言えない　　□いいえ

以下を考慮しよう：
―被験者をどのように介入群と対照群に割り付けたか。そのプロセスは本当にランダム化されていたか。
―割り付けの方法は明確にされていたか。層別化など、ランダム化のバランスを保つ方法はとられていたか。
―ランダム化の計画はどのように組み立てられ、被験者はそれぞれどのように試験群に割り付けられたか。
―試験対象集団のバランスはよく保たれていたか。試験への登録時に試験群間の差異は報告されていたか。
―報告された差異で、何らかの結果を説明できるようなものがなかったか（交絡）。

4. 被験者、スタッフ、試験担当者に被験者試験群に対する「目隠し」は行われたか。
□はい　　□どちらとも言えない　　□いいえ

以下を考慮しよう：
―目隠しが不可能な場合がある。
―目隠しを行うための努力は十分なされたか。
―その試験で目隠しに意味があるか。
―「観察者バイアス」が影響を与えることがある。

5. 試験にエントリーした被験者全員が、試験結果に則して評価されているか。
□はい　　□どちらとも言えない　　□いいえ

以下を考慮しよう：
―介入群の被験者が対照群の治療を受けていないか、あるいはその逆はどうか。
―それぞれの試験群で被験者全員のフォローアップがなされたか（フォローアップができなかったケースはあるか）。
―最初の割り付け群に従って被験者全員の転帰の解析が行われたか（全例解析）。
―この点を明確にするために目を通しておくべき補足情報はなかったか。

6. すべての群の被験者が同じ方法でフォローアップされ、データ取集されたか。
□はい　　□どちらとも言えない　　□いいえ

以下を考慮しよう：
―たとえば、被験者は同じ期間において評価されたか、研究者や医療従事者が被験者に対して同程度の関心を払ったか。もし違いがあれば、「パフォーマンスバイアス」を来す可能性がある。

7. 試験の被験者数は、偶然の影響を可能な限り少なくするうえで十分なものであったか。
□はい　　□どちらとも言えない　　□いいえ

以下を考慮しよう：
―検出力(パワー)の検討は行われているか。それによって、重要な結果が得られると十分確信できる被験者数がどのくらいであるかを予測できる（そのような結果が実際に存在し、しかも最終結果について一定レベルの不確実性を与えるとして）。

8. 結果はどのように示されているか、また、最も重要な結果は何か。

以下を考慮しよう：
―結果は、たとえば、ある転帰に至った人の割合（たとえば危険率）で示されているか、あるいは平均やメジアンの差などの測定値の差で示されているか。それとも生存曲線およびハザードとして示されているか。
―結果の大きさはどれくらいか、それにどれほどの意味があるのか。
―試験の最終的な結果を一つの文にまとめるとどうなるか。

9. 結果はどの程度正確か。

以下を考慮しよう：
―判断を下すに十分なほど結果は正確か。
―信頼区間は示されているか。この介入を採用するか否かの判断は、信頼限界の両端で同じか。
―信頼区間が示されていなければ、p値が示されているか。

10. 重要な転帰すべてが検討され、結果がそれぞれの現場に適用できるか。
□はい　　□どちらとも言えない　　□いいえ

以下を考慮しよう：
―試験の対象者がそれぞれの現場の患者と違っていて、異なる結果が出る可能性はないか。
―試験とそれぞれの現場の状況が大きく違っていないか。
―それぞれの現場で同じ治療ができるか。

転帰について以下の視点から考慮しよう：
―被験者本人（患者）
―医療政策決定者と医療の専門家
―家族または介護者
―地域・社会全体

以下を考慮しよう：
―報告された利益は、考えられる害とコスト双方について優っているか、あるいはいずれか一方に優っているか。このことに関する情報が示されていないなら、他から情報を得ることはできないか。
―この試験によって得られたエビデンスは、医療政策や治療行為を変えるほどのものか。

Exercises 解答

Unit 1 から Unit 18 の最後にある、Exercises の解答を掲載しています。Exercise ❹ については、皆さんが学んだことを利用して自由に書く練習をする問題ですので、解答はありません。

Unit 1

❶ Observe

＜本文にあるもの＞

☐ Letterhead/Return address
　　本文 Ⓐ
☐ Date
　　5/21/01
☐ Reference line
　　本文 Ⓑ
☐ Inside address
　　本文 Ⓒ
☐ Attention line
　　Attention: Frederich K. Sundermann
☐ Salutation
　　Dear Mr. Sundermann:
☐ Body
　　※引用は省略
☐ Letter identification and page number
　　NDA 20-740/S-019　Page 2
☐ Complimentary close
　　Sincerely
☐ Signature block
　　本文 Ⓔ の David G. Orloff, M.D. 以下

＜本文にないもの＞

☐ Subject line
☐ Identification Initials
☐ Enclosure notation

❷ Classify

1. F　2. E　3. G　4. A　5. H　6. D　7. B
8. C

❸ Hypothesize

1. affected
2. approved
3. designated
4. printed
5. amended

Unit 2

❶ Observe

1. The presentation under this header is misleading because it implies, without substantial evidence, that
2. Again, the presentation under this header is misleading because it implies that
3. The presentation of HDL-C efficacy information under this header is misleading because it overstates
4. The presentation under this header is misleading because it implies that

❷ Classify

1. C　2. D　3. A, B, C　4. A　5. B

❸ Hypothesize

1. T　2. T　3. F　4. F　5. T　6. T　7. F

Unit 3

❶ Observe

1. In the 1970s, / The early history of … is similar.
2. More recently, the proportion of new molecular entities that are first introduced in … has increased / At the same time, US patients are increasingly the first to receive new medications… / As a result, the challenge of early detection is increasingly borne by the US postmarketing systems.
3. Approved around the same time in Europe and the United States, … was marketed / At the initially approved doses / Soon after marketing, spontaneous reports identified cases of rhabdomyolysis / After several label changes, studies, and letters to health care professionals, the drug was withdrawn
4. This review describes / The purpose is not only to review … but also to call attention to…

❷ Classify

1. (a) 100　　　　(b) seven　　　(c) Five
　 (d) one　　　　(e) seven
2. (a) five　　　　(b) 25 million　(c) 1.5%
　 (d) 4 weeks　　(e) 3100
3. (a) 1998　　　 (b) 1999　　　 (c) 2001
　 (d) 70%　　　　(e) 2000

❸ Hypothesize

1. 商品のラベル表示　2. 批評　3. 安全保障の月報

4. 医療関係者への手紙　　5. 会議の議事録
6. 薬物動態の研究　　7. 症例報告

Unit 4

1 Observe
1. T　2. F　3. F　4. F　5. T　6. T　7. F
8. T

2 Classify
4 → 2 → 1 → 5 → 3

3 Hypothesize
1. muscle pain
2. weakness
3. tenderness
4. malaise
5. fever
6. Dark urine
7. nausea
8. vomiting

Unit 5

1 Observe
1. E　2. G　3. A　4. C　5. F　6. B　7. D

2 Classify
1. +　2. +　3. −　4. −　5. −　6. −　7. −
8. −　9. −　10. +　11. +　12. −　13. −　14. −
15. +　16. −　17. +　18. +　19. −　20. −

3 Hypothesize
1. T　2. F　3. T　4. F　5. T　6. F　7. T
8. T　9. F　10. T

Unit 6

1 Observe
①E　②B　③D　④A　⑤F　⑥C

2 Classify
1. starting
2. demanding
3. marketing
4. lowering
5. tolerated

6. marketed
7. increased
8. flawed
9. respected
10. studied

3 Hypothesize
① 1. H　2. D　3. B　4. E　5. G　6. A　7. C
8. F
② Regulators, doctors, and patients as well as AstraZeneca have been <u>poorly</u> served by your <u>flawed</u> and <u>incorrect</u> editorial. I <u>deplore</u> the fact that a respected scientific journal such as The Lancet should make such an <u>outrageous</u> critique of a serious, well studied, and important medicine.

Unit 7

1 Observe
① B, F　② C, E, F　③ B, E, F　④ D, G
⑤ E, H, I　⑥ H, I, J　⑦ E, H, I

2 Classify
1. D　2. F　3. B　4. G　5. A　6. E　7. C

3 Hypothesize
1. F　2. D　3. I　4. E　5. A　6. C　7. H
8. G　9. B

Unit 8

1 Observe
1. C　2. E　3. G　4. A　5. F　6. D　7. B

2 Classify
1. (1)
X = This abnormal metabolic state（この異常代謝状態）
A = excess hepatic glucose production（肝臓での過剰なグルコース生産）
B = altered metabolism of proteins and lipids（蛋白質と脂質の代謝変調）
C = hyperglycaemia（高血糖症）
D = microvascular complications（微小血管合併症）
E = macrovascular complications（巨大血管合併症）
(2) この異常代謝状態は、肝臓での過剰なグルコース生産と蛋白質および脂質の代謝変調で悪化し、高血糖症とともに微小血管および巨大血管合併症を引き起こす。

2. (1)
X = being efficient in attenuating hyperglycaemia（高血糖症を減衰させるのに効果がある）
Y = treatment alternatives（代替療法）
A = more or less serious side effects（多少の重大な副作用）
B = development of efficient drugs without metabolic or other side effects（代謝上、あるいはその他の副作用がない効果的な薬の開発）
(2) 高血糖症を減衰させる効果はあるが、こうした代替療法にはすべて程度の差こそあれ、重大な副作用があり、代謝上あるいはその他の副作用のない効果的な治療薬の開発が望まれる。

❸ Hypothesize
1. T 2. F 3. F 4. F 5. T 6. F 7. T
8. T

Unit 9

❶ Observe
1. ラットとイヌにおける反復投与毒性の研究
2. ラットとイヌ
3. ビルダグリプチンの薬理作用には種特異性がない／（動物における）代謝はヒトの場合に類似している
4. ラットに見られた主な毒性
5. 主な毒性の影響は、ラットとマウスで類似していた
6. 「十分な安全域」があるのであまり重要ではない
7. イヌにおいて最も一貫した毒性所見
8. 胃腸症状
9. 臨床的に重要ではない
10. 使用するにあたって安全であると考えられる

❷ Classify
1. were performed / P
2. was observed / P
3. was observed / P, was decreased / P
4. cannot be excluded / P
5. was / S
6. occurred / A
7. is suggested / P
8. demonstrated / A
9. proposes / A
10. was / S

❸ Hypothesize
(1) showed

(2) was evaluated
(3) was observed
(4) suggest
(5) were noted
(6) is concluded
(7) was observed
(8) were observed

Unit 10

❶ Observe
1. Do not leave   2. Do not leave
3. Do not leave   4. Do not leave
5. Do not leave   6. Leave
7. Do not leave   8. Do not leave

❷ Classify
1. F / F   2. A / F   3. E / T   4. C / T
5. G / T   6. D / F   7. E / F   8. B / T

❸ Hypothesize
(1) 90%   (2) 10 to 400 mg   (3) >70%
(4) >10 mg   (5) 159-fold   (6) 133
(7) 185   (8) 4.2   (9) 4.4
(10) 5.2

Unit 11

❶ Observe
① A = Cerivastatin sodium
   B = sodium [S-[R*,S*-(E)]]-7-[4-(4-fluorophenyl)-5-methoxymethyl)-2,6bis(1-methylethyl)-3-pyridinyl]-3,5-dihydroxy-6-heptenoate
② C = empirical formula
   D = $C_{26}H_{33}FNO_5Na$
   E = molecular weight
③ F = a white to off-white hygroscopic amorphous powder
   G = water
   H = methanol
   I = ethanol
   J = acetone
④ K = an entirely synthetic, enantiomerically pure inhibitor
   L = 3-hydroxy-3-methylglutarylcoenzyme A (HMG-CoA) reductase
⑤ M = HMG-CoA

N = mevalonate
O = an early and rate-limiting step
P = the biosynthesis of cholesterol
⑥ Q = BAYCOL® (cerivastatin sodium tablets)
R = tablets
S = oral administration

2 Classify
① 1　② 3　③ 3　④ 1　⑤ 4　⑥ 2

3 Hypothesize
1. T　2. F　3. F　4. T　5. T　6. NS　7. F
8. T　9. T　10. F

Unit 12
1 Observe
1. 60% (0.2-mg tablet oral dose)
2. 20% to 40% range
3. 20% to 40% range
4. None
5. Over the dose range of 0.2 to 0.8 mg daily
6. For tablet doses of 0.2, 0.3, 0.4, and 0.8 mg are 2.8, 5.1, 6.2, and 12.7 μg/L, respectively
7. Approximately 2 hours for all dose strengths
8. 2 to 4 hours
9. No accumulation (up to 0.8 mg daily)
10. Dosing 4 hours after the evening meal showed the same efficacy as when taken with the meal

2 Classify
(1) pathways
(2) demethylation
(3) hydroxylation
(4) pharmacologically
(5) Cerivastatin
(6) blood
(7) compound
(8) cholesterol
(9) biotransformation
(10) hepatic
(11) enzyme
(12) involved
(13) clinical
(14) erythromycin
(15) plasma

3 Hypothesize
1. d　2. e　3. a　4. c　5. b

Unit 13
1 Observe
第1文　E / BAYCOL® (cerivastatin sodium tablets) is indicated as an adjunct
第2文　K / Therapy with lipid-altering drugs should be a
第3文　B / Before considering therapy with lipid-altering agents, secondary
第4文　F / For patients with TG of 400 mg/dL or less
第5文　I / For TG levels > 400 mg/dL, this equation is less accurate
第6文　D / In many hypertriglyceridemic patients, LDL-C may be
第7文　A / In such cases, BAYCOL® (cerivastatin sodium tablets) is not
第8文　H / Lipid determinations should be performed at intervals
第9文　L / At the time of hospitalization for an
第10文　J / Since the goal of treatment is to
第11文　G / Only if LDL-C levels are not available
第12文　C / Although BAYCOL® may be useful to reduce

2 Classify
1. Pregnancy
2. Warnings, Liver Enzymes
3. Contraindications
4. Contraindications; Warnings, Liver Enzymes
5. Skeletal Muscle
6. Skeletal Muscle
7. Pregnancy and lactation
8. Skeletal Muscle

3 Hypothesize
1. should not be prescribed
2. should stop
3. is needed for
4. should not be given to
5. High
6. liver
7. discontinued
8. high
9. should
10. used

Unit 14

1 Observe
1. 主語：steady-state cerivastatin AUC and Cmax
   動詞：increased
   B
2. 主語：Cerivastatin half-life
   動詞：was
   C
3. 主語：The administration
   動詞：has
   A
4. 主語：the AUC and Cmax
   動詞：were increased
   B

2 Classify
p.225 に記載。

3 Hypothesize
1. NO   2. NO   3. YES   4. NO   5. NO   6. YES
7. YES 8. NO   9. NA   10. NO

Unit 15

1 Observe
may   9 回：be, become, harm, want, need
might   0 回
can   2 回：get, lead
could   0 回
shall   0 回
should   3 回：follow, take
will   1 回：have
would   0 回
must   0 回
ought to 0 回

2 Classify
1. > Po   2. < O   3. > Pr   4. > Po   5. > O
6. < Pr   7. < O

3 Hypothesize
1. obligation
2. possibility
3. probability
4. possibility
5. obligation

Unit 16

1 Observe
1. =   2. =   3. >   4. =   5. <   6. <

2 Classify
1. 見出し：1.1 Objective of the Guideline, 1.2 Background
   答え：みんなが同じ定義を使うことが、医薬品の世界的な開発と承認のためには重要だが、今のところはまだそれが実現できていない。
2. 見出し：2.2 Pharmacogenomics and Pharmacogentics, 2.2.1 Definitions, 2.2.1.1. Pharmacogenomics, 2.2.1.2 Pharmacogenetics
   答え：はい。ゲノム薬理学は、薬物応答と関連する DNA 及び RNA の特性の変異に関する研究であり、薬理遺伝学は薬物応答と関連する DNA 配列の変異に関する研究であるため、薬理遺伝学はゲノム薬理学の一部である。
3. 見出し：2.3 Categories for Genomic Data and Samples Coding
   答え：生物学的試料が用いられる。
4. 見出し：2.3 Categories for Genomic Data and Samples Coding
   答え：新薬の研究や開発において、生物学的試料とそのデータの利用を促進すること。
5. 見出し：2.3.3 Anonymised Data and Samples
   答え：個人のプライバシーは守られるが、被験者の要求があった場合でも、特定の試料を廃棄したり結果を本人に開示したりすることができない。

3 Hypothesize
(1) key terms
(2) approval processes
(3) pharmacogenetics
(4) drug response
(5) genomic biomarker
(6) processes
(7) biological
(8) guideline
(9) coded
(10) subject
(11) coding keys
(12) anonymised

Unit 17

1 Observe
1. should, should 2. should 3. may
4. may 5. should

2 Classify
(1) should
(2) what needs to be done
(3) may
(4) what is acceptable
(5) should
(6) explicit
(7) evidence
(8) may
(9) words or expressions
(10) examples

3 Hypothesize
1. D 2. B 3. G 4. F 5. A 6. H 7. C
8. E
(1) 5 (2) 7 (3) 6 (4) 3 (5) 2 (6) 4
(7) 8 (8) 1

Unit 18

1 Observe
1. given / considered
2. if / the fact that

2 Classify
1. Explanation 2. Yes/No 3. Yes/No
4. Explanation 5. Explanation

3 Hypothesize
(1) appraisal
(2) questions
(3) systematic
(4) issues
(5) screen
(6) decide
(7) Prompts
(8) importance

Unit 14   2 Classify の解答

Results of <u>randomized crossover studies</u> on interaction between cerivastatin and cholestyramine

被験者の数	投与方法	セリバスタチンの量	コレスチラミンの量	結果
<u>12</u>	<u>Concomitant</u>	<u>0.2</u> mg	<u>12</u> g	<u>>22% decrease</u> in AUC and 40% for C_{max}
<u>12</u>	Not concomitant	<u>0.3</u> mg	<u>12</u> g	<u><8% decrease</u> in AUC and ~ 30% decrease in C_{max}

Conclusion: Patient should take <u>cholestyramine</u> before <u>evening meal</u> and <u>cerivastatin</u> sodium at <u>bedtime</u>, or about 4 hours after the meal.

INDEX

各ユニットの本文下にある語注と、Vocabulary のページに出てきたすべての語句を、アルファベット順の索引にしました。Vocabulary Exercise の解答も、ここで確認してください。

A

absolute	絶対の、絶対的な	104
absorption	吸収	86, 108
accelerate	加速する	86
accumulate	蓄積する	38, 40
accumulation	蓄積	106, 145
accuracy	正確さ	47, 49
acetone	アセトン	115
active form	活性型	124
active ingredient	活性成分、有効成分	115, 117
active liver disease	活動性肝疾患	126
active substance	活性物質	74, 77
acute	緊急の	57
add-on	追加の、併用の	75
adenocarcinoma	（主に動物の）乳腺癌	95
adjunct	補助薬	133
adjustment	調整	18
administration	投薬	18
administrative purpose	管理上の目的	16
adolescent	未成年者、若者	107
adverse drug reactioin	副作用	37
adverse effect	副作用	37, 40
Advisory Committee	諮問委員会	65, 67
affect	～に影響する	145
affiliation	所属	176
affinity	親和性	104, 108
aforementioned	前述の	28
agent	代理店、薬剤	26, 116, 117
albumin	アルブミン	124
allergic	アレルギーの	76, 77
allocate	～を割り付ける、割り当てる	186, 189
alpha-glucosidase	糖分解酵素	84
alteration	変更、修正	177
aluminum hydroxide	水酸化アルミニウム	143
amend	～を改正する、修正する	16
amorphous	無定形の	115, 117
angiogenesis	脈管形成	95, 97
announce	～を発表する	47
anonymised （米 = ～ anonymized）	連結不可能匿名化された	164, 166
anonymous	非連結匿名の	164, 166
antacid	制酸剤	143, 145
antidiabetes	抗糖尿病薬	74, 77
apolipoprotein	アポリポ蛋白	116, 117
append	～を付け加える	17
applicable	適用できる	164, 166
applicant	申請者	94
application	申請（書）	15, 18
appraisal	評価、吟味	57, 178
appropriately	適切に	186, 189
approve	～を承認する	18
approximately	およそ、約	37
arc	弧	56
assay	定量法	86
assess	～を評価する	65, 67
assessment	評価	173, 178
astrological	占星術の	57
astronomical	天文学の	57
asymptomatic	無症候性の	134
atherogenic	アテローム発生の	56
atherosclerosis	アテローム性（動脈）硬化症	56, 117
atherosclerotic vascular disease	アテローム性動脈硬化性血管障害	133, 136
atorvastatin	アトルバスタチン	48
atorvastatin calcium	アトルバスタチンカルシウム	37
attention	～あて	15
attenuate	～を弱める	84
attribute	特質、特性	86
AUC (area under the curve)	曲線下面積	39
azole antifungal	アゾール抗真菌薬	135, 136

B

batch	ロット	86
be apprised of ～	～を知らされる	134

226

be entitled to ~	~する権利がある	65
benefit-risk profile	リスク・ベネフィットプロファイル	65
beta cell	β細胞	84
bias	バイアス、偏り	173, 189
bile-acid-sequestering agent	胆汁酸捕捉剤	143, 145
bioavailability	バイオアベイラビリティー	104, 108
biochemical	生化学的な	116
bioequivalence	生物学的同等性	104, 108
biologic process	生物学的過程	164
biomarker	バイオマーカー	163, 166
biosynthesis	生合成	115, 117
biotransformation pathway	生体内変換経路	124, 127
biotransformation reaction	生体内変換反応	125, 127
blatant	見え透いた	57
blind	~に目隠しをする	187, 189
blister	ブリスター	85
blood component	血液成分	124, 127
bloodstream	血流	48
bottom-line result	最終結果、実質的な結果	188, 189
breakdown	融解	48
breast feed	授乳する	155

C

calf	ふくらはぎ	48, 49
carcinogenicity	発癌性	95, 97
carcinoma	癌（腫）	95, 97
cardiology	心臓（病）学	57
cardiovascular	心血管の	27, 30
case report	症例報告	37, 40
casein-beta	β-カゼイン	96
casein-gamma	γ-カゼイン	96
cast	~を投げる	56
catalyze	~を触媒する	115, 117
Caucasian	白人	125
caution	注意	75
central beam break	ビーム中心ブレーク	96
cerivastatin sodium	セリバスタチンナトリウム	16
CFR (Code of Federal Regulations)	米国連邦規則集	17, 18
chance	偶然	187
characteristic	特性	164
charity organisation (米 = ~ organization)	慈善団体	177
chemical structure	化学構造	114
chief executive (officer)	最高（経営）責任者	56
chiral centre (米 = ~ center)	キラル中心	85
cholestasis	胆汁うっ滞	134
cholesterol	コレステロール	67
cholesterol biosynthesis pathway	コレステロール生合成経路	134
cholestyramine	コレスチラミン	143
chronic	慢性の	134, 136
chylomicron	カイロミクロン	133
cimetidine	シメチジン	143
CINAHL	[看護関連情報データベース]	176
cisapride	シサプリド	39
CL/F	全身クリアランス	106, 108
clarity	透明度	86
class	種類、部類	47
classify	~を分類する	86
clearly-focused	焦点の明確な	186
clinical	臨床的な、臨床の	27, 30
clinical investigator	治験責任医師	165
clinical monitoring	臨床モニタリング	165
clinical practice	臨床診療	56
clinical setting	薬が使用される状況	56
clinical trial	臨床試験	56, 58
clinically	臨床的に	39
clinician	臨床医	173, 178
clotting factor	凝固因子	143, 145
cluster	群、一団	94
C_{max} (mean maximum concentration)	最高血中濃度	104, 108
co-administration	併用、同時投与	143, 145
coded	コード化された	164, 166
coding category	コード化分類	163
coefficient	係数	106
coefficient of variation	変動係数	124
combination	併用	39
Committee for Medicinal Products for Human Use (CHMP)	ヒト用医薬品委員会	74
community	地域社会、共同体	188
comparable	同等の、匹敵する	28, 67
compared to ~	~と比較して	145
compartment	部分	105
compelling	切実な	67
competitor	競争相手	57, 58
complaint	症状、病状	153, 155
complex	複合体	116

English	Japanese	Pages
complication	合併症	38, 40
comply with ~	（要求など）に応じる	17
composition	構成	175
compound	化合物	105
comprehensive	広範囲の、包括的な	66, 67
compromise	~を落とす、危険にさらす	84
conceive	妊娠する	134
concentration	濃度	57, 67
concept paper	概念論文、コンセプトペーパー	163
conclude	~と結論付ける	76
concomitant	同時投与、併用	38, 40
concurrent	併用の	134, 136
condition	病気、身体の状態	48, 49
conference	学会、会議	176
confidence	信頼、信用	173
confidence interval	信頼区間	188, 189
confidence limit	信頼限界	188, 189
conflict	対立する、衝突する	163
conflict of interest	利益の衝突	37, 40
confounding	交絡	186, 189
consider ~	~と認める	29
consistency	一貫性	47, 49
consistent	一貫した	163, 166
constituent	構成員、参加者	163
constitute	~を構成する	164
consult	（医師など）に相談する	49
content	内容物、成分	48, 49
contraindication	禁忌	28, 136
contribute to ~	~の一因となる	84
contribution	貢献	177
contrived	巧妙な、うそっぽい	56
control group	対照群	186, 189
controlled trial	比較対照臨床試験	126
coprescription	併用処方	39
coronary	冠状動脈の	27, 30
coronary heart disease (CHD)	冠動脈心疾患	116
correlate	相関性のある	106
correspondence	連絡、書簡、手紙	29, 65
cosmic	宇宙の、無限の	56
covariate	共変量	106
creatine kinase (CK)	クレアチンキナーゼ	38
creatinine clearance	クレアチニンクリアランス	16
Crestor	クレストール	65
criteria	クライテリア、基準	163, 166
critical	批判的な	185
critique	批評	66
crospovidone	クロスポビドン	115
crystalline	結晶の	85
cyclosporine	シクロスポリン	135
cytochrome	シトクロム	125

D

English	Japanese	Pages
DARE (The Database of Abstracts of Reviews of Effectiveness)	［医療情報データベース］	176
dark urine	赤褐色尿	48
Dear Health Care Professional letter	医療関係者殿	17
deficiency	不足、欠乏	106, 108
deficient	不完全な、不十分な	84
definition	定義	163, 166
degradation	分解、劣化	86, 87
demethylation	脱メチル化	124
deplore	~を遺憾に思う	66
deputy	代理の、副~	15
dermal	皮膚の	96
designate	~を指定する	16
desist from ~	~をやめる	57
determination	測定	16
developed region	先進地域	84
deviation	偏差	106
devote to ~	（時間、スペースなどを）~に割く	28
diabetes mellitus	糖尿病	77
diarrhea	下痢	94, 155
dietary restriction	食事制限	133
diffraction	回折	86, 87
diffuse	広範囲の	135, 136
digoxin	ジゴキシン	143
dipeptidyl peptidase 4 (DPP-4)	ジペプチジルペプチターゼ4	75
direct to ~	（手紙などを）~に送る	29
discharge	退院	133
discipline	専門分野	163
disclaimer	免責事項	27, 30
discontinue	~を中止する	29, 30
displacement	解離	105
disproportionate	不均衡な	95
dissemination	普及、流布	26, 30
distribution	分布	105, 108
dizziness	めまい	76, 77
DNA sequence	DNA配列	164, 166
dosage	（薬の）用量	18

dosage and administration	用法・用量	15
dose proportionality	用量比例性	105
dose-proportional	用量に比例した	124
dose-response	用量反応	104
draft	草稿	16
DrPH (Doctor of Pharmacy)	薬学博士	37
drug industry	医薬品業界	58
Drug Marketing, Advertising, and Communications (DDMAC)	医薬品マーケティング・広告・コミュニケーション部	26, 30
drug regulatioin	医薬品の規制	163
drug-drug interaction	薬物相互作用	38, 40
dual pathway	二重経路	125, 127
dual therapy	併用療法	74, 77
dummy treatment	擬似治療	75, 77
duration	継続期間	38
dyslipidemia	脂質異常	126, 127
dysproteinemia	蛋白異常血症	133, 136

E

editorial	論説、社説	65
editorially	編集上	175
effective	有効な	18
efficacious	有効な、効果のある	124, 127
efficacy	効能、効き目	27, 30
e.g./eg	たとえば	57, 177
electrolyte	電解質	135
electronic signature	電子書名	17
elemental	原子の	86
elimination	排泄	105, 108
elucidation	解明	86
EMBASE	[医療情報データベース]	176
embryo	胚	96, 97
embryonic	胚の、胎児の	96
emerge	明らかになる	163
emphasis	注目、重要視	28
empirical formula	実験式、化学式	115, 117
enantiomerically	鏡像異性的に	115, 117
endocrine	内分泌の	17
endothelial neoplasia	内皮異常増殖	95, 97
endothelium	内皮	95, 97
endpoint	エンドポイント、評価項目	56, 58
end-stage	末期の	75, 77

enhance	〜を向上させる、〜を強化する	126
enzymatic property	酵素特性	27
enzyme	酵素	47
epidemiologic	疫学の	116, 117
epidemiological	疫学的な	27
epilepsy	てんかん	135, 136
equation	方程式	133
equivalent	同等の	37, 40
erythromycin	エリスロマイシン	125
ESRD (end stage renal disease)	末期腎疾患	106, 108
estimate	〜を見積もる、予想する	187, 189
et al	など、〜およびその他	38
ethanol	エタノール、エチルアルコール	115
ethics committee	倫理委員会	163, 166
European Commission	欧州委員会	76, 77
evaluate	〜を評価する	106
evaluation	評価	17, 178
evidence	エビデンス、根拠	163, 166
exacerbate	〜を悪化させる	84
exaggerated	過大な	94
exceed	〜を超える	75
exclude	〜を除外する	175, 178
excretion	排泄、排出	39, 127
exhibit	証拠	38
experimental model	実験モデル	75
expertise	専門家、専門知識	175
explicit	明確な	173
exposure	さらすこと、曝露	86
extensively	広範囲にわたって	65
external	外の	66
externally	外的に	173, 178
extravascular	脈管外の	105

F

F1 generation (first filial generation)	F1世代、雑種第一世代	96
facilitate	〜を容易にする	163
facsimile	ファクシミリ	26
faeces（米＝feces）	糞	94, 97
failure	機能不全	38, 155
familial	家族性の	126, 127
fasting	空腹、断食	104
fatal	死に至る、致死的な	47, 49
FDA	米国食品医薬品局	18
feasible	実行可能な	173

Federal Food, Drug, and Cosmetic Act (FDCA)	連邦食品・医薬品・化粧品法	15, 18
Fellowship	研究員	56
fertility	受胎能力	96
fibrate	フィブラート系薬剤	39
fibric acid derivative	フィブリン酸誘導体	135, 136
film-coated	フィルムコーティングされた	85
filtration	濾過	106
final marketing tablet	最終市販錠剤	104, 108
final printed labeling (FPL)	最終ラベル表示	16, 18
flawed	欠陥のある	66, 67
fluvastatin	フルバスタチン	48
foamy alveolar macrophage	泡沫状肺胞マクロファージ	94
foetal（米= fetal）	胎児の	96, 97
-fold	〜倍の	39
follow	（指示など）に従う、（ルールなど）を守る	152, 155
font	書体	28
footnote	脚注	28
formulate	〜を策定する、考案する	175
formulation	剤形、製剤	104, 108
foster	助長する、育てる	57
fraction	小粒子	116, 117
framework	フレームワーク、枠組み	173, 178
funding	資金調達の	175, 178
fungally	真菌によって	27

G

Galaxy programme	ギャラクシープログラム	56
Galvus	ガルバス	74
gastrointestinal (GI)	胃腸の	94, 97
gemfibrozil	ゲムフィブロジル	38
gender	性	127
general practitioner	一般開業医	175
generate	〜を発生させる	164
generics	後発医薬品、ジェネリック医薬品	47, 49
genomic	ゲノムの	163, 166
genotoxicity	遺伝毒性	94, 97
geriatric	老人の	125, 127
GFR (glomerular filtration rate)	糸球体濾過値	106, 108
glimepiride	グリメピリド	75
gloss	虚飾	57
glucagon	グルカゴン	75
glucagon-like peptide-1 (GLP-1)	グルカゴン様ペプチド1	84
glucose	グルコース	75
glucose-dependent insulinotropic polypeptide (GIP)	グルコース依存性インスリン分泌刺激ポリペプチド	84
glucuronidation	グルクロン酸抱合	105
glycaemic control（米= glycemic 〜）	血糖コントロール	85, 87
glycosylated haemoglobin (HbA1c)（米 = 〜 hemoglobin）	グリコヘモグロビン	75
government funding	政府による財政支援	177
grant	〜を承認する	76

H

haematuria（米= hematuria）	血尿（症）	57, 58
haemodialysis（米= hemodialysis）	血液透析	75, 77
harm	〜に害を与える	155
harmonised（米= harmonized）	調和した	163
hazard	ハザード、危険	188, 189
health worker	医療スタッフ	187
heavy metal	重金属	86
heavy-weight paper	厚紙	16
hemangiosarcoma	血管肉腫	95, 97
hepatic	肝臓の	27, 127
hepatocellular	肝細胞の	95, 97
heterozygous	ヘテロ接合の	126
high-density	高比重の	116
history	既往歴、病歴	126, 127
HMG CoA reductase inhibitor	HMG-CoA還元酵素阻害薬	27
homeostasis	恒常性	84
hormonally-driven	ホルモン由来の	96
hydrolyse（米= hydrolyze）	加水分解する	105
hydroxylatioin	水酸化	124
hygroscopic	吸湿性の	115, 117
hypercholesterolaemia（米= hypercholesterolemia）	高コレステロール血症	57, 58
hyperglycaemia（米= hyperglycemia）	高血糖（症）	84, 87
hyperlipoproteinemia	高リポ蛋白血症	133
hypersensitive	過敏な	76, 77
hypersensitivity	過敏症	134, 136

hypertensive	高血圧の	66, 67
hypertriglyceridemic	高トリグリセリド血症の	133, 136
hypotension	低血圧	135, 136
hypothesize	～と仮説を立てる	95
hypothyroidism	甲状腺機能低下症	133, 136

I

i.e.	すなわち	17
ICH (International Conference on Harmonisation)	日米EU医薬品規制調和国際会議	163, 166
identification	同定	86
identification number	識別番号	164, 166
identified	識別可能な	164, 166
immediate release dosage form	即放性製剤	85
immunosuppressive drug	免疫抑制剤	143, 145
impairment	機能障害	16, 18
implementing regulations	施行規則	26, 30
implication	意味	164
impurity	不純物	86, 87
in accordance with ～	～に従って	164
in vitro	インビトロの、生体外の	27
in vivo	インビボの、生体内の	105, 108
inactive ingredient	不活性成分、添加物	115, 117
incidence	発生率	38, 40
inconsistent	一貫性のない	163
incorporate	～を結合する	116
incretin hormone	インクレチンホルモン	75
independence	独立（性）	175, 178
indication	兆候	75, 77
indicator	指標	164, 166
-induced	～によって引き起こされる	95
industry	業界	16
inexperience of use	使用歴がないこと	107
infrared	赤外線の	86
ingestion	摂取	126, 127
ingredient	材料	76, 117
inhibitor	阻害薬	30
initiate	～を始める	133
innovation	革新	66
insufficiently	不十分に	74
insulin resistance	インスリン抵抗	87
integration	統一	163
intention-to-treat analysis	ITT解析	185
inter-conversion	相互転換	105
intermediate	中間生成物	86, 87
internally	内的に	173, 178
interpretation	解釈	163
inter-subject	被験者間の	106
interval	間隔	76, 77
intervention	介入	27, 87
intervention group	介入群	186, 189
intravenous	静脈内の	105
inversely	逆に	116
investor	投資家	56, 58
involvement	関与	174, 178
iron oxide yellow	酸化鉄（黄）	115, 117
irritant	刺激性の	96
isoenzyme (= isozyme)	イソ酵素	105
isomer	異性体	143, 145
issue	～を発行する	17
italicised （米= italicized）	イタリック体の	185
item	項目	175
itraconazole	イトラコナゾール	125
IUPAC nomenclature	IUPAC命名法	85

J

joint	関節	153
judgement	判断	173
justification	正当化	57
juxtaposition	並置	27

K

kidney	腎臓	75, 155
kinetics	動態	124
knighthood	爵位	56

L

labeling	ラベル表示	16, 18
lactalbumin	ラクトアルブミン	96
lactation	授乳	134
lactose anhydrous	無水乳糖	85

last updated	最終更新された	76
launch	発売	38, 58
LC-MS (liquid chromatography-mass spectrometry) method	LC-MS法、液体クロマトグラフィー-質量分析法	104
lean body weight	除脂肪体重	106
Lescol	レスコール	27
linear	線形の	124
linearity	線形性、直線性	106
lipid	脂質	16
lipid profile	脂質プロファイル	56, 58
lipid-altering drug	脂質低下剤	133
Lipitor	リピトール	27
lipoprotein	リポ蛋白質	37, 117
literature	文献	176
litigation	訴訟	38
liver	肝臓	75, 155
local	局所の	96
locally	局所的に	185
long-term	長期の	65
Lopid	ロピッド	152
loss on drying	乾燥減量	86
loss-to-follow-up	追跡不能者	185
lovastatin	ロバスタチン	38
low-density	低密度の	37
lower back	腰	48, 49

M

macrovascular	大血管の	84
magnesium hydroxide	水酸化マグネシウム	143
magnesium stearate	ステアリン酸マグネシウム	85
make sense of ~	~を理解する	185
malaise	倦怠感	48, 49
malformation	奇形	96, 97
mammary	乳房の	95, 97
mammary gland	乳腺	96
mandate	要求する	66
manifestation	明示、表明	17
mannitol	マンニトール	115
markedly	著しく	135
market	(名)市場、(動)発売する	37, 58
marketing authorisation (米=~ authorization)	販売承認	76, 77
mass	質量	86
maternal	母の	96

maturity	十分な成長、成熟度	66
MD (Doctor of Medicine)	医師	37, 40
mean	平均	27
measurable	測定可能な	164
mechanistic	機構的な	95
median	メジアン、中央値	104, 189
MEDLINE	[米国立医学図書館による医薬文献データベース]	38
MedWatch	FDAが発表する医薬品の安全情報のデータベース	17
meglitinide	メグリチニド	84
membrane	細胞膜	27
metabolic	代謝の	84
metabolism	代謝	84, 127
metabolite	代謝物	104, 145
metabolomics	メタボロミクス	164
metformin	メトホルミン	74
methanol	メタノール、メチルアルコール	115
methodological	方法論の、方法論的な	176, 178
methodology	方法論	176
methylhydroxypropylcellulose	メチルヒドロキシプロピルセルロース	115
Mevacor	メバコール	27
mevalonate	メバロン酸	115
microbiological	微生物学的な	86
microcrystalline cellulose	微結晶性セルロース	85
microscopic	顕微鏡的な、微細な	57
microvascular	微小血管の	84
minimise (米= minimize)	~を最小限にする	187
minor pathway	副次的な(代謝)経路	105
minutes	議事録	39, 40
misleading	誤解を招く	26, 30
miss	~し忘れる	153
mode of action	作用機序	104
moderate	中等度の	75, 77
modification	改善	84
moiety	部分、成分	124
molecular entity	分子化合物	37, 40
molecular weight	分子量	86, 87
momentum	勢い	56
monitor	~を観察する	153, 155
monitor therapy	観察療法	133
monolayer	単層	104
monotherapy	単剤療法	84, 87
morbidity	罹患率	27, 30
mortality	死亡率	27, 30

mucoid	粘液状の	94
multiple dosing	反復投与	144, 145
muscle breakdown	筋溶解	153
myalgia	筋肉痛	135, 136
myoglobinuria	ミオグロビン尿素	135
myopathy	筋疾患、ミオパシー	15, 18

N

namely	すなわち	163
National Guideline Clearinghouse	[医療情報データベース]	176
national insurance number	国民保険番号	164, 166
nausea	吐き気	48, 49
NCEP (National Cholesterol Education Program)	全米コレステロール教育プログラム	133, 136
NDA (new drug application)	新薬申請	15, 18
needlessly	言うまでもなく	66
nephrotic syndrome	ネフローゼ症候群	133, 136
neurologist	神経科医	175
niacin	ナイアシン	135
nicotinic acid	ニコチン酸	143
NOAEL (no observed adverse effect level)	無毒性量	94
non-hygroscopic	非吸湿性の	85
non-insulin-dependent diabetes	インスリン非依存性糖尿病	74
Novartis Europharm Limited	ノバルティス社	76

O

obese	肥満の	84, 87
objective	目的	163, 166
obliteration	抹消、除去	95
observer bias	観察者バイアス	187
obstructive liver disease	閉塞性肝疾患	133
obtain	〜を入手する	74
official	正式な	29
omeprazole	オメプラゾール	144
on its own	単独で	76
once daily	1日1回	16
open-field motor activity test	オープンフィールド運動活性試験	96
open-label	非盲検の	57, 58
oral	経口の	76, 77

organ	臓器	48, 49
orthopaedic surgeon （米= orthopedic 〜）	整形外科医	175
outcome	結果	28, 58
outrageous	理不尽な、ひどい	66, 67
outweigh	〜に勝る、〜よりも優れている	188
overstate	〜を誇張する	27, 30
oxidation	酸化	105

P

package insert	（医薬品の）添付文書	15, 18
Package Leaflet	添付文書	74
pancreas	膵臓	75, 77
panel	委員会	176
parent compound	親化合物	124
participant	参加者、被験者	186, 189
particle	粒子	86
pass through 〜	〜を通る	155
pathogenic process	発病過程	164
pathophysiology	病態生理学	84, 87
patient information leaflet	患者用の説明書	154
pediatric	小児の	125, 127
peer review journal	専門家による論文審査のある学術雑誌	65, 67
peer-reviewed	専門家による審査のある	57
pending	未決の、審理中の、保留の	65
percentile	パーセンタイル値	126
performance bias	パフォーマンスバイアス	187
perinatal	周産期の	96
peripheral	末梢の	84, 87
persistent	持続性の	136
personal identifier	個人識別情報	164, 166
personnel	職員	47
person-year	人年［単位］	38
perspective	視点、考え方	175
Pfizer	ファイザー社	56
P-gp (P-glycoprotein)	P-糖タンパク質	104
pharmaceutical	製薬の、薬剤の	15
pharmacist	薬剤師	74, 77
pharmacodynamic	薬力学の	39
pharmacodynamics (PD)	薬力学	104, 108
pharmacogenetics	薬理遺伝学	163, 166
pharmacogenomics	ゲノム薬理学	163, 166
pharmacokinetic	薬物動態の	39

English	日本語	ページ
pharmacokinetics (PK)	薬物動態	104, 108
pharmacologic intervention	薬理学的介入、薬剤治療	84
pharmacological	薬理学の	39, 40
pharmacology	薬理学	104, 117
pharmacy	薬局	48, 49
PhD (Doctor of Philosophy)	博士	37, 40
physician	医師	17, 49
physiotherapist	理学療法士	175
pilot	〜を試行する、試す	174
pilot capsule	試行カプセル	104
pioglitazone	ピオグリタゾン	75
pituitary-gonadal axis	下垂体-性腺軸	95
pivotal	中枢の	104
placebo	プラセボ、擬似薬	75, 77
plasma	血漿	104, 108
plasma elimination half-life	血漿消失半減期	105
plausible	もっともらしい、妥当である	106
pledge	〜を約束する	56
policy maker	政策決定者	188
polyethylene glycol	ポリエチレングリコール	115
polymorph	多形体	85
population PK analysis (PPK analysis)	母集団薬物動態解析	106, 108
postmarketing	市販後の	37
postmarketing surveillance system	市販後調査システム	38, 40
postnatal	出産後の	96
povidone	ポビドン	115
power	検出力、検定力	187, 189
practice	診療	39, 40
practitioner	臨床家	173
practolol	プラクトロール	37
Pravachol	プラバコール	27
pravastatin	プラバスタチン	48
precaution	安全上の注意	143, 145
precise	正確な	188, 189
precursor	前駆体	116
predispose	（病気に）かかりやすくする	135
predisposition	素因	95
predominately	主に	125
preference	好み、意向	174
pregnant	妊娠した	155
premise	前提	56, 58
preneoplastic lesion	前癌性病変	95, 97
preparative	準備の	133
prescription	処方（箋）	38, 155
Press Office	プレスオフィス、広報部	47
prestigious	一流の、権威ある	65, 67
pre-tax profit	税引前利益	56
pre-treatment	前処置	144, 145
prior to 〜	〜の前に	174
procedure	手続き、手順	174, 178
proceed	先に進む、続行する	185
proceedings	議事録	176
product	商品、製品	47, 49
product labeling	製品内容表示	28
professional	専門家	188
proliferate	増殖する、拡散する	95
prolonged	延長した	39
prominence	目立つこと	28
promotional	販促の	58
prompt	助言、ヒント	185
promptly	直ちに	135
pronounced	明白な	37
proportion	割合	188, 189
propose	〜を提示する	86
protein	蛋白質	84
proteinuria	蛋白尿	57, 58
proteomics	プロテオミクス	164
prothrombin time	プロトロンビン時間	143, 145
proviso	条件	177
publication	公開、公表	174, 178
purification	精製	85
p-value	p値	188, 189
pyridilic methyl ether	ピリディリックメチルエーテル	124

Q

English	日本語	ページ
qualification	的確性の確認	163
quarter	四半期	56, 58

R

English	日本語	ページ
race	人種	127
radioactivity	放射能	125
random	ランダムな、無作為の	186
randomised controlled trials （米 = randomized 〜）	ランダム化比較試験	185, 189
randomized crossover study	ランダム化交差試験	143, 145

rash	発疹	153, 155
rate-limiting step	律速段階	115
ratio	率、比率	126
readability	読みやすさ	28
reagent	試薬	86, 87
realm	領域、範囲	57
receptor	受容体	116, 117
recommendation	推奨	173, 178
recrystallisation	(米 = recrystallization) 再結晶	85
red blood cell	赤血球	105
reductase enzyme	還元酵素	27, 30
refer to ~	~に言及する、触れる	29
reference	言及	26
refill	~を補充する	152, 155
refund	返金	48
regimen	投薬計画、処方計画	124, 127
region	地域	163
regular	一定の、規則正しい	76
Regulatory Affairs	薬事規制	15, 18
regulatory climate	規制環境	65, 67
re-identification	再び特定すること	165
relative potency	相対効力	124
release	流出	48
relevant	関連性のある	39, 108
reliable	信頼性のある	66, 67
remnant	レムナント	116
renal	腎臓の	16, 127
representation	表示	17
representative	代表(者)	175
reproducible	再現可能な	66, 67
reproduction	生殖	96, 97
research	研究、調査	17
researcher	研究者	187, 189
residual	残りの、残余の	86
respectively	それぞれ	145
restrain	~を抑制する	84
result in ~	~をもたらす	145
retreat	撤退する	56
reversible	可逆的な	84, 87
review	審査、論評、~を審査する	65, 67, 174
rhabdomyolysis	横紋筋融解症	15, 18
rheumatologist	リウマチ専門医	175
rigour	(米 = rigor) 厳密さ、厳しさ	174
risk factor	リスクファクター、危険因子	66, 67
robustness	強靭性	106
rosiglitazone	ロジグリタゾン	75
rosuvastatin	ロスバスタチン	56
routine monitoring program	日常的監視プログラム	26
runny nose	鼻水	153, 155

S

SADR (serious adverse drug reaction)	重篤な副作用	39
safety	安全性	58
safety margin	安全域	94
sales	売上	58
Sales Aid	セールスエイド、販促資料	26
saturated fat	飽和脂肪	133
sclerosing peritonitis	硬化性腹膜炎	37
scope	範囲	163
screening	ふるいにかけること、スクリーニング	185
scrutinise	(米 = scrutinize) ~を注意深く調べる	65
secretagogue	分泌促進剤	84, 87
secretion	分泌(物)	84
seemingly	一見したところ	28
selective	選択的な	84, 87
semiannually	半年ごとに	134
sensible	思慮深い	57
sepsis	敗血症	135, 136
sequential	連続の	134
serious	重大な、重篤な	37, 40
serum transaminase	血清トランスアミナーゼ	134, 136
set forth	説明する	17
severe	深刻な、重篤な	47, 49
share	シェア、占有率	56, 58
side effect	副作用	28, 30
significant	重大な、深刻な	16
significantly	有意に	65, 67
simvastatin	シンバスタチン	48
sincerely	敬具	17
single dose crossover study	単回投与交差試験	144, 145
sir	サー、先生、あなた様	65
skeletal muscle	骨格筋	15
skip	~を飛ばす、省く	153, 155
small type	小さい文字	27
social security number	社会保障番号	164, 166
sodium hydroxide	水酸化ナトリウム	115, 117

sodium starch glycolate	デンプングリコール酸ナトリウム	85
soft endpoint	ソフトエンドポイント、甘い評価項目	57
soluble	溶けやすい、溶解性の高い	85
solution	溶液	124, 127
solvate	溶媒和物	85
solvent	溶媒、溶剤	85, 87
sore throat	喉の痛み	153, 155
SPC (Summary of Product Characteristics)	（医薬品の）製品概要	104, 108
species	種	94
specification	規格	86, 87
spectroscopy	分光法	86, 87
spleen	脾臓	95, 97
spontaneous	自発的な	38
stability	安定性	86, 87
stakeholder	利害関係者	174, 178
standing	常設の	176
starting dose	（薬の）初回用量	15, 18
starting material	出発物質	86, 87
statement	指針	173, 178
statin	スタチン	27
statistics	統計（学）	56, 58
steady-state	定常状態の	124, 127
steering group	運営グループ	175, 178
sterol	ステロール	116
stifle	～を抑える	66
stimulate	～に刺激を与える	75, 77
strategy	戦略	56, 58
stratification	層別化	186
stuffy nose	鼻づまり	153, 155
subject	被験者	104, 145
submit	～を提出する	18
suboptimal	次善の、最適に達していない	39
subsequently	続けて、その後に	165
subset	サブセット	164
substantial	十分な	27, 30
substrate	基質	104
subvert	～を堕落させる、打倒する	57
sulphated ash	硫酸塩灰分	86
sulphonylurea	スルホニル尿素	74
summary	概要、サマリー	74
supplement	サプリメント、栄養補助食品	152
supplemental	追加の	15, 18
support	～を支持する	47
surrogate	代替の	57, 58
surrogate endpoint	代替エンドポイント	66
survival curve	生存曲線	188, 189
susceptible to do	～しやすい	86
swallow	～を飲み込む	155
syllogism	三段論法	56
symptom	症状	38, 40
syndrome	症候群	136
synthesis	合成	47, 49
synthesize	～を合成する、生成する	116
synthetic	合成の	115, 117
synthetic inhibitor	合成阻害薬	27
synthetic property	合成特性	27
Synthetic Pure Enantiomer	合成純エナンチオマー	27
systematic review	システマティック・レビュー	176, 178
systematically	系統的に、体系的に	173, 178
systemic	全身性の	94

T

$t_{1/2}$ (terminal elimination half-life)	半減期	105
tactics	戦術、方策	56
take the place of ～	～に取って代わる	152, 155
talk up	はっきり言う	57
tenderness	圧痛	48, 49
tentative	仮の	57
teratogenic	催奇形性の	96, 97
term	用語	163
terminal elimination	最終排出	124
terminology	専門用語（集）	163
thalidomide	サリドマイド	37
the Cochrane Library	コクラン・ライブラリー［医療文献データベース］	176
the German Guidelines Clearinghouse	［医療情報データベース］	176
therapeutic	治療法の	66, 67
therapeutic indication	治療の適応症	84
therapy	治療	15
thermogravimetry	熱重量法	86
thiazolidinedione	チアゾリジンジオン	74
time dependency	時間依存性	105
titanium dioxide	二酸化チタン	115, 117
titrate	～まで増加する	16
t_{max} (mean time to maximum concentration)	血中最高濃度到達時間	104, 108
to date	今までのところ	65

tolerated	忍容性に優れた、安全性の高い	65, 67
toxicity	毒性	94
toxicokinetics	トキシコキネティックス、毒性動態	94
toxicology	毒物学、毒性	94
traceable	追跡可能な	164
transient	一時的な	96
transmit	〜を送信する	26
transplant	移植	144, 145
treatment	治療	84
triad	3人組など、3つで1組のものを表す言葉	116
trial	裁判、臨床試験	38, 39
triglyceride	トリグリセリド、中性脂肪	28, 30
tubular	管状の、チューブ状の	106
tumour（米 = tumor）	腫瘍	95, 97
type 2 diabetes mellitus (T2DM)	2型糖尿病	74

U

UK's Academy of Medical Sciences	英国医学アカデミー	56
ultracentrifugation	超遠心分離法	116, 117
ultraviolet	紫外線	86
umbrella	包括的な	56
unanimously	満場一致で、異論なく	65
under cover of 〜	〜として	26
undersign	署名する	29
uniformity	均一性	86
unmatched	そぐわない、並ぶもののない	65
unprincipled	無主義の、節操のない	57
unsubstantiated	根拠のない	27, 30
upregulation	上方調節	96, 97
uptake	採用	173
urine	尿	104
uterus	子宮	95, 97

V

valid	有効な	76
validation	バリデーション、妥当性	86
validity	妥当性、バリディティ	38, 40
variability	変動性、ばらつき	106
VEGF (vascular [vessel] endothelial growth factor)	血管内皮成長因子	95
V/F	分布容積	106, 108
via 〜	〜経由で	26

vice versa	逆に	185
view	視点、考え方	174
vildagliptin	ビルダグリプチン	74
voluntarily	自発的に、自主的に	47
vomiting	嘔吐	48, 49

W

warfarin	ワルファリン	143
wavy rib	波状肋骨	96
weakness	脱力	49
wind	傾向、風潮	57
withdraw	〜を回収する、引っ込める	37
withdrawal	撤退、回収、（薬の）使用中止、引っ込めること	38, 40, 134, 164
written response	書面での回答	28, 30

Z

Zocor	ゾコール	27

■著者プロフィール

野口ジュディー（のぐち じゅでぃー）

ハワイ大学（B.S., B.A. 化学専攻）卒業、テンプル大学大学院修士課程修了（M.Ed. 外国語教育）、バーミンガム大学博士課程修了（Ph.D. 応用言語学）。神戸学院大学名誉教授。非常勤講師や客員教授として、工学系、医学系、薬学系、先端科学系の大学院で論文の書き方やプレゼンテーションスキルの授業を担当。English for Specific Purposes（ESP）の研究、教材開発、教育を専門とする。主な著書に『Judy 先生の英語科学論文の書き方』（講談社サイエンティフィク）、『理系英語のライティング Ver. 2』、『理系英語のプレゼンテーション Ver. 2』（以上共著：アルク）など多数。

長谷川隆一（はせがわ りゅういち）

静岡薬科大学卒業後、同大学大学院薬学研究科に進み、薬学博士の学位を取得。米国ミシガン州立大学で生化学の研究員を務めた後に米国国立衛生研究所の研究員となる。帰国後、現在の国立医薬品食品衛生研究所の前身である国立衛生研究所に入所し、医薬安全科学部部長を務める。主な研究領域は脂質生化学、薬物体内動態、化学発がん機構、内分泌かく乱作用、新生児の毒性感受性及び化学物質のリスクアセスメントで、臨床研究としては医薬品の体内動態相互作用及び重篤副作用回避のための遺伝子解析研究などがある。

岡村 昇（おかむら のぼる）

京都大学大学院薬学研究科博士後期課程修了。博士（薬学）。製薬企業の研究所にて医薬品の研究開発に携わる。その間に、カリフォルニア大学サンフランシスコ校（UCSF）に 14 カ月間留学。その後、神戸大学医学部附属病院薬剤師、神戸大学大学院医学系研究科准教授を経て、現在、武庫川女子大学薬学部教授。専門は臨床薬学。抗がん剤の適正使用、新規創薬ターゲットの探索、個別化医療に関する研究を行うとともに、薬物治療学や事前実務実習などの教育を担当している。

丁 元鎮（てい げんしん）

京都薬科大学薬学部生物薬学科卒業。現在、大阪府立成人病センター副薬局長。専門分野は医薬品情報学、Evidence Based Medicine、薬物動態学、がんの薬物療法、臨床試験（治験）のマネージメント。主な著訳書に『薬学情報学 改訂2版』（共著：じほう）、『医薬品情報・評価学 改訂第2版』（共著：南江堂）、『EBM の道具箱 第2版』（共訳：中山書店）、『患者は何でも知っている』（共訳：中山書店）、『21世紀の薬剤師』（監訳：じほう）、『チーム医療と臨床薬剤師』（監訳：じほう）等。日本 TDM 学会評議員、日本医薬品情報学会幹事、（社）日本病院薬剤師会広報部副部長、武庫川女子大学大学院薬学研究科非常勤講師。

英語でつなぐ世界といのち　医学英語シリーズ❹

実務文書で学ぶ
薬学英語

2008 年 9 月 22 日　初版第 1 刷発行
2023 年 10 月 24 日　第 2 刷発行

執筆：	野口ジュディー
専門分野監修：	長谷川隆一、岡村 昇、丁 元鎮
編集：	株式会社アルク　文教編集部
翻訳：	石木友幸、大道寺優子
カバー・CD デザイン：	西宇美奈子（XIU Design）
表紙イラスト：	徳光和司
本文デザイン・DTP：	株式会社デジカル
ナレーション：	Greg Dale、Rumiko Varnes、滝井カオリ
音源制作：	橋本 寛（ジェイルハウス・ミュージック）
録音：	株式会社パワーハウス
印刷・製本：	図書印刷株式会社
CD プレス：	株式会社ソニー・ミュージックソリューションズ

発行者：　　天野智之
発行所：　　株式会社アルク
　　　　　　〒 102-0073　東京都千代田区九段北 4-2-6
　　　　　　市ヶ谷ビル
　　　　　　Website：https://www.alc.co.jp/

・落丁本、乱丁本は弊社にてお取り替えいたしております。
　Web お問い合わせフォームにてご連絡ください。
　https://www.alc.co.jp/inquiry/
・訂正のお知らせなど、ご購入いただいた書籍の最新サポート情報は、以下の「製品サポート」ページでご提供いたします。
　製品サポート：https://www.alc.co.jp/usersupport/
・本書の全部または一部の無断転載を禁じます。著作権法上で認められた場合を除いて、本書からのコピーを禁じます。
・定価はカバーに表示してあります。

© Judy Noguchi, ALC Press Inc. 2008
Printed in Japan　ISBN 978-4-7574-1457-0　　PC: 7008121

地球人ネットワークを創る
アルクのシンボル
「地球人マーク」です。